国家卫生和计划生育委员会"十二五"规划教材配套教材
全国高等医药教材建设研究会"十二五"规划教材配套教材

全国高等学校配套教材
供医学检验技术专业用

临床检验医学学习指导与习题集

主　编　倪培华　王玉明

副主编　贾天军　郑晓群　张　瑾　蒋显勇

人民卫生出版社

图书在版编目(CIP)数据

临床检验医学学习指导与习题集 / 倪培华,王玉明主编.
—北京:人民卫生出版社,2018
ISBN 978-7-117-25785-5

Ⅰ. ①临… Ⅱ. ①倪…②王… Ⅲ. ①临床医学—医学检验—
教学参考资料 Ⅳ. ①R446.1

中国版本图书馆 CIP 数据核字(2018)第 022143 号

人卫智网	www.ipmph.com	医学教育、学术、考试、健康, 购书智慧智能综合服务平台
人卫官网	www.pmph.com	人卫官方资讯发布平台

临床检验医学学习指导与习题集

主　　编:倪培华　王玉明
出版发行:人民卫生出版社(中继线 010-59780011)
地　　址:北京市朝阳区潘家园南里 19 号
邮　　编:100021
E - mail: pmph @ pmph.com
购书热线:010-59787592　010-59787584　010-65264830
印　　刷:北京人卫印刷厂
经　　销:新华书店
开　　本:787×1092　1/16　印张:18
字　　数:449 千字
版　　次:2018 年 3 月第 1 版　2018 年 3 月第 1 版第 1 次印刷
标准书号:ISBN 978-7-117-25785-5/R · 25786
定　　价:39.00 元

打击盗版举报电话:**010-59787491**　**E-mail: WQ @ pmph.com**
(凡属印装质量问题请与本社市场营销中心联系退换)

编　者

（以姓氏笔画为序）

丁淑琴　宁夏医科大学临床医学院

马雅静　石河子大学医学院

王书奎　南京医科大学附属南京医院

王玉明　昆明医科大学第二附属医院

王晓春　中南大学湘雅医学院

王海河　哈尔滨医科大学大庆校区

邢　艳　川北医学院医学检验系

权志博　陕西中医药大学医学技术学院

伦永志　莆田学院药学与医学技术学院

刘　辉　大连医科大学检验医学院

刘永华　包头医学院医学技术学院

刘新光　广东医科大学医学检验学院

江新泉　泰山医学院公共卫生学院

孙连桃　包头医学院医学技术学院

孙艳虹　中山大学附属第一医院

孙续国　天津医科大学医学检验学院

杜晶春　广州医科大学金域检验学院

李　山　广西医科大学医学检验系

李　艳　吉林医药学院检验学院

李玉云　蚌埠医学院医学检验系

李志勇　厦门大学附属第一医院

李贵星　四川大学华西临床医学院

李海燕　西安医学院医学技术系

杨明珍　陆军军医大学药学与检验医学系

邹炳德　宁波美康盛德医学检验所

应斌武　四川大学华西临床医学院

沈　昕　湖北中医药大学检验学院

沈财成　温州医科大学检验医学院

张　彦　重庆医科大学检验医学院

张　琼　新疆医科大学第一临床医学院

张　瑾　台州学院医学院

张朝霞　新疆医科大学第一临床医学院

张忠英　厦门大学公共卫生学院

陈　茶　广州中医药大学第二附属医院

武文娟　蚌埠医学院医学检验系

岳保红　郑州大学第一附属医院

郑　芳　天津医科大学医学检验学院

郑晓群　温州医科大学检验医学院

郑铁生　厦门大学公共卫生学院

胡正军　浙江中医药大学医学技术学院

贾天军　河北北方学院医学检验学院

倪培华　上海交通大学医学院

徐广贤　宁夏医科大学临床医学院

唐　敏　重庆医科大学检验医学院

涂建成　武汉大学中南医院

黄慧芳　福建医科大学附属协和医院

常晓彤　河北北方学院医学检验学院

董青生　成都中医药大学医学技术学院

董素芳　海南医学院热带医学与检验医学院

蒋显勇　湘南学院医学影像与检验学院

程　凯　山西医科大学汾阳学院

谢小兵　湖南中医药大学第一附属医院

廖　璞　重庆市临床检验中心

潘　卫　贵州医科大学检验学院

编写秘书

高　菲（厦门大学附属成功医院）　　陈　宁（上海交通大学医学院）

前　言

临床检验医学（clinical laboratory medicine）是建立在医学检验与临床医学之间的桥梁学科，是一门以医学检验为基础，与临床各学科相互渗透、交叉结合的综合性应用学科。

《临床检验医学学习指导与习题集》是《临床检验医学》教材的配套教材，各章的顺序与《临床检验医学》一致，紧扣理论教材，每章均包括学习目标、重点和难点内容、习题、参考答案四大部分。习题为本书重点，试题贴近学习目标。题型包括名词解释、填空题、选择题（A1、A2 和 B 型）和简答题。其中选择题 A1 型题（单句型最佳选择题），每道试题由 1 个题干和 5 个供选择的备选答案组成，题干以叙述式单句出现，备选答案中只有 1 个是最佳选择，称为正确答案，其余 4 个均为干扰答案；A2 型题（病例摘要型最佳选择题），试题结构是由 1 个简要病历作为题干、5 个供选择的备选答案组成，备选答案中只有 1 个是最佳选择；B 型题（标准配伍题），试题开始是 5 个备选答案，备选答案后提出至少 2 道试题，要求应试者为每一道试题选择一个与其关系密切的答案，在一组试题中，每个备选答案可以选用一次，也可以选用数次，但也可以一次不选用。

本配套教材主要适用于医学检验技术专业本科生学习，也适用于临床检验人员的学习、考核及职称晋升考试复习，同时可用于临床医学专业、生物医学专业及其他相关专业学生的学习和考试复习。

本书在编写过程中得到了人民卫生出版社和各编者所在单位的大力支持；特别是厦门大学公共卫生学院、昆明医科大学附属二院和陕西中医药大学医学技术学院为本教材的编写会与定稿会的顺利召开付出了努力；在此，一并深表谢意。

由于首版编写，缺乏经验与参考，又限于编者水平和时间仓促，书中难免会有不足，甚至错误，希望广大师生与读者给予指正，以便再版时修正。

编　者
2017 年 6 月

目　录

第一章

绪 论

一、学 习 目 标

掌握 临床检验医学的定义与任务。

熟悉 临床检验医学在临床医学中的作用。

了解 临床检验医学的发展,本书的主要内容与学习方法。

二、重点和难点内容

1. 临床检验医学的定义 临床检验医学(clinical laboratory medicine)是建立在医学检验与临床医学之间的桥梁学科,是一门以医学检验的各类指标与临床多学科相互渗透、交叉结合的综合性应用学科,用以拓展和提高临床的医疗水平。是高等医学检验技术专业的一门主干学科之一。

2. 临床检验医学的作用 主要有:①用于疾病的诊断和早期诊断;②观察疾病的严重程度,以便采取适宜的治疗;③评价治疗效果,适时调整个体化治疗方案,提高治疗效果;④判断愈后,以便及时采取紧急措施,挽救生命;⑤疾病预防,以争取不得病,少得病。

3. 临床检验医学的任务 临床检验医学的任务:①研究疾病时医学检验指标与临床疾病的发生、发展、转归和愈后之间的关系,设计和选择有临床价值的各类检验指标。这部分内容侧重于研究疾病检测指标的来龙去脉,为临床应用提供依据;②拓展各类检验指标,在疾病诊断、病情观察、疗效监测、预后判断和疾病预防等方面的临床应用与评价,不断提高医疗水平和医疗质量。

三、习 题

(一)名词解释

临床检验医学

(二)填空

1. 临床检验医学是以＿＿＿＿＿＿为主线梳理整合零碎分散在医学检验各门技术课程中的＿＿＿＿＿＿,融为一体地形成＿＿＿＿＿＿,作为一门＿＿＿＿＿学科,更好地发挥其在现代医学中的作用,拓展和提高临床的医疗水平,提高医疗质量。

2. 临床检验医学的主要任务是着重研究疾病时＿＿＿＿＿＿与临床疾病的＿＿＿＿＿＿、

_____、_____和_____之间的关系,设计和选择有临床价值的各类检验指标。

3.临床检验医学的主要任务是拓展各类检验指标,在_____、_____、_____、
_____和_____等方面的临床应用与评价,不断提高医疗水平和医疗质量。

(三)选择题

A1 型题

1.临床检验医学**不是**
   A.建立在医学检验与临床医学之间的桥梁学科
   B.一门以医学检验的各类指标与临床多学科相互渗透、交叉结合的综合性应用学科
   C.用以拓展和提高临床的医疗水平
   D.高等医学检验技术专业的一门主干学科之一
   E.医学检验技术专业的一门技术课程

2.以下哪项**不是**临床检验医学的作用
   A.用于疾病的诊断和早期诊断
   B.观察疾病的严重程度,以便采取适宜的治疗
   C.为基础医学的研究提供有效途径
   D.判断愈后,以便及时采取紧急措施,挽救生命
   E.疾病预防,以争取不得病,少得病

3.医学检验的根本目的是
   A.研究诊断疾病的方法和治疗疾病
   B.研究医学检验方法
   C.提高医学检验技术
   D.为临床疾病诊断、治疗提供依据
   E.研究治疗疾病的途径

4.临床检验医学的学科主线是
   A.临床医学   B.临床疾病
   C.医学检验   D.检验技术
   E.基础医学

5.医学检验开始作为一门独立的学科来发展是从什么时候开始
   A.1846 年   B.1903 年
   C.1926 年   D.1954 年
   E.20 世纪 80 年代

6.1908 年,Wohlgemuth 首先提出了
   A.Bence Jones 蛋白被应用于多发性骨髓瘤的诊断使其成为第一个被报道的肿瘤标志物
   B.测定尿淀粉酶作为急性胰腺炎的诊断指标
   C."内环境相对稳定"一词
   D.体液、电解质和酸碱平衡这一领域中的理论与实践
   E.乳酸脱氢酶及氨基转移酶在不少疾病时增高

7.近十多年来,床旁检验(POCT)研究成为热点,POCT 发展的优点**除了**

A. 大大提高检测速度　　　　　B. 为抢救赢得时间

C. 获取大量检验数据　　　　　D. 使诊断更加准确直观

E. 缩短住院时间

8. 临床检验历史上的标志性事件是

A. 1846 年发现的 Bence Jones 蛋白被应用于多发性骨髓瘤的诊断使其成为第一个被报道的肿瘤标志物

B. 1903 年美国宾夕法尼亚州立医院成立了第一个专门的临床实验室

C. 1919 年，北京协和医学院生化系主任吴宪教授在美国哈佛大学 Otto Folin 教授指导下，完成的"一个血液分析系统"的博士论文，奠定了血液化学分析的基础

D. 1926 年 Waiter Cannon 提出了内环境相对稳定一词，取代和发展了 Claude Bernard 关于"细胞内环境恒定"的概念

E. 1954 年 Ladue、Worblewski、Karmen 等人先后发现乳酸脱氢酶及氨基转移酶在不少疾病时增高，随后血清酶在临床诊断上的研究与应用十分活跃

9. 关于现代医学的叙述，**错误**的是

A. 现代医学重大理论的建立和重要技术的诞生都是必须建立在大量的基础理论之上

B. 现代医学已经逐步从经验模式向循证模式转变

C. 临床证据或者实验室依据在现代医学发展方面起着越来越重要的作用

D. 现代医学就是临床检验医学

E. 临床检验医学在现代医学发展中将有不可限量的发展前景

10. 通过对本书的学习，应具备以下几方面的能力，**除了**以下

A. 诊断思维能力　　　　　　B. 综合判断能力

C. 临床沟通能力　　　　　　D. 研究开发能力

E. 运用医学的能力

B 型题

（1～3 题共用备选答案）

A. 1846 年　　　　　　　　B. 1903 年

C. 1919 年　　　　　　　　D. 1926 年

E. 1954 年

1. 美国宾夕法尼亚州立医院成立了第一个专门的临床实验室，成为临床检验历史上的标志性事件，是在

2. 北京协和医学院生化系主任吴宪教授在美国哈佛大学 Otto Folin 教授指导下，完成的"一个血液分析系统"的博士论文，奠定了血液化学分析的基础，是在

3. Waiter Cannon 提出了"内环境相对稳定"一词，是在

（4～6 题共用备选答案）

A. 吴宪　　　　　　　　　　B. Otto Folin

C. Waiter Cannon　　　　　　D. Claude Bernard

E. Van Slyke

4. 提出了"内环境相对稳定"一词的是

5. 完成"一个血液分析系统"的博士论文的是

6. 开创了体液、电解质和酸碱平衡这一领域中的理论与实践的是

（四）简答题

1. 临床检验医学的定义及其在临床医学中的作用是什么？
2. 临床检验医学的任务是什么？

四、参 考 答 案

（一）名词解释

临床检验医学：建立在医学检验与临床医学之间的桥梁学科，是一门以医学检验的各类指标与临床多学科相互渗透、交叉结合的综合性应用学科，用以拓展和提高临床的医疗水平。是高等医学检验技术专业的一门主干学科。

（二）填空题

1. 临床疾病　检验与临床知识　系统化　综合性应用
2. 医学检验指标　发生　发展　转归　愈后
3. 疾病诊断　病情观察　疗效监测　预后判断　疾病预防

（三）选择题

A1 型题

1. E　2. C　3. D　4. B　5. E　6. B　7. C　8. B　9. D　10. E

B 型题

1. B　2. C　3. D　4. C　5. A　6. E

（四）简答题

1. 临床检验医学的定义及其在临床医学中的作用是什么？

临床检验医学是建立在医学检验与临床医学之间的桥梁学科，是一门以医学检验的各类指标与临床多学科相互渗透、交叉结合的综合性应用学科，用以拓展和提高临床的医疗水平。是高等医学检验技术专业的一门主干学科。

临床检验医学的作用主要有：①用于疾病的诊断和早期诊断；②观察疾病的严重程度，以便采取适宜的治疗；③评价治疗效果，适时调整个体化治疗方案，提高治疗效果；④判断愈后，以便及时采取紧急措施，挽救生命；⑤疾病预防，以争取不得病，少得病。

2. 临床检验医学的任务是什么？

临床检验医学的任务：①研究疾病时医学检验指标与临床疾病的发生、发展、转归和愈后之间的关系，设计和选择有临床价值的各类检验指标。这部分内容侧重于研究疾病检测指标的来龙去脉，为临床应用提供依据。②拓展各类检验指标，在疾病诊断、病情观察、疗效监测、预后判断和疾病预防等方面的临床应用与评价，不断提高医疗水平和医疗质量。

（高 菲　郑铁生）

第二章
检验与临床的相关概念和诊断思路

一、学 习 目 标

掌握 参考区间、医学决定水平、临界值、危急值、生物学变异的概念，参考区间的验证，报告周转时间，诊断思维方法，生物学变异的来源。

熟悉 临床检验项目及其分类和组合，参考区间的建立，危急值报告制度，分析前变异的主要来源。

了解 法定计量单位，临界值的选择，危急值项目的选择，检查结果的影响因素。

二、重点和难点内容

(一)床旁检验(POCT)

1. 定义　在患者附近或其所在地进行的，其结果可能导致患者的处理发生改变的检验。

2. 应用　POCT 产品的应用已极为广泛，目前已用于内分泌疾病，心、脑血管疾病，感染性疾病，发热性疾病，优生优育，血液相关疾病等的筛查。在医院床旁、急救灾害、食品安全领域等都有 POCT 的身影。

3. 管理　设立 POCT 应用管理组织；重视影响检验结果的分析前影响因素；制定完善的POCT 操作规程，保证操作过程准确规范；应用人员应接受必要的培训并确认其检测能力；应有必要的质量保证制度和方式。

(二)生物参考区间

1. 概念　介于参考上限和参考下限之间的值。依据参考区间的分布特性和临床使用要求，选择合适的统计方法进行归纳分析，确定参考分布中的一部分为参考区间。通常确定的百分范围在 2.5%～97.5% 之间，在某些情况下，只有 1 个参考限具有医学意义，通常为上限，例如 97.5%。

2. 参考区间的验证　若直接使用试剂厂商或其他实验室的参考区间，必须满足以下条件：①检测系统相同，检测人群相似，参考区间可以直接进行转移；②检测系统相同，检测人群不同，需要进行实验确认；③检测系统不同，检测人群相似，则需要进行方法学比较试验评估总误差。若检测系统与检测人群都不同，则需要重新建立本实验室的参考区间。

3. 临床检验项目参考区间的小样本验证　按照筛选标准从本地参考人群中募集参考个体 20 人，采样并测定，测定值剔除离群值后若不满足 20 例需补足。将这 20 个测定值与需验证的参考区间比较，若落在参考限外的测定值不超过两个，则该参考区间可直接使用；若

3个或3个以上超出,则需要重新筛选20人,重复上述操作,同样若不超过2个测定值超出该参考区间则可以使用。若仍有3个或者3个以上超出,则实验室应重新检查所用的分析程序,考虑是否有人群差异,考虑是否需要自己建立参考区间。

(三)危急值

1. 概念　通常指某种检验、检查结果出现时,表明患者可能正处于有生命危险的边缘状态,临床医生需要及时得到相关信息,并迅速给予患者有效的干预措施或治疗,否则就有可能出现严重后果。这种有可能危及患者安全或生命的检查结果数值称为危急值。

2. 危急值报告制度　危急值报告是指检验或其他相关人员向患者主管医生或危急值使用者报告危急值的过程。危急值一旦出现,就必须立刻报告给临床,如果未能及时报告,则会因为错过最佳治疗时机而威胁到患者的生命安全。

(四)生物学变异与分析前变异

1. 相关概念
(1) 生物学变异(biological variation):通常是指生理波动,包括个体内生物学变异(individual biological variation,CVI)及个体间生物学变异(intersubject biological variation,CVG)。
(2) 分析前程序:按时间顺序,从临床医生提出检验申请,到分析检验程序启动时终止的步骤,包括检验申请、患者准备、原始样品的采集、样品运送到实验室并在实验室内进行传输。分析前变异指在分析前阶段产生的各种变异。
2. 生物学变异的来源
(1) 寿命期内的生物学变异
(2) 每日生物学节律
(3) 每月周期
(4) 季节性节律

(五)诊断思维方法

1. 经验再现　当看到检验结果表现典型,需要鉴别的范围很小,而且临床表现也很有特征性,与过去经历或书本模式基本一致,此时即可直接作出诊断。这种方法是临床工作中最常用的方法,属于经验思维,适用于临床常见病、多发病。

2. 归纳推理　即从个别和特殊的临床表现导出一般性和普遍性结论的推理方法。医生将搜集到的检验信息综合起来,根据这些结果提出初步的临床诊断,就是个别上升到一般,特殊上升到普遍性的过程和结果。

3. 假设演绎　假设演绎是指将发现的检查结果进行归纳、整合,升华为临床症候群或综合征,提出多种可能性,结合临床及发病率高低进行排列,做出比较和鉴定。

三、习　题

(一)名词解释

1. 报告周转时间　　　　　　　　2. 床旁检验

3. 生物参考区间
4. 医学决定水平
5. 临界值
6. 危急值
7. 危急值报告
8. 生物学变异
9. 分析前变异
10. 归纳推理

（二）填空题

1. 原卫生部 2013 年印发了《医疗机构临床检验项目目录》，包括检验项目 1462 项。根据性质不同分为_____、_____、_____及_____。

2. 在实际工作中常按检测个数把检验项目分为单个检验和组合检验。单个检验就是根据需要单独进行某项目的检测，具有_____、_____、_____、_____等特点。

3. "急诊检验"是实验室为了配合_____、_____的诊断和抢救而进行的特需检验，处于医院的第一线，是抢救急、危、重病人的一个重要环节。

4. 我国目前常用检验项目参考区间主要引用_____、_____以及_____等提供的资料，另外还有一些参考区间来自我国局部地区人群的研究结果。

5. 生物学变异的来源有：_____、每日生物学节律、每月周期和季节性节律。

6. 生物学变异数据的获取方法主要有两种，一种是通过实验的方法计算得到，另一种是通过_____获得。

7. 评价连续检测值之间的差异是否显著需要考虑_____、_____和分析变异。

8. 危急值报告限的确定尚无统一标准或程序。_____通常是危急值报告限的优先考虑因素。

9. 危急值报告体系应明确_____、_____、_____、"危急值复查政策"、"危急值回读"、"危急值接受确认"、"危急值记录规范"等，减少危急值信息转递环节，缩短危急值信息转递时间。

10. 诊断思维方法有_____、_____、_____等三种方法。

（三）单项选择题

A1 型题

1. 临床检验项目**不包括**下列哪一类
   A. 常规检验项目
   B. 急诊检验项目
   C. 辅助检验项目
   D. 特殊检验项目
   E. 床旁检验项目

2. 下列哪项**不是**急诊检验项目
   A. 血管紧张素转化酶
   B. 降钙素原
   C. B 型利钠肽
   D. 肌钙蛋白
   E. 淀粉酶

3. 检验结果都属于患者的隐私，实验室发放检验结果时原则上应当
   A. 由技术主管发放
   B. 由医务部门发放
   C. 发放给检验申请者
   D. 发放给患者及亲友
   E. 方便自由领取

4. 对于出现危急值检验结果

    A. 如是常规申请则按相应规定时间报告

    B. 如是急诊则立即报告检验结果

    C. 应立即报告检验结果

    D. 医师询问时立即报告检验结果

    E. 视当前工作繁忙程度而定

5. 对危重患者检测项目的结果报告可采用的方式，**不正确**的是

    A. 按常规报告时间报告　　　　　　B. 电话报告

    C. 检验单发送　　　　　　　　　　D. 病房来取

    E. 通过 LIS 系统报告

6. POCT 的主要特点是

    A. 实验仪器小型化、检验结果标准化、操作方法简单化

    B. 实验仪器综合化、检验结果标准化、操作方法简单化

    C. 实验仪器小型化、操作方法简单化、结果报告即时化

    D. 实验仪器综合化、检验结果标准化、结果报告即时化

    E. 操作简便快速、试剂稳定性、便于保存携带

7. 目前 POCT 存在的主要问题是

    A. 质量保证问题　　　　　　　　　B. 费用问题

    C. 循证医学评估问题　　　　　　　D. 操作人员问题

    E. 报告单书写问题

8. 出现抗 HIV 阳性结果，为保护患者隐私权，检验报告单应直接发给

    A. 患者本人　　　　　　　　　　　B. 患者亲属

    C. 患者就医科室医师　　　　　　　D. 申请该检验的医师

    E. 护士

9. 当某测定值在 $\bar{x} \pm 2s$ 的范围内，其可信限是

    A. 68%　　　　　　　　　　　　　B. 95.5%

    C. 99%　　　　　　　　　　　　　D. 100%

    E. 没明确的规定

10. 医学上的参考区间通常指占参考人群某指标所在值的范围。常用参考人群范围为

    A. 68.27%　　　　　　　　　　　B. 90%

    C. 95%　　　　　　　　　　　　　D. 97%

    E. 99%

11. 关于参考区间必须注意的问题，哪项**不正确**

    A. 生物属性带来正常范围的差异　　B. 检测方法不同引起的差异

    C. 注意两类错误问题　　　　　　　D. 临界值的问题

    E. 从多角度多方位了解疾病的变化或某一器官的功能状态

12. 参考区间是解释检测结果是否正常的依据，但须注意

    A. 生物属性带来正常参考范围的差异

    B. 检测方法不同引起的差异

    C. 注意假阳性、假阴性错误

D. 临界值

E. 以上都是

13. 计量检定具有

    A. 准确性　　　　　　　　　　B. 一致性

    C. 法制性　　　　　　　　　　D. 有效性

    E. 溯源性

14. 当检测结果在某一浓度作为医学解释是最关键的浓度时称这一浓度为

    A. 医学决定水平　　　　　　　B. 均值

    C. 阈值　　　　　　　　　　　D. 参考值

    E. 危急值

15. 机体存在某种疾病时，与其相关的检验结果落在参考范围之外，此概率称作

    A. 阳性预示值　　　　　　　　B. 特异度

    C. 有效性　　　　　　　　　　D. 敏感度

    E. 准确性

16. 检查确定未患病者的阴性百分率的指标是

    A. 检测精密度　　　　　　　　B. 检测灵敏度

    C. 临床特异度　　　　　　　　D. 检测准确度

    E. 临床敏感度

17. 下列描述正确的是

    A. 某一实验方法敏感性高，则易出现假阳性结果

    B. 某一实验方法特异性高，则易出现假阳性结果

    C. 某一实验方法特异性高，则阳性率高

    D. 某一实验方法敏感性高，则阳性率高

    E. 某一实验方法最小检出限低，则阳性率低

18. 关于准确度与精密度关系，下列说法错误的是

    A. 测定精密度好，准确度不一定好

    B. 测定精密度不好，准确度偶尔也可能好

    C. 测定精密度是保证良好准确度的先决条件

    D. 当不存在系统误差时，精密度和准确度是一致的

    E. 测定精密度好准确度一定好

19. 关于在定性测试中阴性、阳性判断的临界值不正确的是

    A. 不同厂家生产的试纸条其灵敏度并不相同

    B. 不同仪器检出限有明显不同

    C. 不同的试纸条检出限有明显不同

    D. 化学法胶体金免疫层析法的检测灵敏度相同

    E. ELISA法比胶体金免疫层析法更灵敏

20. 生化、凝血、免疫等检验项目自检查开始到出具结果的时间一般为

    A. ≤6小时　　　　　　　　　　B. ≤4小时

    C. ≤2小时　　　　　　　　　　D. ≤12小时

    E. ≤24小时

21. 临检项目的急诊检验报告时间一般为
    A. ≤60分钟
    B. ≤30分钟
    C. ≤120分钟
    D. ≤10分钟
    E. ≤20分钟

22. 我国选定的与SI单位具有同等地位非SI单位一共有多少个
    A. 21
    B. 10
    C. 16
    D. 24
    E. 5

23. 关于检验危急值，正确的是
    A. 危急值具有医学决定水平意义
    B. 危急值就是急诊检验数值
    C. 危急值就是特别高或特别低的检验数值
    D. 危急值就是处于正常范围的检验数值
    E. 危急值界限就是医学决定水平限

24. 检验科发现如果血钾＞6.2mmol/L时，以下哪种做法是正确的
    A. 尽快告知临床主管医生
    B. 到上级医院进行复检
    C. 确认各个环节无误的情况下，确认"危急值"结果并立即告知临床主管医生
    D. 进行复查，结果一致后再告知临床主管医生
    E. 告知临床医生确认病人需要紧急抢救

25. 1997年发布"危急值实用参数"列出常用危急值报告项目的单位是
    A. 美国病理学家协会（CAP）
    B. 美国临床病理学家协会（ASCP）
    C. 美国国家疾控中心（CDC）
    D. 世界卫生组织（WHO）
    E. 美国国家临床生物化学科学院（NACB）

26. 关于危急值项目选择，正确的描述是
    A. 实验室间纳入的危急值项目是相同的
    B. 危急值项目选择时可以包含"血钙、血钾、血糖、血气、白细胞计数、血小板计数、凝血酶原时间、活化部分凝血活酶时间"
    C. 项目结果的异常偏离可提示患者生命处于危险状态，该项目均可选择为危急值报告项目
    D. 选择危急值项目时，不需要根据具体医院临床科室的特点建立
    E. 以上都不对

27. 关于危急值界限制定的专家共识，不正确的是
    A. 根据年龄、种族、性别等人口统计学特点来设置不同亚组的界限值
    B. 基于医疗机构、不同专业科室的临床救治能力提出可能危急值界限
    C. 以原卫生部临床检验中心组织的全国性的现况调查为基础，建立危急值界限数据库，并按照统计结果制定界限值
    D. 危急值界限确认时应考虑基于本单位检测系统的生物参考区间

E. 根据具体医院临床科室的特点制定危急值界限

28. 为明确危急值报告路径,以下危急值报告体系**不正确**的是
    A. 由谁报告、向谁报告
    B. 危急值上级医院复检
    C. 危急值回读
    D. 报告方式 / 路径
    E. 危急值接受确认及记录规范

29. 关于危急值报告体系,**不正确**的是
    A. 采用电话方式报告危急值时,报告接收人须向报告人"回读"患者及危急值信息
    B. 检验人员应熟记危急值项目及危急值界限,在检验环节就识别和确认危急值,确保在审核时不漏过危急值
    C. 临床实验室应定期进行"危急值报告体系"评估,原则上每年至少评估 1 次
    D. 检验人员一旦发现危急值,应该立刻进行危急值复查,以缩短危急值报告时间
    E. 经临床认可的 LIS、短信等电子报告方式,电子报告及接受确认记录可以不保留

30. 中国医院协会患者安全目标中明确要求,危急值项目至少应有
    A. 血钙、血钾、血糖、血气、白细胞计数、血小板计数、凝血酶原时间、活化部分凝血活酶时间
    B. 血钙、血钾、血脂、血气、白细胞计数、血小板计数、凝血酶原时间、活化部分凝血活酶时间
    C. 血钙、血钾、血脂、血气、白细胞计数、血小板计数、凝血酶时间、活化部分凝血活酶时间
    D. 血钙、血钾、血糖、血气、白细胞计数、血小板计数、凝血酶时间、活化部分凝血活酶时间
    E. 血钙、血钾、血糖、血气、白细胞计数、凝血酶原时间、活化部分凝血活酶时间

31. 分析前程序**不包括**
    A. 检验申请　　　　　　B. 患者准备
    C. 原始样品的采集　　　D. 样本分析
    E. 样品运送

32. 在进行样品采集前,患者需根据医嘱进行的准备**不包括**
    A. 饮食　　　　　　　　B. 运动
    C. 成瘾性药物　　　　　D. 饥饿
    E. 医生信息

33. 样本采集过程中,检验项目一般**不会**受到什么因素影响
    A. 采血时间　　　　　　B. 采血量
    C. 采血时天气　　　　　D. 采血时的姿势
    E. 抗凝剂

34. 下面哪个**不是**生物学变异的来源
    A. 寿命期内的生物学变异　　B. 每日生物学节律
    C. 季节性节律　　　　　　　D. 每月周期
    E. 生物基因突变

35. 以下哪个**不是**通过实验的方法测量生物学变异的缺点
    A. 耗时长　　　　　　　　　B. 没有测量方法
    C. 需要大量志愿者　　　　　D. 需要分析变异较小的检测系统
    E. 耗费大量财力

36. 总随机变异由什么组成
    A. 分析前变异和个体内生物学变异
    B. 分析变异和个体间生物学变异
    C. 分析前变异和个体间生物学变异
    D. 分析变异和个体内生物学变异
    E. 分析前变异、分析变异和分析后变异

37. **不属于**生物学变异的应用的是
    A. 育种应用
    B. 估计检验结果的分析变异
    C. 评价连续检测值之间的差异是否显著
    D. 制定基于生物学变异的质量规范
    E. 估计检验结果的个体内生物学变异

38. 在检验前，哪些过程**不会**影响样品质量
    A. 血细胞的代谢活动　　　　B. 微生物降解
    C. 蒸发作用和升华作用　　　D. 及时离心样本
    E. 蒸发作用和升华作用

39. 个体内生物学变异在内环境稳态点附近随机波动，且符合
    A. 指数分布　　　　　　　　B. 二项分布
    C. 正态分布　　　　　　　　D. 均匀分布
    E. 泊松分布

40. 在临床工作中最常用且适用于临床常见病、多发病的思维方法为
    A. 经验再现　　　　　　　　B. 归纳推理
    C. 假设演绎　　　　　　　　D. 综合诊断
    E. 以上都不对

41. 将发现的检查结果进行归纳、整合，升华为临床症候群或综合征，提出多种可能性，结合临床及发病率高低进行排列，做出比较和鉴定的思维方法为
    A. 经验再现　　　　　　　　B. 归纳推理
    C. 假设演绎　　　　　　　　D. 综合诊断
    E. 以上都不对

42. 任何非由于患者具有某种不适而寻求咨询所做的医学调查，即在无症状人群中筛查患病的患者的试验为
    A. 筛查试验　　　　　　　　B. 诊断试验
    C. 监测试验　　　　　　　　D. 灵敏度试验
    E. 特异度试验

43. 正确分析和解释实验室检查结果应考虑的影响因素有
    A. 参考区间　　　　　　　　B. 方法学适用性

  C. 医学决定水平   D. 实验过程的影响因素

  E. 以上都是

A2 型题

1. 根据正态分布下面积规律,血糖的一组质控数据的均值为 5.0mmol/L,其标准差为 0.2mmol/L。其概率为 68.27% 的区间为

  A. 5.0±0.2   B. 5.0±0.3

  C. 5.0±0.392   D. 5.0±0.57

  E. 5.0±0.4

2. 患者的年龄、性别、民族不同都可能影响检测结果,因此在哪个阶段时考虑它们对检测结果的影响

  A. 分析前阶段,解释检测结果时

  B. 分析阶段及解释检测结果时

  C. 分析后阶段,解释检测结果时

  D. 整个分析阶段及解释检测结果时

  E. 分析前阶段、分析阶段、分析后阶段

3. 参考区间的确认是指通过实验评估后参考区间的转移,又可称为实验确认、参考区间的验证;以下哪种情况参考区间可以直接进行转移

  A. 检测系统与检测人群都不同 B. 检测系统相同,检测人群不同

  C. 检测系统不同,检测人群相似 D. 检测系统相同,检测人群相似

  E. 无论什么情况都不可以转移

4. 患者,男性,50 岁,自诉近 2 月来出现乏力、双下肢酸胀不适症状,曾诊断为"糖尿病",呼吸深而快,血糖(Glu)23.7mmol/L,钾(K^+)5.5mmol/L、钠(Na^+)167mmol/L、氯(Cl^-)106.0mmol/L、pH 7.11、PCO_2 24.00mmHg、HCO_3^- 8.8mmol/L。检验科的危急值为 Glu>22.2mmol/L、Na^+>160mmol/L、pH<7.2,以下哪种做法是正确的

  A. 尽快告知临床主管医生

  B. 到上级医院进行复检

  C. 确认各个环节无误的情况下,确认"危急值"结果并立即告知临床主管医生

  D. 进行复查,结果一致后再告知临床主管医生

  E. 告知临床医生确认病人需要紧急抢救

B 型题

(1~2 题共用备选答案)

  A. 68.2%   B. 95.5%

  C. 99.7%   D. 99.97%

  E. 99.997%

1. 正态曲线下的面积分布规律理论上 $\mu\pm2\sigma$ 的面积占总面积的百分比是

2. 正态曲线下的面积分布规律理论上 $\mu\pm\sigma$ 的面积占总面积的百分比是

(3~6 题共用备选答案)

  A. 双侧正态   B. 单侧正态

  C. 方差不齐   D. 双侧偏态

  E. 单侧偏态

3. $\overline{X}-1.65s$ 以上或 $\overline{X}+1.65s$ 以下,与哪种分布对应

4. 2.5% 位数($P_{2.5}$)的参考限~97.5% 位数($P_{97.5}$)的参考限,与哪种分布对应

5. P_5 的参考限以上或 P_{95} 的参考限以下,与哪种分布对应

6. $\overline{X}-1.96s$~$\overline{X}+1.96s$,与哪种分布对应

(7~8 题共用备选答案)

    A. 假阳性增加,假阴性减少,灵敏度增大,特异度减少

    B. 假阳性减少,假阴性增加,灵敏度降低,特异度降低

    C. 假阳性减少,假阴性增加,灵敏度降低,特异度增加

    D. 假阳性减少,假阴性减少,灵敏度增大,特异度减少

    E. 假阳性、假阴性、灵敏度、特异度均不随临界值的变化而变化

许多诊断试验正常人与病人的分布有交叉,临界值定在哪里是一个值得研究的问题:

7. 当 D 向右移动,即偏大时

8. 反之,当 D 向左移动

(9~11 题共用备选答案)

    A. 临界值   B. 危急值

    C. 医学决定水平   D. 参考区间

    E. 生物学变异

9. 划分诊断试验结果正常与异常的界值

10. 临床上按照不同病情给予不同处理的指标阈值

11. 有可能危及患者安全或生命的检查结果数值

(四)简答题

1. 简述三甲等医院急诊检验的要求。

2. 简述常需开展的急诊检验项目。

3. 简述临床医疗机构在 POCT 管理中的措施。

4. 简述临床检验项目参考区间直接使用的条件。

5. 简述参考区间小样本验证的操作步骤。

6. 简述医学决定水平与参考区间的差异。

7. 美国约有 70% 的临床实验室有危急值复查政策,在我国这一比例更高。请说明复查制度的优缺点。

8. 简述建立危急值报告制度主要内容。

9. 如何保证检验结果的可靠性?

10. 简述生物学变异的应用。

四、参 考 答 案

(一)名词解释

1. 报告周转时间(turnaround time,TAT):又称为回报时间,是衡量临床实验室报告及时性的重要质量指标。临床医生往往希望以开出申请单的时间为起点;而实验室常希望以

接收时间为起点。

2. 床旁检验（point of care testing，POCT）：在患者附近或其所在地进行的，其结果可能导致患者的处理发生改变的检验。

3. 生物参考区间（biological reference interval）：就是介于参考上限和参考下限之间的值。依据参考区间的分布特性和临床使用要求，选择合适的统计方法进行归纳分析，确定参考分布中的一部分为参考区间。通常确定的百分范围在 2.5%～97.5% 之间，在某些情况下，只有 1 个参考限具有医学意义，通常为上限，例如 97.5%。

4. 医学决定水平（medical decision level，MDL）：指临床上按照不同病情给予不同处理的指标阈值，又称决定性水平（decision level，DL），或表示为 X_C。DL 可以用来排除或确定某一临床情况或预告将会出现某一生理变化现象，目的是在于应用各项目结果时，能有比较一致的见解。

5. 临界值（cut off value）：指划分诊断试验结果正常与异常的界值，又称阈值、分界值、鉴别值、指定值、诊断界值或截断点等。

6. 危急值：通常指某种检验、检查结果出现时，表明患者可能正处于有生命危险的边缘状态，临床医生需要及时得到相关信息，并迅速给予患者有效的干预措施或治疗，否则就有可能出现严重后果。这种有可能危及患者安全或生命的检查结果数值称为危急值。

7. 危急值报告：是指检验或其他相关人员向患者主管医生或危急值使用者报告危急值的过程。

8. 生物学变异：通常是指生理波动，包括个体内生物学变异（individual biological variation，CVI）及个体间生物学变异（intersubject biological variation，CVG）。

9. 分析前变异：指在分析前阶段产生的各种变异。

10. 归纳推理：即从个别和特殊的临床表现导出一般性和普遍性结论的推理方法。

（二）填空题

1. 常规检验项目　急诊检验项目　特殊检验项目　床旁检验项目
2. 针对性强　目的明确　经济　快速
3. 临床危急诊　重症患者
4. 行业指南　仪器试剂说明书　专著
5. 寿命期内的生物学变异
6. 查询资料
7. 分析前变异　个体内生物学变异
8. 医学决定水平
9. 由谁报告　向谁报告　报告方式/路径
10. 经验再现　归纳推理　假设演绎

（三）单项选择题

A1 型题

1. C	2. A	3. C	4. C	5. A	6. C	7. A	8. D	9. B	10. C
11. E	12. E	13. C	14. A	15. D	16. C	17. D	18. D	19. D	20. A
21. B	22. C	23. A	24. C	25. B	26. C	27. E	28. B	29. D	30. A

31. D   32. E   33. C   34. E   35. B   36. D   37. A   38. D   39. C   40. A
41. C   42. A   43. E

A2 型题

1. A   2. C   3. D   4. C

B 型题

1. B   2. A   3. B   4. D   5. E   6. A   7. C   8. A   9. A   10. C
11. B

(四) 简答题

1. 简述三甲等医院急诊检验的要求。

能提供 24 小时急诊检验服务;急诊项目设置充分征求临床科室意见,既能满足危急情况下诊断治疗的需求,又不浪费急诊资源,开展必需的常规检查;明确急诊检验报告时间,在规定时间内报告,临检项目≤30 分钟,生化、免疫项目≤2 小时。

2. 简述常需开展的急诊检验项目。

一般需开展的急诊检验项目有:血液常规检验,尿液检验,粪便检验,体液检验,部分临床化学检验,急诊标本的细菌涂片镜检,血型鉴定、交叉配血试验、肌红蛋白、肌钙蛋白、输血前传染项目的金标法检测等。急诊检验项目及报告时间由实验室和临床科室根据临床需求共同商定。

3. 简述临床医疗机构在 POCT 管理中的措施。

临床医疗机构有必要设立 POCT 应用管理组织;重视影响检验结果的分析前影响因素;制定完善的 POCT 操作规程,保证操作过程准确规范;应用人员应接受必要的培训并确认其检测能力;应有必要的质量保证制度和方式。

4. 简述临床检验项目参考区间直接使用的条件。

参考区间的原始资料:分析前、中、后程序,参考区间的估计方法以及参考人群地理分布和人口统计学资料等。若实验室判断自己的情况与这些资料一致,则参考区间可不经验证直接使用。

5. 简述参考区间小样本验证的操作步骤。

按照筛选标准从本地参考人群中募集参考个体 20 人,采样并测定,测定值剔除离群值后若不满足 20 例需补足。将这 20 个测定值与需验证的参考区间比较,若落在参考限外的测定值不超过两个,则该参考区间可直接使用;若 3 个或 3 个以上超出,则需要重新筛选 20人,重复上述操作,同样若不超过 2 个测定值超出该参考区间则可以使用。若仍有 3 个或者 3 个以上超出,则实验室应重新检查所用的分析程序,考虑是否有人群差异,考虑是否需要自己建立参考区间。

6. 简述医学决定水平与参考区间的差异。

参考区间来源于大量的健康人群测定数据,并根据健康人群中不同年龄、性别进行统计分析得出的参考范围。而医学决定水平是来源于大量的临床患者数据的观察和积累,用于确定疾病的发生发展和变化情况,并针对这些情况对患者采取相应的措施。

7. 美国约有 70% 的临床实验室有危急值复查政策,在我国这一比例更高。请说明复查制度的优缺点。

优点:保证危急值的准确性,避免错报及对患者病情的误判,减少不必要的医疗纠纷。

缺点：部分危急值项目（如血培养）无法进行复查，并且在分析前和分析中质量控制得到保证的前提下，复查会延迟危急值报告，降低危急值的临床使用价值。

8. 简述建立危急值报告制度主要内容。

建立危急值报告制度主要内容包括：①制定危急值项目表；②设定危急值界限；③危急值确认；④危急值复查；⑤明确危急值报告路径；⑥危急值报告方式；⑦危急值报告记录；⑧危急值报告体系评估。

9. 如何保证检验结果的可靠性？

在临床工作中都应该充分考虑生理性变异等影响因素，根据年龄、人种、性别等差别使用不同的参考区间，并考虑生物学变异影响，减少分析前变异和分析变异，这样才能保证检验结果的可靠。

10. 简述生物学变异的应用。

生物学变异主要应用于：①估计检验结果的总随机变异；②评价连续检测值之间的差异是否显著；③制定基于生物学变异的质量规范。

（胡正军　邹炳德）

第三章
临床检验项目的诊断性能评价与应用

一、学 习 目 标

掌握 诊断性能评价的指标及其特点；诊断性能评价应遵循的原则；四格表法在诊断性能评价中的应用；联合试验的应用及评价；ROC 曲线的概念、工作原理、绘制以及分析。

熟悉 诊断性能评价的结果判断；ROC 曲线的优点以及局限性。

了解 诊断性能评价的系统评价；贝叶斯定理在诊断性能评价中的应用及局限性；SROC、HSROC 曲线及 Meta 分析的概念及应用。

二、重点和难点内容

（一）诊断性能评价指标

临床性能评价指标包括：灵敏度、特异度、预测值（阳性预测值、阴性预测值）、准确度、符合率、尤登指数、似然比（阳性似然比、阴性似然比）、比数比、验前及验后概率等。其中，最基础的是灵敏度和特异度，二者是试验方法固有的指标，其他评价指标都以它们为基础。灵敏度和特异度是一对矛盾的统一体，要追求高的灵敏度则必然降低其特异度，反之亦然。因此，可采用敏感度与特异性均高的试验相对结合的方法。

1. 灵敏度（sensitivity，Sen） 又称真阳性率（true positive rate，TPR）是诊断试验能将实际有病的人正确地判为患者的能力，即患者被判为阳性的概率。灵敏度反映检出患者的能力，灵敏度愈大，漏诊率愈小，两者的关系是：漏诊率 = 1 − 灵敏度。

2. 特异度（specificity，Spe） 又称真阴性率（true negative rate，TNR）是诊断试验能将实际无病的人正确判断为非患者的能力，即非患者被判为阴性的概率。特异度反映排除非患者的能力，特异度愈高，误诊率愈小，两者的关系是：误诊率 = 1- 特异度。

（二）诊断性能评价的方法

医学诊断试验临床应用价值评价的基本方法是同时用待评价的诊断试验和标准诊断方法（即"金标准"）检测相同的受检对象，此期间采用盲法比较。根据"金标准"的诊断结果将受检测对象分成病例组和非病例组，依据待评价的诊断试验得出阳性和阴性结果并汇入四格表中（表 3-1）。

1. 在进行临床性能评价时应遵循循证医学（evidence-based medicine，EBM）的原则。将循证医学应用于临床检验医学中，即为循证检验医学（evidence-based laboratory medicine，EBLM）。

表 3-1 四格表法在临床诊断性能评价的应用

诊断试验检测结果	金标准检测结果		
	病例	非病例	合计
阳性	a	b	a+b
阴性	c	d	c+d
合计	a+c	b+d	N

2. 一般情况下，"患者"与"非患者"的诊断试验结果分布有部分重叠，因此，诊断试验的结果和患某病（金标准诊断）的情况之间可能出现四种关系：真阳性（true positive，TP）、真阴性（true negative，TN）、假阳性（false positive，FP）和假阴性（false negative，FN）。

3. 根据四格表，可计算相关诊断指标，如：灵敏度（Sen）、特异度（Spe）、阳性预测值（positive predictive value，PPV）、阴性预测值（negative predictive value，NPV）、阳性似然比（+LR）、阴性似然比（−LR）和比数比（OR）等。

计算公式如下：$Sen = a/(a+c) \times 100\%$；$Spe = d/(b+d) \times 100\%$；$PPV = a/(a+b) \times 100\%$；$NPV = d/(c+d) \times 100\%$；$+LR = Sen/(1-Spe) \times 100\%$；$-LR = (1-Spe)/Sen \times 100\%$；$OR = +LR/-LR$

（三）诊断性能评价的系统评价

一种新诊断试验应当满足科学性、可靠性、真实性与实用性的要求。基于对诊断性能的综合分析，我们该采取以下措施以提高诊断效率：

1. 选择高患病率的人群，提高阳性预告值。

2. 利用联合试验来提高诊断敏感度或诊断特异度，包括串联试验和并联试验。

（四）受试者特征工作曲线

受试者工作特征曲线（receiver operator characteristic curve，ROC 曲线），最初用于评价雷达性能。ROC 曲线是根据一系列分界值或阈值，以真阳性率（灵敏度）为纵坐标，假阳性率（1−特异度）为横坐标绘制的曲线，表示该诊断试验灵敏度和特异度之间相互关系。

1. 作用 ①很容易地查出任意界限值时的对疾病的识别能力：ROC 曲线图上的任意一点均代表某一分界值的一对灵敏度和特异度；②可以根据 ROC 曲线选择最佳的诊断界限值：一般多选择曲线转弯处，即敏感度与特异度均为较高的点为分界值；③不同诊断试验对疾病识别能力的比较：比较不同诊断试验对诊断同种疾病的可靠性，以便于帮助医师作出最佳选择；④可对检验结果进行有效的评价：灵敏度和特异度随着诊断分界点的升高或降低而变化。

2. 绘制 首先依据专业知识，对疾病组和参照组测定结果进行分析，确定测定值的上下限、组距以及分界值，按选择的组距间隔列累积频数分布表。然后，依照连续分组测定的数据，分别计算灵敏度及特异度。最后，以灵敏度为纵坐标，以（1−特异度）为横坐标，将给出各点联成曲线，即为 ROC 曲线。

3. 分析 ROC 曲线反映了灵敏度与特异度之间的平衡，如果增加灵敏度势必将降低特异度，反之亦然。距左上角最近的一点，即为诊断分界点，这一点下的曲线面积最大，其灵敏度及特异度都比较高，即漏诊及误诊例数之和最小。在 ROC 曲线空间，若曲线沿着左边线,越靠近左上角,则该诊断试验的准确度越高;若曲线越靠近机会线(45°对角线),则试验的准确度越低。在诊断界值处的正切线的斜率就是该试验值对应的阳性似然比(+LR),在ROC 曲线空间的左下角 +LR 最大,随着曲线从左下往右上方移动,+LR 逐渐减小。也可利用 ROC 曲线对同一种疾病的多种诊断方法之间进行比较:将各试验的 ROC 曲线绘制到同一坐标中,以直观地鉴别多种诊断方法的优劣。越靠近左上角的 ROC 曲线,其受试者工作越准确。另外,可以通过分别计算各个试验的 ROC 曲线下的面积(AUC)进行更直观地比较,AUC 最大者所对应试验的诊断价值最佳。

三、习 题

(一)名词解释

1. 灵敏度   2. 特异度

3. PPV   4. NPV

5. +LR   6. −LR

7. OR   8. EBLM

9. 受试者工作特征曲线   10. 串联实验

11. 并联实验

(二)填空题

1. 一种新诊断试验应当满足_____、_____、_____与_____的要求。

2. 在临床诊断性能评价中,_____和_____是试验方法固有的指标,其他评价指标都以它们为基础。它们的英文缩写分别是_____和_____。

3. 医学诊断试验临床应用价值评价的基本方法是同时_____和_____检测相同的受检对象,此期间采用_____。

4. 一般情况下,"患者"与"非患者"的诊断试验结果分布有部分重叠,因此,诊断试验的结果和患某病(金标准诊断)的情况之间可能出现四种关系:_____、_____、_____和_____。

5. "金标准"是指_____。

6. 灵敏度和特异度是一对矛盾的统一体,要追求高的灵敏度则必然降低其_____,反之亦然。因此,可采用_____的试验相对结合的方法。

7. _____对阳性预测值有一定程度的影响。

8. ROC 曲线中,纵轴表示_____,水平轴表示_____。

9. ROC 曲线越凸越接近左上角,表明_____,_____之和最小,其诊断价值越大,越准确。绘制 ROC 曲线后,_____常用以评估该试验的诊断价值。

(三)单项选择题

A1 型题

1. 以下哪两个指标是临床性能评价的基础

 A. Spe 和 LR   B. Sen 和 LR

C. Spe 和 Sen   D. PPV 和 NPV

E. Sen 和 PV

2. 某诊断试验的 Spe 是 97%,Sen 是 92%,那么其 +LR 与 −LR 分别是多少

A. 30.7 和 1.09   B. 29.8 和 1.09

C. 29.8 和 0.08   D. 30.7 和 0.08

E. 30.7 和 2.56

3. 以下哪一指标可以判断某诊断试验的重复性

A. 变异系数   B. 灵敏度

C. 特异度   D. 似然比

E. 准确度

4. 某诊断试验的 Spe 是 97%,Sen 是 92%,那么其 +LR 与 −LR 分别是多少

A. 30.7 和 1.09   B. 29.8 和 1.09

C. 29.8 和 0.08   D. 30.7 和 0.08

E. 30.7 和 2.56

5. 以下说法正确的是

A. 在应用联合试验时,一般先用灵敏度高的方法进行检测,然后用特异度高的方法对筛选出来的阳性结果患者进一步检测,以获得最佳性能

B. 并联试验是 A、B 两试验同时做,有一项为阳性者就判断为阳性

C. 串联试验是 A、B 两试验中,先做 A,A 为阳性者,再做 B,A、B 都为阳性就判断为阳性

D. 并联试验可提高诊断敏感度,但同时降低了特异度

E. 并联试验可提高特异度,但同时也降低了敏感度

6. 尤登指数的计算公式是

A. Sen+Spe   B.(Sen+Spe)+1

C.(Sen−Spe)−1   D. Sen−Spe

E.(Sen+Spe)−1

7. 甲乙两种方法的 ROC 曲线下面积分别为 88.9%、90.1%,则

A. 甲法较好   B. 乙法较好

C. 两种方法一样好   D. 无法比较哪种方法好

E. 无正确答案

8. 关于 ROC 曲线,下列说法正确的是

A. 距 ROC 曲线右上角最近的一点,即为诊断分界点,这一点下的曲线面积最大

B. 在诊断界值处的正切线的斜率就是该试验值对应的阴性似然比,在 ROC 曲线空间的左下角 −LR 最大,随着曲线从左下往右上方移动,−LR 逐渐减小

C. ROC 曲线反映了灵敏度与特异度之间的平衡,如果增加灵敏度势必将降低特异度,反之亦然

D. ROC 曲线不能对同一种疾病的多种诊断方法之间进行比较

E. ROC 曲线是以真阳性率(灵敏度)为横坐标,假阳性率(1−特异度)为纵坐标绘制的曲线,表示该诊断试验灵敏度和特异度之间相互关系

21

A2 型题

某医院研究者对急诊科的胸痛患者,进行 cTnT 和 hs-cTnT 浓度测定,共检查 463 例,与金标准作比较,其中,金标准诊断 79 例为急性心肌梗死。诊断试验中,当 hs-cTnT 浓度低于 3ng/L,则排除急性心肌梗死,而≥3ng/L 则为急性心肌梗死。其中,≥3ng/L 的有 439 例,<3ng/L 的有 24 例。那么

1. 该试验的真阳性率为

    A. 22%　　　　　　　　　　B. 18.0%

    C. 17.1%　　　　　　　　　D. 6.3%

    E. 9.4%

2. 该试验的真阴性率为

    A. 22%　　　　　　　　　　B. 18%

    C. 17.1%　　　　　　　　　D. 6.3%

    E. 9.4%

3. 该试验的灵敏度为

    A. 100%　　　　　　　　　B. 6.3%

    C. 18%　　　　　　　　　　D. 90%

    E. 1.07%

4. 该试验的特异度为

    A. 100%　　　　　　　　　B. 6.3%

    C. 18%　　　　　　　　　　D. 90%

    E. 1.07%

B 型题

(1~4 题共用备选答案)

    A. Sen　　　　　　　　　　B. Spe

    C. PPV　　　　　　　　　　D. OR

    E. LR

1. 以上哪一指标越小,漏诊率越大

2. 以上哪一指标越大,误诊率越小

3. 以上哪一指标可由似然比计算出来

4. 以上哪一指标受患病率的影响

(四)简答题

1. 简述该如何提高诊断效率。
2. 简述灵敏度与特异度的关系。
3. 简述受试者工作特征曲线的原理。
4. 简述受试者工作特征曲线的作用。
5. 简述受试者工作特征曲线的绘制步骤。
6. 简述受试者工作特征曲线的分析。

四、参 考 答 案

（一）名词解释

1. 灵敏度：又称真阳性率，是诊断试验能将实际有病的人正确地判为患者的能力，即患者被判为阳性的概率。灵敏度反映检出患者的能力，灵敏度愈大，漏诊率愈小。

2. 特异度：又称真阴性率，是诊断试验能将实际无病的人正确判断为非患者的能力，即非患者被判为阴性的概率。特异度反映排除非患者的能力，特异度愈高，误诊率愈小。

3. PPV：阳性预测值，指真阳性人数占试验结果阳性人数的百分比，表示试验结果阳性者属于真病例的概率。

4. NPV：阴性预测值，指真阴性人数占试验结果阴性人数的百分比，表示试验结果阴性者属于非病例的概率。

5. +LR：阳性似然比，在诊断性试验中，真阳性率与假阳性率的比值。可用以描述诊断性试验阳性时，患病与不患病的机会比。

6. −LR：阴性似然比，在诊断性试验中，假阴性率与真阴性率的比值。可用以描述诊断性试验阴性时，患病与不患病的机会比。

7. OR：比数比，又称优势比，指有病患者阳性试验似然比与阴性试验似然比的比值。数值越大，表明诊断试验区分患者与非患者的能力越大。

8. EBLM：循证检验医学，即采用流行病学调查的方法，从临床上获得大量可靠的相应的数据和临床经验的基础上，研究检验项目在临床诊疗决策中的应用价值，为临床诊断、治疗、预后评估等医疗决策提供最高效、最实用、最经济、最合理的检验项目或组合。

9. 受试者工作特征曲线：即 ROC 曲线，最初用于评价雷达性能。ROC 曲线是根据一系列分界值或阈值，以真阳性率（灵敏度）为纵坐标，假阳性率（1−特异度）为横坐标绘制的曲线，表示该诊断试验灵敏度和特异度之间相互关系。

10. 串联实验：A、B 两试验同时做，有一项为阳性者就判断为阳性。可见串联试验可提高诊断灵敏度，但同时降低了特异度。

11. 并联实验：A、B 两试验中，先做 A，A 为阳性者，再做 B，A、B 都为阳性就判断为阳性。可见并联试验可提高特异度，但同时也降低了灵敏度。在系列试验中，应先做特异性高的试验。

（二）填空题

1. 科学性　可靠性　真实性　实用性
2. 灵敏度　特异度　Sen　Spe
3. 用待评价的诊断试验　标准诊断方法（即"金标准"）　盲法比较
4. 真阳性　真阴性　假阳性　假阴性
5. 被公认的诊断疾病的最可靠的方法，由病原学检查、细胞学检查、活体组织检查、尸检、特殊影像检查、长期随访结果以及临床专家共同制订而来
6. 特异度　敏感度与特异性均高
7. 患病率

8. 灵敏度或真阳性率 假阳性率

9. 其灵敏度与特异度之和最大 漏诊和误诊率 曲线下面积

（三）选择题

A1 型题

1. C 2. D 3. A 4. D 5. A 6. E 7. B 8. C

A2 型题

1. B 2. D 3. A 4. B

B 型题

1. A 2. B 3. D 4. C

（四）简答题

1. 简述该如何提高诊断效率。

①选择高患病率的人群，提高阳性预告值。当诊断方法的敏感度与特异度不变时，阳性预告值随患病率（验前概率）的升高而变大。因此，临床上可通过询问病史、体格检查或高危人群的筛选等一般的实验室检测手段，减少假阳性病例数来提高患病率，进而提高阳性预告值，使病人得到及时确诊。②利用联合试验来提高诊断敏感度或诊断特异度。联合实验包括串联和并联试验。串联试验是指 A、B 两试验同时做，有一项为阳性者就判断为阳性。可见串联试验可提高诊断敏感度，但同时降低了特异度。并联试验指 A、B 两试验中，先做 A，A 为阳性者，再做 B，A、B 都为阳性就判断为阳性。可见并联试验可提高特异度，但同时也降低了敏感度。在系列试验中，应先做特异性高的试验。

2. 简述灵敏度与特异度的关系。

灵敏度与特异度的关系：①灵敏度与特异度是试验方法固有的指标，其他评价指标都以它们为基础。②灵敏度和特异度是一对矛盾的统一体，要追求高的灵敏度则必然降低其特异度，反之亦然。因此，可采用敏感度与特异性均高的试验相对结合的方法。

3. 简述受试者工作特征曲线的原理。

受试者工作特征曲线的原理：①纵轴表示灵敏度或真阳性率，水平轴表示假阳性率。②在 ROC 曲线上各个作业点表示在给定的一个阈值下灵敏度和特异度的组合。ROC 曲线越凸越接近左上角，表明其灵敏度与特异度之和最大，漏诊和误诊率之和最小，其诊断价值越大，越准确。③绘制 ROC 曲线后，曲线下面积（area under curve，AUC）常用以评估该试验的诊断价值。

4. 简述受试者工作特征曲线的作用。

受试者工作特征曲线的作用：①很容易地查出任意界限值时的对疾病的识别能力——ROC 曲线图上的任意一点均代表某一分界值的一对灵敏度和特异度；②可以根据 ROC 曲线选择最佳的诊断界限值——一般多选择曲线转弯处，即敏感度与特异度均为较高的点为分界值；③不同诊断试验对疾病识别能力的比较——比较不同诊断试验对诊断同种疾病的可靠性，以便于帮助医师作出最佳选择；④可对检验结果进行有效的评价，灵敏度和特异度随着诊断分界点的升高或降低而变化。

5. 简述受试者工作特征曲线的绘制步骤。

受试者工作特征曲线的绘制步骤：①依据专业知识，对疾病组和参照组测定结果进行分析，确定测定值的上下限、组距以及分界值，按选择的组距间隔列累积频数分布表；②依照连续分组测定的数据，分别计算灵敏度及特异度；③以灵敏度为纵坐标，以（1－特异度）为横坐标，将给出各点联成曲线，即为 ROC 曲线。

6. 简述受试者工作特征曲线的分析。

ROC 曲线反映了灵敏度与特异度之间的平衡，如果增加灵敏度势必将降低特异度，反之亦然。距左上角最近的一点，即为诊断分界点，这一点下的曲线面积最大，其灵敏度及特异度都比较高，即漏诊及误诊例数之和最小。在 ROC 曲线空间，若曲线沿着左边线，越靠近左上角，则该诊断试验的准确度越高；若曲线越靠近机会线（45°对角线），则试验的准确度越低。在诊断界值处的正切线的斜率就是该试验值对应的阳性似然比（+LR），在 ROC 曲线空间的左下角 +LR 最大，随着曲线从左下往右上方移动，+LR 逐渐减小。也可利用 ROC 曲线对同一种疾病的多种诊断方法之间进行比较——将各试验的 ROC 曲线绘制到同一坐标中，以直观地鉴别多种诊断方法的优劣。越靠近左上角的 ROC 曲线，其受试者工作越准确。另外，可以通过分别计算各个试验的 ROC 曲线下的面积（AUC）进行更直观地比较，AUC 最大者所对应试验的诊断价值最佳。

（廖　璞　沈　昕）

第四章
红细胞疾病检验

一、学习目标

掌握 贫血、缺铁性贫血、巨幼细胞贫血与再生障碍性贫血的概念、血象、骨髓象特征与诊断标准。溶血性贫血的概念与实验室检查的共同表现。

熟悉 贫血诊断过程，缺铁性贫血、巨幼细胞贫血、再生障碍性贫血、遗传性球形红细胞增多症、阵发性睡眠性血红蛋白尿症、红细胞葡萄糖-6-磷酸脱氢酶缺陷症及自身免疫性溶血性贫血的发病机制及主要检验项目，继发性贫血的概念。

了解 继发性贫血的发病机制及与其他类型贫血鉴别诊断的主要项目。

二、重点和难点内容

(一) 贫血的诊断

1. 贫血是一种综合征，诊断时需要综合实验室检查与临床资料。
2. 正细胞性、小细胞性与大细胞性贫血的病因诊断评价。

(二) 缺铁性贫血、巨幼细胞贫血与再生障碍性贫血

1. 概念、主要实验室检查与诊断依据。
2. 发病机制。
3. 与其他贫血的鉴别诊断。

三、习　题

(一) 名词解释

1. 贫血　　　　　　　　　　　2. 缺铁性贫血
3. 巨幼细胞贫血　　　　　　　4. 再生障碍性贫血
5. 溶血性贫血　　　　　　　　6. 继发性贫血
7. PNH

(二) 填空题

1. 贫血是一种临床综合征，可根据＿＿＿＿＿＿、＿＿＿＿＿＿和骨髓红系细胞增生

程度等对贫血进行分类。其中_____分类不仅有益于诊断和治疗,而且更能客观反映疾病的本质。

2. 再生障碍性贫血的发病机制包括:_____、_____、_____和_____。

3. G-6-PD 缺乏症分为 5 种类型:_____、_____、_____、_____、_____。

(三) 单项选择题

A1 型题

1. 下列哪种贫血属于大细胞性贫血
   - A. 缺铁性贫血
   - B. 再生障碍性贫血
   - C. 巨幼细胞贫血
   - D. 铁粒幼细胞贫血
   - E. 珠蛋白生成障碍性贫血

2. 无效造血可以见于以下哪种疾病
   - A. 巨幼细胞贫血
   - B. 缺铁性贫血
   - C. 再生障碍性贫血
   - D. 慢性失血
   - E. 急性白血病

3. 反映外周血中红细胞体积异质性的指标是
   - A. 红细胞平均体积 MCV
   - B. 红细胞平均血红蛋白量 MCH
   - C. 红细胞平均血红蛋白浓度 MCHC
   - D. 红细胞体积分布宽度 RDW
   - E. 红细胞压积 Hct

4. 下列哪种贫血可引起共济失调,步态不稳的神经系统表现
   - A. 缺铁性贫血
   - B. 再生障碍性贫血
   - C. 巨幼细胞贫血
   - D. 铁粒幼细胞贫血
   - E. 珠蛋白生成障碍性贫血

5. 异食癖可见于下列哪种贫血
   - A. 缺铁性贫血
   - B. 再生障碍性贫血
   - C. 巨幼细胞贫血
   - D. 铁粒幼细胞贫血
   - E. 珠蛋白生成障碍性贫血

6. 血清铁蛋白增高见于下列哪种疾病
   - A. 缺铁性贫血
   - B. 慢性感染性贫血
   - C. 恶性肿瘤
   - D. 营养缺乏
   - E. 慢性失血性贫血

7. 血清铁蛋白低于多少支持缺铁性贫血诊断
   - A. $<10\mu g/L$
   - B. $<12\mu g/L$
   - C. $<15\mu g/L$
   - D. $<18\mu g/L$
   - E. $<20\mu g/L$

8. 全胃切除的患者需要注意防止哪一种贫血的发生
   - A. 巨幼细胞贫血
   - B. 缺铁性贫血

C. 再生障碍性贫血　　　　　　　　　D. 珠蛋白生成障碍性贫血

E. 溶血性贫血

9. 骨髓涂片外观油滴明显增多最常见于以下哪种疾病

A. 巨幼细胞贫血　　　　　　　　　　B. 缺铁性贫血

C. 再生障碍性贫血　　　　　　　　　D. 珠蛋白生成障碍性贫血

E. 骨髓纤维化

10. 骨髓巨核细胞明显减少最常见于以下哪种疾病

A. 溶血性贫血　　　　　　　　　　　B. 恶性肿瘤骨髓浸润

C. 再生障碍性贫血　　　　　　　　　D. 骨髓增生异常综合征

E. 巨幼细胞贫血

11. 下列符合溶血性贫血检验的是

A. 患者红细胞形态会发生改变

B. 血管内溶血患者游离血红蛋白减低

C. 网织红细胞百分比升高,而绝对值计数减低

D. 患者红细胞破坏加速、寿命缩短为 25 天

E. 血浆结合珠蛋白升高

12. 骨髓和外周血中,中性分叶核粒细胞的 NAP 积分在下列哪种疾病时常呈明显减低

A. 再生障碍性贫血　　　　　　　　　B. 恶性肿瘤骨髓浸润

C. 再生障碍性贫血　　　　　　　　　D. 骨髓增生异常综合征

E. 阵发性睡眠性血红蛋白尿

13. 下列的描述符合遗传性球形红细胞增多症的是

A. 红细胞中央淡染区消失,呈双凹圆盘状

B. 红细胞呈直径约为 7.5μm 球形——本病典型的红细胞形态特点

C. MCV 升高、MCHC 减低、RDW 增大

D. MCV 升高、MCHC 增大、RDW 正常

E. HS 多为常染色体显性遗传,约有 25% 的 HS 缺乏明显的家族史

14. 属于血管内溶血疾病

A. 地中海贫血

B. PNH

C. 温抗体型自身免疫性溶血性贫血

D. 巨幼细胞性贫血时伴有的原位溶血

E. 遗传性球形红细胞增多症

15. 属于遗传性红细胞内在缺陷的是:

A. 阵发性睡眠性血红蛋白尿症溶血性贫血

B. 再生障碍性贫血

C. 遗传性球形红细胞增多症

D. 骨髓增生异常综合征

E. 慢性炎症性贫血

16. 下列外周血可以出现三系细胞减少的疾病

A. 缺铁性贫血　　　　　　　　　　　B. 遗传性球形红细胞增多症

C. 冷凝集素综合征　　　　　　　D. PNH

E. 地中海贫血

17. 对于下列疾病,骨髓细胞形态学检验能做出肯定诊断的是

A. 地中海性贫血　　　　　　　　B. 冷凝集素综合征

C. 再生障碍性贫血　　　　　　　D. 蚕豆病

E. 巨幼细胞贫血

18. 葡萄糖-6磷酸脱氢酶缺乏症确诊需做下列哪项检查

A. G-6-PD活性定量测定　　　　 B. 尿含铁血红素试验

C. 高铁血红蛋白还原试验　　　　D. Heinz小体生成试验

E. 红细胞脆性试验

19. 温抗体型自身免疫溶血性贫血抗体类型

A. IgA　　　　　　　　　　　　B. IgM

C. IgG　　　　　　　　　　　　D. IgE

E. IgD

20. 慢性炎症性贫血,其贫血的发生、发展主要是由于

A. 异常组织在骨髓中恶性增生破坏或排挤造血组织

B. 红系祖细胞对EPO敏感性降低,EPO分泌减少

C. 炎症介质导致巨噬细胞分泌释放铁增加,而肠道吸收铁减少

D. 造血干细胞数量减少和内在缺陷

E. 叶酸摄入不足或机体需求量增加

21. 下列哪项**不能**反映溶血性贫血时红细胞代偿性增生

A. 外周血可见幼红细胞或幼粒细胞

B. 网织红细胞数增多

C. 骨髓红系比例明显增高

D. 有血红蛋白分解产物

E. 骨髓X线检查显示骨髓腔无变化

A2型题

1. 女性,38岁。长期月经量多,外周血 WBC 6.5×10^9/L, RBC 3.14×10^{12}/L, Hb 71g/L, MCV 75fl, MCH 26pg, MCHC 300g/L, RDW-CV 17.5%, PLT 187×10^9/L,网织红细胞百分比 1.0%。最有可能是哪一种类型贫血

A. 溶血性贫血　　　　　　　　　B. 缺铁性贫血

C. 巨幼细胞贫血　　　　　　　　D. 再生障碍性贫血

E. 骨髓增生异常综合征

2. 男性,66岁。全胃切除术后两年,外周血 WBC 2.3×10^9/L, RBC 2.65×10^{12}/L, Hb 91g/L, MCV 110fl, MCH 36.5pg, MCHC 340g/L, RDW-CV 23.5%, PLT 38×10^9/L。最有可能是哪一种类型贫血

A. 溶血性贫血　　　　　　　　　B. 缺铁性贫血

C. 巨幼细胞贫血　　　　　　　　D. 再生障碍性贫血

E. 骨髓增生异常综合征

3. 男性,26岁。面色苍白、乏力2年余,皮肤散在出血点。WBC 1.9×10^9/L,中性粒细

胞计数 0.28×10^9/L, RBC 3.0×10^{12}/L, Hb 78g/L, MCV 88.5fl, MCH 30pg, MCHC 350g/L, PLT 15×10^9/L, 网织红细胞百分比 0.4%。最有可能是哪一种类型贫血

  A. 溶血性贫血   B. 缺铁性贫血

  C. 巨幼细胞贫血   D. 重型再生障碍性贫血

  E. 轻型再生障碍性贫血

 4. 患者女性,78 岁。因面色苍白、心悸乏力半年,加重伴手足麻木半个月入院。WBC 1.5×10^9/L, RBC 1.98×10^{12}/L, Hb 70g/L, MCV 101fl, MCH 31.9pg, MCHC 325g/L, PLT 15×10^9/L, 网织红细胞百分比 0.4%。需要进一步检测哪一个项目以明确诊断

  A. 铁代谢   B. 血清可溶性转铁蛋白受体

  C. 中性粒细胞碱性磷酸酶染色   D. 叶酸与维生素 B_{12}

  E. CD55 与 CD59

 5. 患者男性,45 岁。因皮肤出血点十多天、牙龈出血一天入院。WBC 2.5×10^9/L, RBC 2.35×10^{12}/L, Hb 60g/L, PLT 20×10^9/L 网织红细胞百分比 0.8%。骨髓象有核细胞增生减低,全片未见巨核细胞,粒细胞系占 26%,红细胞系占 10.5%,非造血细胞明显增加。为了与阵发性睡眠性血红蛋白尿症相鉴别,需要做哪一种细胞化学染色

  A. 髓过氧化物酶染色   B. 中性粒细胞碱性磷酸酶染色

  C. 非特异性酯酶染色   D. 特异性酯酶染色

  E. 糖原染色

 6. 患者男性,8 岁。因反复巩膜黄染,加重伴心慌气短半个月入院。检查:WBC 5.6×10^9/L, RBC 2.56×10^{12}/L, Hb 81g/L, PLT 215×10^9/L, 网织红细胞百分比 15.6%,外周血球形红细胞 18.0%、可见幼红细胞、嗜多色及点彩红细胞。为明确诊断,需要进一步做哪项检测

  A. 冷热溶血试验   B. G-6-PD 活性定量测定

  C. 红细胞渗透脆性试验   D. 高铁血红蛋白还原试验

  E. CD55 与 CD59

 7. 患者男性,5 岁。食蚕豆 1 天后,出现红色尿收住入院。WBC 10.8×10^9/L, RBC 3.21×10^{12}/L, Hb 98g/L, PLT 215×10^9/L, 网织红细胞百分比 11.9%,尿 Rous 试验(−)。初步考虑患者最有可能是下列哪种疾病

  A. 自身免疫性溶血性贫血   B. 珠蛋白生成障碍性贫血

  C. 阵发性睡眠性血红蛋白尿症   D. G-6-PD 缺乏症

  E. 遗传性球形红细胞增多症

 8. 患者女性,48 岁。反复巩膜黄染 2 年,加重伴乏力 1 周。体格检查:贫血貌,巩膜黄染,肝肋下 1cm,脾肋下 3cm。检验:WBC 8.5×10^9/L, RBC 1.98×10^{12}/L, Hb 56g/L, PLT 213×10^9/L, 网织红细胞百分比 18.6%;Coombs(+)、抗 IgG(+),Ham 试验(−);考虑患者最可能是下列哪种疾病

  A. 冷凝激素综合征

  B. 遗传性球形红细胞增多症

  C. 温抗体型自身免疫性溶血性贫血

  D. PNH

  E. 阵发性冷性血红蛋白尿

 9. 患者男性,56 岁。因面色苍白、心悸乏力半个月入院。WBC 2.3×10^9/L, RBC $2.5 \times$

10^{12}/L，Hb 53g/L，PLT 15×10^9/L，网织红细胞百分比 0.15%。骨髓穿刺细胞形态学检查可见散在或成团异常细胞，考虑患者最有可能是下列哪种疾病

    A．多发性骨髓瘤   B．噬血细胞综合征

    C．感染性贫血   D．骨髓转移瘤

    E．骨髓纤维化

    10．男性，12 岁，反复发热，深黄色尿 3 年。体检：巩膜轻度黄染，脾肋下 2.5cm。检验：血红蛋白 90g/L。网织红细胞 11%（0.11）；血涂片示红细胞呈小球形，中央淡染区消失；尿胆红素（-），尿胆原强阳性；红细胞渗透脆性试验正常，Rous 试验（-）。进一步应选择下列哪项实验室检查确诊

    A．Ham 试验   B．高铁血红蛋白还原试验

    C．碱变性试验   D．自身溶血试验

    E．冷热溶血试验

B 型题

（1～2 题共用备选答案）

    A．骨髓有核细胞增生极度活跃   B．骨髓有核细胞增生明显活跃

    C．骨髓有核细胞增生活跃   D．骨髓有核细胞增生减低

    E．骨髓有核细胞增生极度减低

1．诊断轻型再生障碍性贫血需要多部位骨髓穿刺，至少一个部位增生程度为

2．溶血性贫血典型骨髓象增生程度为

（3～5 题共用备选答案）

    A．小细胞均一性贫血   B．小细胞不均一性贫血

    C．正细胞性贫血   D．大细胞均一性贫血

    E．大细胞不均一性贫血

3．缺铁性贫血为

4．巨幼细胞贫血为

5．再生障碍性贫血多为

（6～10 题共用备选答案）

    A．细胞渗透脆性增加

    B．流式细胞术检测血细胞 CD55、CD59 呈低表达

    C．冷热溶血试验阳性

    D．外周血涂片中可以见到咬痕红细胞和泡沫样红细胞

    E．冷凝集素试验阳性

6．遗传性球形红细胞增多症

7．葡萄糖 -6 磷酸脱氢酶缺乏症

8．冷凝集素综合征

9．阵发性睡眠性血红蛋白尿症

10．阵发性冷性血红蛋白尿

（四）简答题

1．再生障碍性贫血的血象与骨髓象特征。

2．重型再生障碍性贫血的血象特征。
3．简述溶血性贫血的诊断流程。
4．简述如何鉴别血管内溶血和血管外溶血。
5．简述 AIHA 的自身抗体特性与临床特征。

四、参 考 答 案

（一）名词解释

1．贫血：贫血是指循环血液单位容积内血红蛋白浓度、血细胞比积和（或）红细胞计数低于本地区、相同年龄和性别人群参考区间下限的一种临床症状。

2．缺铁性贫血：是由于体内储存铁耗尽、无法满足正常红细胞生成需要时所发生的一种小细胞低色素性贫血。

3．巨幼细胞贫血：是由于叶酸和（或）维生素 B_{12} 缺乏，引起细胞核 DNA 合成障碍，导致红细胞、粒细胞和巨核细胞三系细胞核浆发育不平衡及无效造血的一种大细胞性贫血。

4．再生障碍性贫血：是一组由于不同病因使骨髓造血干（祖）细胞和骨髓微环境受损，造成骨髓造血功能减退或衰竭的疾病，主要表现为贫血、出血和感染，免疫抑制治疗有效。

5．溶血性贫血：是由于红细胞内在因素或外在因素导致红细胞寿命明显缩短，破坏加速，超过骨髓造血代偿能力而发生的一类贫血。

6．继发性贫血：又称症状性贫血，是继发于造血系统以外的某些全身慢性系统性疾病所致的一类贫血。常见的原发病有慢性感染、慢性肾脏疾病、恶性肿瘤等。

7．PNH：是一种后天获得性造血干细胞基因突变引起的溶血性疾病。临床上表现为慢性贫血、反复血管内溶血发作、常于睡眠之后出现酱油样血红蛋白尿，可伴有全血细胞减少和反复血栓形成。

（二）填空题

1．病因及发病机制　红细胞形态特征　根据病因及发病机制
2．自身反应性　T 淋巴细胞损伤造血干细胞　造血干细胞数量减少和内在缺陷　造血微环境支持功能缺陷
3．蚕豆病　药物性溶血　感染性溶血　CNSHA　新生儿高胆红素血症

（三）选择题

A1 型题
1．C　2．A　3．D　4．C　5．A　6．C　7．B　8．A　9．C　10．C
11．A　12．E　13．E　14．B　15．C　16．D　17．E　18．A　19．C　20．B
21．E

A2 型题
1．B　2．C　3．D　4．D　5．B　6．C　7．B　8．C　9．D　10．B

B 型题
1．D　2．B　3．B　4．E　5．C　6．A　7．D　8．E　9．B　10．C

（四）简答题

1．再生障碍性贫血的血象与骨髓象特征。

血象：以全血细胞减少、网织红细胞绝对值降低为主要特征。贫血多为正细胞正色素性。骨髓象：再生障碍性贫血病人需多部位骨髓穿刺，至少包括髂骨和胸骨。骨髓涂片肉眼观察可见油滴增多。有核细胞增生减低，三系造血细胞均减少，特别是巨核细胞明显减少或缺如。无明显病态造血。非造血细胞比例增多，超过 50%。

2．重型再生障碍性贫血的血象特征。

血象符合以下 3 项中至少 2 项：①中性粒细胞 $<0.5\times10^9/L$；②血小板 $<20\times10^9/L$；③校正的网织红细胞 $<20\times10^9/L$。

3．简述溶血性贫血的诊断流程。

见下图溶血性贫血的诊断流程图。

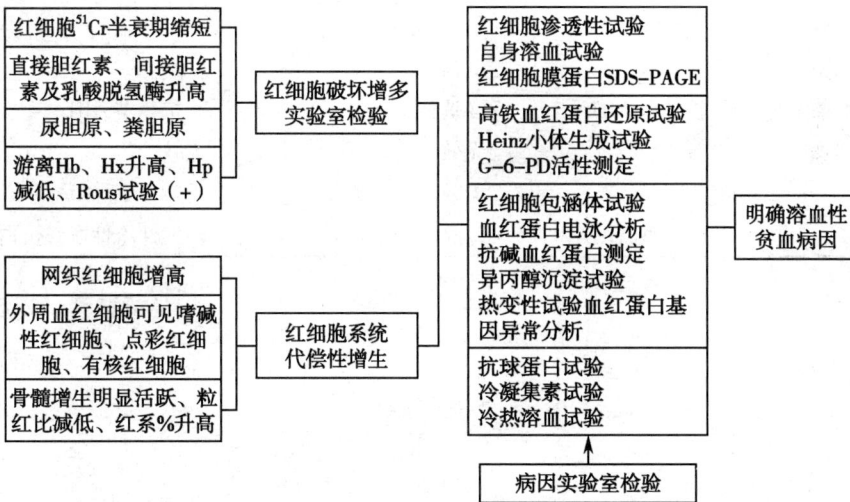

图 4-1 溶血性贫血的诊断流程

4．简述如何鉴别血管内溶血和血管外溶血。

血管内溶血和血管外溶血的鉴别

特征	血管内溶血	血管外溶血
病因和发病机制	红细胞外部因素，获得性多见	红细胞内部因素，遗传性多见
溶血场所	血管内血循环中	单核 - 巨噬细胞系统
临床病程	急性多见	慢性多见，可急性加重
肝、脾大	少见	常见
红细胞形态学改变	少见	多有改变，可见异形红细胞
LDH	升高	轻度升高
血浆游离血红蛋白	增高	正常
血清结合珠蛋白	减低	正常
尿含铁血黄素	慢性可见，溶血后一段时间出现	一般阴性
血红蛋白尿	常见	无
骨髓再生危象	少见	急性加重时可见

5. 简述 AIHA 的自身抗体特性与临床特征。

AIHA 的自身抗体特性与临床特征

	温抗体	冷凝集素	冷溶血素
发病年龄	中老年	老年人	小儿和青年
发病与受冷	无关	有关	有关
临床表现	起病隐匿、逐渐进展，可见黄疸、脾大	发病急，可出现血红蛋白血症及血红蛋白尿	慢性或遇冷急性发作，可出现血红蛋白血症及血红蛋白尿
溶血场所	血管外溶血	血管外/血管内	血管内
抗体类别	IgG	IgM	IgG
抗体最佳活性温度	37℃	<37℃	<37℃
补体	无	C3	C3
Coombs 试验	(+)	(+)	(+)
冷凝集素试验	(−)	(+)	(−)
冷热溶血试验	(−)	(−)	(+)
溶血性贫血的类型	温抗体型 AIHA	冷抗体型 AIHA	冷抗体型 AIHA
激素治疗	有效	无效	无效
切脾治疗	有效	无效	无效
代表病名	温抗体型 AIHA	冷凝集素综合征	阵发性冷性血红蛋白尿

（黄慧芳 权志博）

第五章

白细胞疾病检验

一、学习目标

掌握 急性淋巴细胞白血病、急性髓系细胞白血病的 WHO 分型方案和诊断标准;各类血液肿瘤的概念、血象、骨髓象的表现和细胞学特征;白细胞减少症和中性粒细胞缺乏症的血象和骨髓象特征及诊断标准。造血干细胞移植的实验室检验内容。

熟悉 急性白血病、骨髓增生异常综合征、骨髓增殖性肿瘤和成熟淋巴细胞肿瘤检验诊断流程;细胞化学染色、细胞表型的相关内容;成熟淋巴细胞恶性肿瘤的分类;脾功能亢进的血象和骨髓象特征。类白血病反应和传染性"单个核"细胞增多症诊断标准和分型。

了解 急性淋巴细胞;白血病、急性髓系细胞白血病、骨髓增殖性肿瘤、类白血病反应和传染性"单个核细胞增多症"的临床特征;造血干细胞移植的发展状况、造血干细胞的动员、采集、保存和植入等相关技术。

二、重点和难点内容

(一)急性髓细胞白血病的分型与诊断标准

1. FAB 分型 由法国(French, F)、美国(American, A)、英国(British, B)三国的血液学专家组成 FAB 协作组对白血病进行分型,简称 FAB 分型,把急性髓系白血病分为 8 类:AML-M_0(急性髓系白血病微小分化型)、M_1(急性髓系白血病未分化型)、M_2(急性髓系白血病部分分化型)、M_3(急性早幼粒细胞白血病)、M_4(急性粒-单核细胞白血病)、M_5(急性单核细胞白血病)、M_6(急性红白血病)及 M_7(急性巨核细胞白血病)。

2. WHO 分型 FAB 分型方案存在一定的主观性和证据学的局限性,WHO 在造血与淋巴肿瘤分类法中将患者的临床特点与形态学和细胞化学、免疫学、细胞遗传学和分子生物学结合起来,来界定具有生物学同源性与临床表现的疾病实体,形成 MICM 分型。急性髓系白血病及相关肿瘤的 WHO 分型及诊断标准见 AML 及相关肿瘤的 WHO 分型(2016 版)。

(二)急性髓系白血病检验

急性髓系白血病检验首先从基本的细胞计数、细胞形态观察,到细胞化学染色,再到染色体分析、分子水平基因检测。

(三)急性淋巴细胞白血病的 WHO 分型与诊断标准

WHO 的第 4 版和修订版的"造血和淋巴组织肿瘤分类"方案根据疾病的细胞类型、分化特征和临床特征对淋巴组织肿瘤分为：前驱型淋巴系肿瘤（precursor lymphoid neoplasms）、成熟 B 细胞肿瘤（mature B-cell neoplasms）、成熟 T/NK 细胞肿瘤（mature T-cell and NK-cell neoplasms）、霍奇金淋巴瘤（Hodgkin lymphoma，HL）及移植后淋巴细胞增殖紊乱（postrtransplant lymphoproliferative disorders，PTLD）。

（四）骨髓增生异常综合征的分型与诊断标准

1. FAB 分型　主要根据 MDS 患者外周血、骨髓中的原始细胞比例、形态学改变及单核细胞数量，将 MDS 分为 5 型：即难治性贫血（refractoryanemia，RA）、难治性贫血伴环形铁粒幼细胞（RA with ring sideroblasts，RARS）、原始细胞增多的难治性贫血（RA with an excess of blast，RAEB）、转化中的原始细胞增多的难治性贫血（RAEB in transformation，RAEB-T）和慢性粒 - 单核细胞白血病（chronic myelomonocytic leukemia，CMML）。

2. WHO 分型　在 FAB 分型的基础上，WHO 对 MDS 进行了新的分类。见骨髓增生异常综合征分型及诊断标准（WHO 分型 2016 版）。

（五）骨髓增生异常综合征检验

通过血细胞分析、血涂片、骨髓检查，发现各系血细胞发育异常形态学改变和原始细胞多少是确立 MDS 诊断最重要的实验室依据。

（六）骨髓增殖性肿瘤的分类

WHO 分型包括：慢性髓性白血病（CML），BCR-ABL+；慢性嗜中性粒细胞白血病（CNL）；真性红细胞增多症（PV）；原发性骨髓纤维化（PMF）：纤维化前期 / 早期和明显的纤维化期；原发性血小板增多症（ET）；慢性嗜酸性粒细胞白血病（CEL），非特指型（NOS）；骨髓增殖性肿瘤，未分类型。

（七）慢性髓细胞白血病 BCR-ABL1 阳性诊断标准

白细胞增多、血小板增多、巨核细胞过度增生、骨髓纤维化和肝脾大，90% 以上患者白血病细胞中有特征性的 Ph 染色体及其分子标志 BCR-ABL1 融合基因。

（八）成熟淋巴细胞恶性肿瘤的分类及实验诊断

成熟淋巴细胞肿瘤类型繁多、复杂，基于流式细胞术建立起的成熟淋巴细胞肿瘤免疫表型在分型和鉴别诊断优势明显，是本节难点。成熟淋巴细胞肿瘤类型多，细胞形态多种多样且没有分型和鉴别诊断的明确特征性，但仍然是重要的基础，因此是本节的重点内容。小 B 细胞恶性肿瘤、大 B 细胞恶性肿瘤、成熟 T 细胞和 NK 细胞恶性肿瘤的类型、临床特征、检验指标；浆细胞骨髓瘤的检验指标均需重点记忆。

（九）白细胞减少症和类白血病反应的检验

1. 白细胞减少症（leukopenia）　是由各种原因引起的外周血白细胞计数持续低于参考范围的一组综合征。当中性粒细胞绝对值低于 $1.5 \times 10^9/L$（< 10 岁的儿童）或低于 $1.8 \times 10^9/L$（10～14 岁的儿童）或低于 $2.0 \times 10^9/L$（成人）时称为粒细胞减少症（granulocytopenia）；中性粒细胞绝对值低于 $0.5 \times 10^9/L$ 时称为粒细胞缺乏症（agranulocytosis）。

2．类白血病反应诊断应综合考虑以下因素：

（1）有明确的病因：如感染、中毒、恶性肿瘤、大出血、急性溶血、过敏性休克、服药史等。

（2）治疗结果：原发病经治疗去除后，血象变化随之恢复正常。

（十）造血干细胞计数检验

HSC 的准确计数，对评估骨髓动员效果、判断最佳采集时机、评判采集效果、预测移植效果等有重要意义。ISHAGE 方案是国际血液治疗与移植工程学会推荐的流式细胞仪计数造血干细胞的方法，在国际上被认为最具准确性和稳定性。

三、习　题

（一）名词解释

1．白血病
2．ALL
3．MDS
4．骨髓增殖性肿瘤
5．多毛细胞白血病
6．多发性骨髓瘤
7．MGUS
8．霍奇金淋巴瘤
9．Reed-Sternberg cell
10．传染性"单个核细胞"增多症
11．脾功能亢进
12．噬血细胞综合征
13．HSCT
14．GVHD

（二）填空题

1．根据主要受累的细胞系列可将急性白血病分为_____和_____。

2．急性髓系白血病检验首先从基本的细胞计数、_____，到细胞化学染色，再到_____、_____。

3．WHO（2008）将移植后淋巴细胞增殖紊乱（PTLD）分为三型：_____、_____和_____。

4．急性淋巴细胞白血病多数病例骨髓涂片中退化细胞明显增多，_____多见，这是 ALL 形态学特点之一。

5．急性髓系白血病（AML）平衡型畸变主要是易位或倒位，其结果产生_____，约占 60%。

6．通过血细胞分析、血涂片、_____，发现_____和_____是确立 MDS 诊断最重要的实验室依据。

7．CML 临床上分为_____、_____和_____。

8．白细胞增多、血小板增多、_____、_____和_____，是骨髓增殖性肿瘤的共同特征。

9．多发性骨髓瘤常见的临床表现有_____、_____、_____、_____等。（至少写出四种）

10．异型淋巴细胞分为_____、_____、_____，传染性"单个核细胞"增多症时外周血异型淋巴细胞比值_____。

11. 造血干细胞移植根据供体分类可分为：_____、_____、_____。

（三）单项选择题

A1 型题

1. FAB 分型中,急性白血病骨髓中原始细胞数
   - A. ≥5%
   - B. ≥15%
   - C. ≥20%
   - D. ≥25%
   - E. ≥30%

2. AML-M3 特异的核型异常是
   - A. t(8；21)(q22；q22)
   - B. t(9；11)(p21；q23)
   - C. t(16；15)(p13；q22)
   - D. t(6；22)(p13；q13)
   - E. t(3；3)(q21；q23)

3. 下列哪项实验用于鉴别急性粒细胞和急性淋巴细胞白血病
   - A. PAS 染色
   - B. POX 染色
   - C. NAP 染色
   - D. ACP 染色
   - E. a-NBE 染色

4. 进行免疫表型分析时,B-ALL 主要标志为
   - A. CD19
   - B. HLA-DR
   - C. TdT
   - D. cCD79a
   - E. CD7

5. 细胞遗传学检查时,约有多少急性淋巴细胞白血病发现染色体数目和结构异常
   - A. 50%
   - B. 60%
   - C. 75%
   - D. 85%
   - E. 95%

6. AML 的染色体非平衡型畸变多不表现为
   - A. 染色体整条丢失
   - B. 染色体整条增加
   - C. 染色体部分丢失
   - D. 染色体部分减少
   - E. 染色体数目异常

7. WHO 在造血与淋巴肿瘤分类法中 MICM 分型不包括哪项检查
   - A. 形态学和细胞化学检查
   - B. 免疫学检查
   - C. 细胞遗传学检查
   - D. 分子生物学检查
   - E. 骨髓活体组织检查

8. 有关 ALL 骨髓象特点正确的是
   - A. 多数病例增生活跃
   - B. 以成熟淋巴细胞增生为主
   - C. 蓝细胞(涂抹细胞)多见
   - D. 红细胞系增生活跃
   - E. 粒细胞系增生活跃

9. 骨髓增殖性肿瘤属于下列哪一种疾病
   - A. 造血障碍性疾病
   - B. 无效造血性疾病
   - C. 过度增殖为主的干细胞疾病
   - D. 血细胞发育异常性疾病
   - E. 造血功能严重紊乱性疾病

10. 有关 WHO 慢性粒细胞白血病慢性期,骨髓象叙述**错误**的是
    A. 明显增生
    B. 巨核细胞可明显增生、正常或轻度减少
    C. 原始细胞 <8%
    D. 红系比例常减少
    E. 以粒系为主,中性中、晚幼粒和杆状核粒细胞增多

11. 慢性髓细胞白血病患者白血病细胞中有特征性的 Ph 染色体及其分子标志
    A. *TEL-AMLI* 融合基因　　　B. *E2A-PBXI* 融合基因
    C. *CAML-AF10* 融合基因　　D. *AMLl-MTG8* 融合基因
    E. *BCR-ABLI* 融合基因

12. 慢性粒细胞白血病中 Ph 染色体的典型易位是
    A. t(12;21)(q13;q2)　　　　B. t(1;19)(q23;ql3)
    C. t(9;22)(q34;ql)　　　　　D. t(9;22)(q34;qll)
    E. t(1;14)(p32;ql)

13. MDS 伴单系病态造血诊断标准(WHO 分型 2016 版)**错误**的是
    A. 细胞减少系列 1 或 2 个　　B. 病态造血系列 1 个
    C. 骨髓原始细胞 <5%　　　　D. 外周血原始细胞 <1%
    E. 有 Auer 小体

14. MDS 患者细胞遗传学检验,哪个**不是**最常见的核型改变
    A. del(7q)　　　　　　　　　B. 5/5q−
    C. 7/7q−　　　　　　　　　　D. +8
    E. −Y

15. WHO 慢性粒细胞白血病慢性期,有关血象叙述**错误**的是
    A. 白细胞数增高,主要为中性中、晚幼和杆状核粒细胞
    B. 嗜酸性粒细胞和嗜碱性粒细胞增多
    C. 单核细胞一般 <3%
    D. 原始细胞 <2%
    E. 血小板减少

16. 慢性粒细胞白血病骨髓象中哪组粒细胞显著增生
    A. 晚幼粒细胞、杆状核粒细胞和中性分叶核粒细胞
    B. 中性中幼粒、晚幼粒和杆状核粒细胞
    C. 嗜酸性粒细胞、嗜碱性粒细胞和中性分叶核粒细胞
    D. 原粒细胞、早幼粒细胞和中性中幼粒
    E. 早幼粒细胞、中幼粒细胞和晚幼粒

17. PMF 外周血和骨髓检验哪项是本病的特征之一
    A. 正细胞正色素性贫血
    B. 外周血涂片出现幼粒、幼红细胞
    C. 白细胞检验初诊时多数正常或中度增高
    D. 血小板数量多少不定
    E. 疾病后期显示骨髓增生低下

18. CLL 外周血淋巴细胞绝对值应
   A. $>3 \times 10^9/L$ B. $>4 \times 10^9/L$
   C. $>5 \times 10^9/L$ D. $>6 \times 10^9/L$
   E. $>7 \times 10^9/L$

19. **不属于**慢性淋巴细胞白血病的特点
   A. 多见于老年人   B. 白细胞计数增高
   C. 骨髓中可见大量幼淋巴细胞   D. 常并发自身免疫性溶血性贫血
   E. 蓝细胞增多

20. CLL 的免疫学特点是
   A. 淋巴细胞具有单克隆性   B. 大多数为 T 细胞异常增生
   C. B-CLL 主要表达幼稚细胞标志   D. B-CLL 轻链同时有 κ、λ 两种
   E. Coombs 试验均为阴性

21. 幼淋巴细胞白血病的临床特点是
   A. 50 岁以上女性多见
   B. 起病较急
   C. 脾大突出,一般无明显淋巴结肿大
   D. 自觉症状突出
   E. 肝大明显

22. 幼淋巴细胞白血病的免疫学特点是
   A. 多数病例属 T 细胞性   B. 单抗 FMC7 几乎 100% 阳性
   C. CD19、CD20 阳性率低   D. CD103、CD5 阳性
   E. 无玫瑰花形成细胞存在

23. 慢性淋巴细胞白血病(CLL)患者常见的死亡原因是
   A. 贫血   B. 出血
   C. 感染   D. 皮肤病变
   E. 营养不良

24. 慢性淋巴细胞白血病的发病始于
   A. 原始或幼稚淋巴细胞异常增殖   B. 主要是 B 淋巴细胞异常增生
   C. 多能干细胞的克隆性增殖   D. 髓细胞恶性增生
   E. 以上都不是

25. 慢性淋巴细胞白血病晚期血象常表现为
   A. 红细胞升高、血小板升高   B. 红细胞减少、血小板升高
   C. 红细胞减少、血小板减少   D. 红细胞升高、血小板减少
   E. 红细胞和血小板同时增高或降低

26. 符合慢性淋巴细胞白血病细胞化学染色的是
   A. PAS 阴性、NAP 积分降低   B. PAS 阳性、NAP 积分降低
   C. PAS 阴性、NAP 积分增高   D. PAS 阳性、NAP 积分增高
   E. PAS 积分值增高、NAP 积分值降低

27. 下列哪一项与慢淋的诊断标准**不符**
   A. 外周血淋巴细胞比例≥50%,绝对值≥$5 \times 10^9/L$

B. 外周血以成熟淋巴细胞为主

C. 骨髓以幼稚淋巴细胞为主

D. 骨髓增生活跃或明显活跃,淋巴细胞≥40%

E. 外周血淋巴细胞持续增高≥3个月(排除其他引起淋巴细胞增多的疾病)

28. HCL 细胞化学染色特点是

A. POX 阳性　　　　　　　　　　　B. ACP 阳性,不被酒石酸抑制

C. NAP 强阳性　　　　　　　　　　D. NSE 阳性

E. PAS 阴性

29. 细胞化学染色 TRAP 阳性是下列哪种病的特征

A. 急性早幼粒细胞白血病　　　　　B. 多发性骨髓瘤

C. 多毛细胞白血病　　　　　　　　D. 幼淋巴细胞白血病

E. 浆细胞白血病

30. 诊断多毛细胞白血病的主要依据是

A. 临床有贫血、脾大及反复感染

B. 全血细胞减少

C. 外周血和(或)骨髓中存在典型的多毛细胞,ACP 染色阳性,且不被酒石酸抑制

D. 骨髓常"干抽"

E. 免疫表型检查

31. 关于多毛细胞白血病**错误**的是

A. HCL 属于慢性淋巴细胞增殖性疾病

B. HCL 来源于 T 细胞系

C. HCL 患者以中老年居多,男多于女

D. "多毛细胞"为 HCL 的特征细胞

E. HCL 患者常有骨髓干抽现象

32. 血清抗 HTLV-1 抗体是诊断下列哪种疾病的重要依据

A. MDS　　　　　　　　　　　　　B. CLL

C. PLL　　　　　　　　　　　　　　D. ATL

E. NALL

33. 成人 T 细胞白血病的外周血和骨髓中可见典型的细胞是

A. 多毛细胞　　　　　　　　　　　B. 镜影细胞

C. 花细胞　　　　　　　　　　　　D. 异型淋巴细胞

E. 淋巴瘤细胞

34. 骨髓涂片中的哪一项特点对诊断霍奇金病最有价值

A. 可见 Reed-Sternberg 细胞　　　　B. 淋巴细胞增多

C. 非造血细胞增多　　　　　　　　D. 嗜酸性粒细胞增多

E. 纤维细胞增多

35. 多发性骨髓瘤患者,外周血红细胞呈缗钱状排列,主要原因是

A. 血液中钙离子增加　　　　　　　B. 血膜涂片偏厚

C. 严重脱水　　　　　　　　　　　D. 纤维蛋白原增加

E. M 蛋白增加

36．多发性骨髓瘤最常见的类型是
    A．IgG 型
    B．IgA 型
    C．IgD 型
    D．IgM 型
    E．轻链型

37．多发性骨髓瘤血液生化检测，**不正确**的是
    A．血清碱性磷酸酶常明显增高
    B．血钙常升高
    C．β2- 微球蛋白增高程度与预后有关
    D．乳酸脱氢酶增高程度与预后有关
    E．当肾功能不全时，血磷可增高

38．粒细胞减少症的诊断，中性粒细胞绝对数
    A．<10 岁的儿童低于 1.2×10^9/L
    B．10～14 岁的儿童低于 1.2×10^9/L
    C．10～14 岁的儿童低于 1.5×10^9/L
    D．成人低于 2.5×10^9/L
    E．成人低于 2.0×10^9/L

39．粒细胞缺乏症的诊断，外周血中性粒细胞绝对值
    A．$<1.5 \times 10^9$/L
    B．$<1.2 \times 10^9$/L
    C．$<1.0 \times 10^9$/L
    D．$<0.8 \times 10^9$/L
    E．$<0.5 \times 10^9$/L

40．类白血病反应是指患者
    A．血象中白细胞不升高，且无幼稚细胞，有白血病骨髓象
    B．血象及骨髓象尚不能证实白血病的可疑病例
    C．血象类似白血病，并无白血病骨髓象
    D．白血病患者血象中白细胞 $<10 \times 10^9$/L
    E．白血病患者无白血病细胞浸润性病变

41．关于传染性"单个核细胞"增多症，**不正确**的是
    A．EB 病毒为本病的病原
    B．病毒携带者和病人是本病的传染源
    C．主要通过经口的密切接触或通过飞沫传播
    D．传染性低，甚少引起流行
    E．常通过骨髓检查确定诊断

42．传染性"单个核细胞"增多症急性期的诊断，**不正确**的是
    A．EB 病毒膜壳抗原（VCA）的 IgG 抗体阳性
    B．发热、咽峡炎、淋巴结肿大
    C．嗜异性凝集试验阳性
    D．异型淋巴细胞超过 10%
    E．肝脾肿大和肝功能损害

43．下列哪项检查对诊断传染性"单个核细胞"增多症具有重要价值
    A．骨髓检查
    B．IgM 含量检测

C. 嗜异性凝集试验　　　　　D. 冷凝集试验

E. 血沉测定

44. 类脂沉积病中的脂质堆积在什么细胞中
    A. 内皮细胞　　　　　　　　B. 淋巴细胞
    C. 纤维细胞　　　　　　　　D. 单核 - 巨噬细胞系统
    E. 粒细胞

45. 与尼曼 - 匹克病密切相关的酶是
    A. 鞘磷酸酶　　　　　　　　B. 葡萄糖磷酸脱氢酶
    C. 腺苷酸环化酶　　　　　　D. 葡萄糖脑苷酶
    E. 丙酮酸激酶

46. "泡沫细胞"是指
    A. 戈谢细胞　　　　　　　　B. 尼曼 - 匹克细胞
    C. 浆细胞　　　　　　　　　D. 脂肪细胞
    E. 以上都是

47. 与"桑葚细胞"相关的是
    A. 尼曼 - 匹克细胞　　　　　B. 戈谢细胞
    C. 淋巴细胞　　　　　　　　D. 多发性骨髓瘤细胞
    E. 脂肪细胞

48. 外周血造血干细胞移植何时开始应用于临床治疗
    A. 60 年代初　　　　　　　　B. 60 年代后期
    C. 70 年代后期　　　　　　　D. 80 年代后期
    E. 90 年代后期

49. 造血干细胞移植预处理的目的是
    A. 保护受者免疫系统　　　　B. 抑制受者免疫系统
    C. 杀灭受者肿瘤细胞　　　　D. 破坏受者正常造血细胞
    E. 增强供者免疫系统

50. 同种异基因骨髓移植选择供者时,首先须选择供 - 受者 HLA 配型
    A. 完全相同作为供者
    B. 基本相同作为供者
    C. 1～2 个抗原位点相同作为供者
    D. 完全不相同作为供者
    E. 以上均可

51. 同种异基因骨髓移植骨髓植活间接证据是
    A. 受者移植后 2～4 周,骨髓造血细胞恢复
    B. 受者发生急、慢性 GVHD
    C. 受者体内出现供者的标记型染色体
    D. 受者免疫功能恢复
    E. 受者原血液病治愈

52. 下列关于造血干细胞移植后血液系统恶性肿瘤复发哪种说法是**不正确**的
    A. 移植后复发多为本身源性肿瘤细胞复发

B. 预处理可杀灭全部肿瘤细胞

C. 对异基因造血干细胞来说,约有4%～8%复发也可为供者源性肿瘤

D. 对移植后复发肿瘤(尤其白血病)可行化疗,但效果欠佳

E. 自体造血干细胞移植后血液系统恶性肿瘤复发率高于异基因造血干细胞移植

53. 下述哪种情况**不适合**行异基因造血干细胞移植

　　A. 海洋性贫血　　　　　　　　B. 慢性再生障碍性贫血

　　C. 各种白血病　　　　　　　　D. 系统性红斑狼疮

　　E. 淋巴瘤Ⅳ期

A2型题

1. 患者,女,32岁,头昏、乏力15天,鼻、牙龈出血3天入院。查体:皮肤瘀斑、浅表淋巴结肿大,胸骨压痛(+),肝脾中度肿大,实验室检查:Hb:72g/L,WBC:2.3×10⁹/L,PLT:25×10⁹/L,该患者最可能的诊断是

　　A. 巨幼细胞性贫血　　　　　　B. 再生障碍性贫血

　　C. 急性白血病　　　　　　　　D. 脾功能亢进

　　E. 血小板减少性紫癜

2. 患者,女,12岁,低热、关节疼痛、鼻出血1周;查体:双侧颈部及腋下淋巴结均肿大,肝、脾肋下1cm,胸骨压痛(+);实验室检查:Hb:70g/L,WBC:4×10⁹/L,中性分叶核粒细胞30%,淋巴细胞20%,原始细胞50%,PLT:20×10⁹/L,POX阴性反应。诊断可能为

　　A. 急性淋巴细胞白血病　　　　B. 急性早幼粒细胞白血病

　　C. 急性粒细胞白血病　　　　　D. 传染性"单个核细胞"增多症

　　E. 急性单核细胞白血病

3. 患者,男,19岁,发热,皮肤淤点、牙龈出血10天入院;实验室检查:Hb:72g/L,WBC:2.6×10⁹/L,中性粒细胞70%,淋巴细胞25%,单核细胞5%,PLT:33×10⁹/L;骨髓检查:增生明显活跃,原始细胞占30%,早幼粒细胞占15%。最可能的诊断是

　　A. MDS　　　　　　　　　　　B. 急性再生障碍性贫血

　　C. 慢性白血病　　　　　　　　D. 急性白血病

　　E. 类白血病反应

4. 患者男性,60岁,近期出现乏力、疲倦,查体:脾肋下1cm。实验室检查:全血细胞减少,骨髓增生活跃,原粒细胞8%,早幼粒细胞10%,不规则核分叶增多,环状铁粒幼红细胞5%,最大可能的诊断是

　　A. 急性粒细胞白血病　　　　　B. 骨髓增生异常综合征(MDS)

　　C. 再生障碍性贫血　　　　　　D. 粒细胞缺乏症

　　E. 铁粒幼细胞贫血

5. 患者,女性,45岁,因低热、乏力一个月入院。查体:脾大,肋下3cm。实验室检查:Hb:94g/L,WBC:31.0×10⁹/L。分类示:早幼粒细胞3%,中性中幼粒细胞为15%,中性晚幼粒细胞为19%,中性杆状核粒细胞为20%,中性分叶核粒细胞为22%,嗜碱性粒细胞为11%,淋巴细胞为8%,单核细胞2%,PLT:150×10⁹/L,NAP积分为0。该病例最可能的诊断为

　　A. 类白血病反应　　　　　　　B. 慢性粒细胞白血病(慢性期)

　　C. 急性粒细胞白血病　　　　　D. 急性细菌性感染

　　E. 病毒性感染

6. 男性,70 岁,乏力、盗汗 1 年余,浅表淋巴结肿大,脾肋缘下 2cm,WBC $12 \times 10^9/L$,淋巴细胞 $7 \times 10^9/L$,骨髓中成熟淋巴细胞占 49%,外周血及骨髓涂片中易见边缘毛刺样突起的细胞,可能的诊断是

  A. 慢性淋巴细胞白血病   B. 急性淋巴细胞白血病

  C. 幼稚淋巴细胞白血病   D. 慢性粒细胞白血病

  E. 多毛细胞白血病

7. 女性,48 岁,因肾衰竭伴发热到肾内科就诊。血常规检查:血红蛋白 85g/L,白细胞 $2.4 \times 10^9/L$,血小板数 $78 \times 10^9/L$,血沉 112mm/h,血清总蛋白为 118g/L,血涂片中红细胞呈缗钱状排列。你首先考虑下列哪一种疾病

  A. 慢性肾炎   B. 原发性巨球蛋白血症

  C. 恶性淋巴瘤   D. 再生障碍性贫血

  E. 多发性骨髓瘤

8. 男性患者,51 岁,因低热、乏力一月余就诊。查体:脾大,肋下 2cm。Hb 97g/L,WBC $28.6 \times 10^9/L$,分类示早幼粒细 2%,中性中幼粒细胞为 12%,中性晚幼粒细胞为 15%,中性杆状核粒细胞为 16%,中性分叶核粒细胞为 30%,嗜碱性粒细胞为 15%,淋巴细胞为 6%,单核细胞 4%,PLT $123 \times 10^9/L$,NAP 积分为 0。该病例最可能的诊断为

  A. 类白血病反应   B. 慢性髓系白血病(慢性期)

  C. 急性早幼粒细胞白血病   D. 细菌性感染

  E. 病毒性感染

9. 患者,女性,15 岁,咽痛伴发热 8 天,口服头孢氨苄抗感染治疗 1 周无效。查体:体温 38.9℃,颈部、腋下及腹股沟均可触及黄豆到花生米大小的肿大淋巴结,质软,压痛(+),可移动。咽部明显充血,扁桃体Ⅰ度大小,未见脓点及伪膜。肝、脾无肿大。血象 WBC $17.9 \times 10^9/L$,淋巴细胞 38%,异型淋巴细胞 25%。从该患者的上述表现,首先考虑是

  A. 恶性淋巴瘤   B. 急性淋巴细胞白血病

  C. 传染性"单个核细胞"增多症   D. 急性扁桃体炎

  E. 结核病

B 型题

(1~3 题共用备选答案)

  A. 白血病细胞的表面抗原   B. 融合基因

  C. 基因重排   D. 分子水平

  E. 染色体数目异常

1. 有助于急性髓系白血病鉴别和亚型的诊断的是

2. AML 平衡型畸变主要是易位或倒位,其结果会产生

3. 白血病的染色体易位改变发生在

(4~6 题共用备选答案)

  A. t(12;21)(p13;q22)   B. t(6;19)(q23;q13)

  C. t(9;22)(q34;q11.2)   D. t(1;14)(p32;q1)

  E. t(7;10)(q34;q32)

4. B-ALL 常见的染色体异常

5. 慢性髓细胞白血病常见的染色体异常

6. T-ALL 常见的染色体异常

（7～9题共用备选答案）

    A. 急性红白血病　　　　　　B. 慢性粒细胞白血病

    C. 慢性淋巴细胞白血病　　　D. 毛细胞白血病

    E. 骨髓增生异常综合征

7. 患者，骨髓增生极度活跃，NAP 为 0 分，Ph 阳性

8. 患者持续性（≥6 月）一系或多系血细胞减少：Hb：<110g/L、中性粒细胞 <1.5×10^9/L，不规则核分叶增多，PLT <100×10^9/L。骨髓增生程度多在活跃以上。染色体检查有缺失性改变

9. 患者，白细胞数 1000×10^9/L，骨髓除以中性晚幼粒细胞增生为主外，还伴有嗜酸及嗜碱性粒细胞轻度增多

（10～12题共用备选答案）

    A. MDS　　　　　　　　　　B. 急性粒细胞白血病

    C. 慢性粒细胞白血病　　　　D. 慢性淋巴细胞白血病

    E. 毛细胞白血病

10. 某白血病患者，白细胞数 800×10^9/L，血及骨髓主要以中性晚幼粒细胞为主

11. 某白血病患者，骨髓粒系 90%，胞质中易见 Auer 小体

12. 某白血病患者，白细胞数 100×10^9/L，骨髓原始细胞 95%，过氧化物酶阳性率 >3%

（13～17题共用备选答案）

    A. HCL　　　　　　　　　　B. PLL

    C. BL　　　　　　　　　　　D. SMZL

    E. CLL

13. 外周血和骨髓中可见大量成熟淋巴细胞，且流式细胞术提示存在单克隆增殖的小 B 淋巴细胞，应考虑的疾病是

14. 原始细胞中含有较多穿透性空泡应考虑为

15. 患者脾大，骨髓中可见大量毛细胞且骨髓活检呈"油煎蛋"样，最可能诊断的疾病是

16. 在显微镜下发现一类异常淋巴细胞，细胞核上有一个大而圆的类似"牛眼样"的核仁，可能为哪种疾病的细胞形态

17. 患者表现为巨脾，骨髓涂片中可见绒毛样细胞，流式细胞术提示为小 B 淋巴细胞克隆性增生，可能为

（18～19题共用备选答案）

    A. 骨髓检查　　　　　　　　B. NAP 染色

    C. POX 染色　　　　　　　　D. PAS 染色

    E. Ph 染色体检查

18. CML 和类白的鉴别诊断中，常常需要借助于什么化学染色

19. 原始细胞的鉴别应首选哪种细胞化学染色

（四）简答题

1. 急性白血病相关实验室分析路径。

2. 简述前驱型淋巴系肿瘤的 WHO 分型（2016 版）名称和特征。

3. 简述急性淋巴细胞白血病患者血细胞分析和骨髓检验特征。

4. 简述急性淋巴细胞白血病细胞遗传学特点。

5. 叙述 2016 版 WHO 分型对 MPN 新的分类标准。

6. WHO 慢性粒细胞白血病慢性期的诊断标准。

7. 叙述真性红细胞增多症 WHO（2016）诊断标准。

8. 简述慢性粒细胞白血病血象、骨髓象和细胞遗传学特点。

9. 简述真性红细胞增多症血象和骨髓象特点。

10. 患者，女性，45 岁，乏力、低热盗汗、体重减轻 3 月余。体检：脾大明显、达脐，肝脏中等肿大，胸骨中下段压痛。实验室血象检查：Hb：78g/L，WBC：68.2×10^9/L，PLT：155×10^9/L，早幼粒细胞 3%，中性中幼粒细胞 11%、中性晚幼粒细胞 16%、中性杆状核粒细胞 22%、中性分叶核细胞 31%、嗜酸性粒细胞 6%，嗜碱性粒细胞 4%，淋巴细胞 7%。外周血中性粒细胞碱性磷酸酶活性呈阴性反应，请问：

（1）患者可能患何种血液病？说明原因。

（2）此患者骨髓检查骨髓象的特点是？

（3）该患者细胞遗传学及分子生物学检查有何特征性改变？

11. 简述慢性淋巴细胞白血病的诊断标准。

12. 简述多毛细胞白血病的诊断标准。

13. 简述霍奇金淋巴瘤的分类及特点。

14. 试述 WHO 的多发性骨髓瘤诊断标准。

15. 如何诊断传染性"单个核细胞"增多症？此病中常见的异型淋巴细胞可分为哪几型？

16. 简述类白血病反应的临床特点。

17. 简述造血干细胞移植适用于哪些疾病。

四、参 考 答 案

（一）名词解释

1. 白血病：是一种造血系统恶性肿瘤，是造血干细胞克隆性疾病，也是一组高度异质性的恶性血液病，其特点为白血病细胞异常增生、分化成熟障碍，并伴有凋亡减少。

2. ALL：是由于原始及幼稚淋巴细胞在造血组织异常增殖并可浸润各组织脏器的一种造血系统恶性克隆性疾病。

3. MDS：骨髓增生异常综合征（myelodysplastic syndrome）是一组获得性、造血功能严重紊乱的造血干细胞克隆性疾病，其特点为骨髓中一系或多系血细胞发育异常和由于凋亡增加而导致无效造血，具有转化为急性白血病的危险和趋势。

4. 骨髓增殖性肿瘤：原称骨髓增生性疾病（myeloprolif-erative disease，MPD）是一组骨髓造血干细胞的慢性克隆性疾病，以分化相对成熟的髓系细胞一系或多系不断过度增殖为主要特征的一组克隆性造血干细胞疾病。

5. 多毛细胞白血病：是一种少见类型的慢性 B 淋巴细胞白血病，属性淋巴组织增殖性疾病。临床特点为起病隐袭，慢性病程，反复感染，脾脏肿大，部分患者可出现肝脏肿大及腹膜后淋巴结肿大。外周血全血细胞减少较常见，但更多仅出现一系或二系减少。骨髓常干抽，血、骨髓或肝脾中出现特征性多毛细胞增生，该细胞抗酒石酸酸性磷酸酶染色（TRAP）阳性，若 TRAP 阴性，则提示为变异型 HCL，又称Ⅱ型 HCL。

6. 多发性骨髓瘤：是骨髓内单一浆细胞株异常增生的一种恶性肿瘤，其特征是单克隆浆细胞恶性增殖并分泌过量的单克隆免疫球蛋白或其多肽链亚单位，即 M 成分或 M 蛋白，正常多克隆浆细胞增生和多克隆免疫球蛋白分泌受到抑制，从而引起广泛骨质破坏、贫血、感染等一系列临床表现。

7. MGUS：意义未定的单克隆免疫球蛋白病，是一种原发性的单克隆免疫球蛋白血症，其特点是没有恶性浆细胞病或其他相关异常，单克隆免疫球蛋白水平升高有限，一般无临床症状。约 25% 的患者在随访 20 年后发展为多发性骨髓瘤及相关疾病。因此认为 MGUS 是多发性骨髓瘤的前驱病变。

8. 霍奇金淋巴瘤：是恶性淋巴瘤的一类。其组织学具有以下特点：①病变大多首先侵犯表浅淋巴结，常为单中心发生，往往先从一个或一组淋巴结开始，逐渐由邻近的淋巴结向远处扩散，原发于淋巴结外淋巴组织者较少；②瘤组织成分多样，但都有一种独特的瘤巨细胞即里 - 斯（Reed-Sternberg, RS）细胞及其变异型细胞，其周围有大量非肿瘤性的反应性细胞组织。

9. Reed- Sternberg cell：即 R-S 细胞，是对霍奇金淋巴瘤有诊断价值的独特的瘤巨细胞。经典的 RS 细胞是一种胞质丰富略嗜碱性的大细胞，形态不规则，核圆形，至少有两个核（可呈"镜影状"）分叶状核，核膜清楚，染色质淡，每个核叶至少有一个核仁，核仁为嗜酸性。

10. 传染性"单个核细胞"增多症：简称传单，以往也称"传染性'单个核细胞'增多症"，是由 EB 病毒（EB virus, EBV）感染引起的细胞学上以淋巴细胞良性增生伴形态变异为主要表现的自限性急性或亚急性感染性疾病。

11. 脾功能亢进：是指由原发或继发原因引起脾大和单系、多系血细胞减少，同时伴有骨髓中相应前体细胞增生和成熟障碍的一种综合征，简称为脾亢。

12. 噬血细胞综合征：又称噬血细胞性淋巴组织细胞增多症，是由不同的致病因素诱发的淋巴组织细胞过度增生、活化并噬血的一组炎性反应综合征。其特点为单核 - 巨噬细胞增生活跃，并有明显的吞噬血细胞和（或）血小板现象。

13. HSCT：是通过大剂量放化疗预处理，清除受者体内的肿瘤或异常细胞，再将自体或异体造血干细胞移植给受者，使受者重建正常造血及免疫系统，目前广泛应用于恶性血液病、非恶性难治性血液病、遗传性疾病和某些实体瘤的治疗，并获得了较好的疗效。

14. GVHD：是骨髓移植（BMT）后出现的多系统损害（皮肤、食管、胃肠、肝脏等）的全身性疾病，是造成死亡的重要原因之一。有急性（aGVHD）和慢性（cGVHD）之分，前者发生在 BMT 后 3 个月内，后者发生在 BMT 3 个月以后。免疫功能低下者输入 HLA 不同的血液也会发生 GVHD，并可能是致死性的。

（二）填空题

1. 急性髓系白血病（AML） 急性淋巴细胞白血病（ALL）

2. 细胞形态观察 染色体分析 分子水平基因检测

3. 早期病变 多形性 PTLD 单形性 PTLD

4. 篮细胞（涂抹细胞）

5. 融合基因

6. 骨髓检查 各系血细胞发育异常形态学改变 原始细胞多少

7. 慢性期 加速期 急变期

8. 巨核细胞过度增生 骨髓纤维化 肝脾大

9. 骨痛 贫血及出血倾向 反复感染 肾脏损害 高钙血症 高黏滞综合征 神经系统损害（任选四个）

10. 单核细胞型异型淋巴细胞 幼稚型异型淋巴细胞 浆细胞型异型淋巴细胞 大于15%

11. 同基因移植 异基因移植 自体移植

（三）选择题

A1 型题

1. C	2. A	3. B	4. E	5. C	6. D	7. E	8. C	9. C	10. C
11. E	12. D	13. E	14. A	15. E	16. B	17. B	18. C	19. C	20. A
21. C	22. B	23. C	24. B	25. C	26. D	27. C	28. B	29. C	30. C
31. B	32. D	33. C	34. A	35. E	36. A	37. A	38. E	39. E	40. C
41. E	42. A	43. C	44. D	45. A	46. B	47. D	48. D	49. C	50. A
51. A	52. B	53. B							

A2 型题

| 1. C | 2. A | 3. B | 4. D | 5. B | 6. E | 7. E | 8. B | 9. C |

B 型题

| 1. A | 2. B | 3. D | 4. A | 5. C | 6. D | 7. B | 8. E | 9. B | 10. C |
| 11. B | 12. B | 13. E | 14. C | 15. A | 16. B | 17. D | 18. B | 19. C | |

（四）简答题

1. 急性白血病相关实验室分析路径。

见图 5-1。

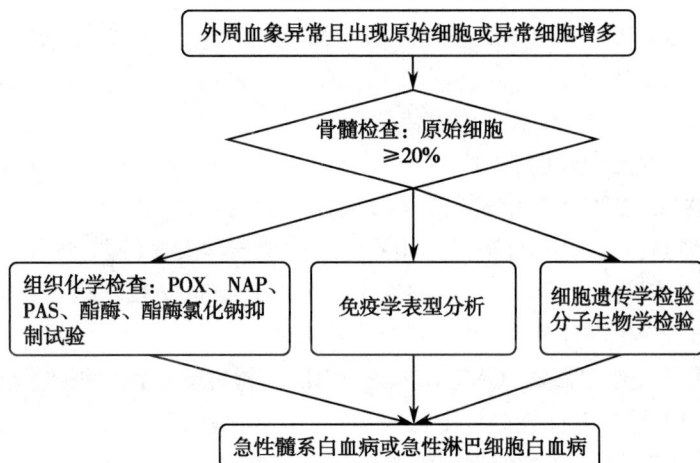

图 5-1 急性白血病相关实验室分析路径

2. 简述前驱型淋巴系肿瘤的 WHO 分型(2016 版)名称和特征。

前驱型淋巴系肿瘤的 WHO 分型(2016 版)

前驱型淋巴系肿瘤的 WHO 分型名称
1. 急性 B 细胞性白血病
B 淋巴母细胞白血病 / 淋巴瘤,非特指型
B 淋巴母细胞白血病 / 淋巴瘤,伴重现性基因异常
B 淋巴母细胞白血病 / 淋巴瘤,伴 t(9;22)(q34.1;q11.2);BCR-ABL1
B 淋巴母细胞白血病 / 淋巴瘤,伴 t(v;llq23.3);KMT2A 重排
B 淋巴母细胞白血病 / 淋巴瘤,伴 t(12;21)(p13.2;q22.1);ETV6-RUNXl
B 淋巴母细胞白血病 / 淋巴瘤,伴超二倍体染色体
B 淋巴母细胞白血病 / 淋巴瘤,伴亚二倍体染色体
B 淋巴母细胞白血病 / 淋巴瘤,伴 t(5;14)(q31.1;q32.3);IL3-IGH
B 淋巴母细胞白血病 / 淋巴瘤,伴 t(l;19)(q23;p13.3);TCF3-PBXl
B 淋巴母细胞白血病 / 淋巴瘤,伴 iAMP21
2. T 淋巴母细胞白血病 / 淋巴瘤
暂定类:早期 T 前体细胞淋巴母细胞白血病
NK 细胞淋巴母细胞白血病 / 淋巴瘤

3. 简述急性淋巴细胞白血病患者血细胞分析和骨髓检验特征。

(1)血细胞分析:贫血显著:约 70% 的患者血红蛋白 <60g/L,外周血可见幼红细胞。分类中原始及幼稚淋巴细胞增多,蓝细胞易见,此为 ALL 形态学特征之一。

(2)骨髓检验:有核细胞增生极度活跃或明显活跃,以原始和幼稚淋巴细胞为主。骨髓弥漫性浸润是初诊时 ALL 区别于淋巴瘤的关键。多数病例骨髓涂片中退化细胞明显增多,蓝细胞(涂抹细胞)多见,这是 ALL 形态学特点之一。

(3)骨髓细胞化学染色检验

1)髓过氧化物酶染色:各阶段淋巴细胞均阴性,阳性的原始细胞 <3%,阳性为残留的原粒细胞所致。

2)糖原染色:约 20%~80% 的原始淋巴细胞呈阳性反应,呈红色颗粒状、块状或环状排列,而其胞质背景清晰。

4. 简述急性淋巴细胞白血病细胞遗传学特点。

约 75% 的急性淋巴细胞白血病发现染色体数目和结构异常,以假二倍体最常见,其次是超二倍体。B-ALL 常见的染色体异常包括 t(12;21)(p13;q22)和 t(1;19)(q23;q13.3),也可见与慢性髓细胞白血病中 Ph 染色体相同的细胞遗传学改变,即 t(9;22),(q34;q11.2)。T-ALL 常见的染色体异常包括 t(1;14)(p32;ql)、t(7;9)(q34;q32)等。

5. 叙述 2016 版 WHO 分型对 MPN 新的分类标准。

分类包括:慢性髓性白血病(CML),BCR-ABL +;慢性嗜中性粒细胞白血病(CNL);真性红细胞增多症(PV);原发性骨髓纤维化(PMF):纤维化前期 / 早期和明显的纤维化期;原发性血小板增多症(ET);慢性嗜酸性粒细胞白血病(CEL),非特指型(NOS);骨髓增殖性肿瘤,未分类型。

6. WHO 慢性粒细胞白血病慢性期的诊断标准。

WHO 慢性粒细胞白血病的诊断标准

分期	诊断标准
慢性期	具备下列五项中的四项者诊断成立
	1. 临床特征　无症状或有低热、乏力、多汗、食欲减退等症状,可有贫血或脾大
	2. 血象　白细胞数增高,主要为中性中、晚幼和杆状核粒细胞,原始细胞<2%。嗜酸性粒细胞和嗜碱性粒细胞增多,单核细胞一般<3%,血小板正常或增多,多数患者有轻度贫血
	3. 骨髓象　明显增生,以粒系为主,中性中、晚幼粒和杆状核粒细胞增多,原始细胞<5%。红系比例常减少,巨核细胞可明显增生、正常或轻度减少
	4. NAP 积分极度降低或消失
	5. Ph 染色体阳性及分子标志 *BCR-ABL1* 融合基因阳性

7. 叙述真性红细胞增多症 WHO(2016)诊断标准。

PV 确诊需要满足 3 项主要标准,或者前 2 项主要标准及 1 项次要标准。

(1) 主要标准 1:①Hb>165g/L(男性),Hb>160g/L(女性)或 HCT>49%(男性),HCT>48%(女性)或者红细胞容积在正常预测均值的基础上升高>25%;②骨髓病理提示相对于年龄而言的高增生(全髓),包括显著的红系、粒系增生和多形性、大小不等的成熟的巨核细胞增殖;③存在 JAK2 V617F 突变或者 JAK2 外显子 12 的突变。次要标准:血清 EPO 水平低于参考区间的下限。

(2) 主要标准 2(骨髓病理)在以下情况不必要求:如果主要标准 3 和次要标准同时满足,且 Hb>18.5g/dL(男性),Hb>16.5g/dL(女性)或 HCT>55%(男性),HCT>49.5%(女性)。

8. 简述慢性粒细胞白血病血象、骨髓象和细胞遗传学特点

(1) 外周血检查:白细胞升高,可达 200×10⁹/L,正色素贫血,血小板正常或升高,>500×10⁹/L。分类以成熟粒系为主。嗜酸性粒细胞、嗜碱性粒细胞增加。不同分期血象情况不一。

(2) 骨髓涂片检查:骨髓增生明显活跃,粒系为主,幼稚细胞增加,成熟形式核质发育不平衡,嗜酸性粒细胞、嗜碱性粒细胞增多。巨核细胞数量异常增多,多倍体巨核减少。骨髓活检:增生极度活跃,脂肪组织消失。细胞化学染色:NAP 积分显著减低。

(3) 细胞遗传学检查:Ph 阳性,*BCR/ABL* 融合基因检测阳性。

9. 简述真性红细胞增多症血象和骨髓象特点

(1) 外周血检验:红细胞数增多,男性>6.5×10¹²/L:女性>6.0×10¹²/L;红细胞容量男性>0.54,女性>0.50;血红蛋白男性>185g/L,女性>165g/L。血小板增多>400×10⁹/L,白细胞正常或>12×10⁹/L。

(2) 骨髓涂片检验:偶有干抽,骨髓增生明显活跃或极度活跃。骨髓活检:增生极度活跃,呈全髓增殖伴红系和巨核系显著增生。细胞化学染色:外铁减少或消失。

10. 患者,女性,45 岁,乏力、低热盗汗、体重减轻 3 月余。体检:脾大明显、达脐,肝脏中等肿大,胸骨中下段压痛。实验室血象检查:Hb:78g/L,WBC:68.2×10⁹/L,PLT:155×10⁹/L,早幼粒细胞 3%,中性中幼粒细胞 11%、中性晚幼粒细胞 16%、中性杆状核粒细胞 22%、中性分叶核细胞 31%、嗜酸性粒细胞 6%,嗜碱性粒细胞 4%,淋巴细胞 7%。外周血中性粒细胞碱性磷酸酶活性呈阴性反应,请问:

（1）患者可能患何种血液病？说明原因。

该患者可能患慢性粒细胞白血病（慢性期）。诊断该病的依据是临床有贫血，脾明显肿大的表现。血象白细胞明显增多，血小板正常、血红蛋白减低，出现幼稚中性粒细胞，以较成熟粒细胞为主，嗜酸性粒细胞和嗜碱性粒细胞增多，外周血中性粒细胞碱性磷酸酶活性呈阴性反应。

（2）此患者骨髓检查骨髓象的特点是？

骨髓象特点　骨髓增生明显至极度活跃，以粒细胞为主，粒红比例明显增高，其中中性中幼、晚幼及杆状核粒细胞明显增多，原始细胞（Ⅰ型 +Ⅱ型）≤10%。嗜酸性粒细胞、嗜碱性粒细胞增多。红细胞相对减少。巨核细胞正常或增多，晚期减少。

（3）该患者细胞遗传学及分子生物学检查有何特征性改变？

该患者有 Ph 染色体阳性及分子标志 BCR/ABL 融合基因。

11．简述慢性淋巴细胞白血病的诊断标准。

CLL 的诊断标准：

达到以下 3 项标准可以诊断：①外周血 B 淋巴细胞（CD19＋ 细胞）计数≥5×10^9/L；B 淋巴细胞 <5×10^9/L 时，如存在 CLL 细胞骨髓浸润所致的血细胞减少，也可诊断 CLL；②外周血涂片中特征性的表现为小的、形态成熟的淋巴细胞显著增多，并易见涂抹细胞。外周血淋巴细胞中不典型淋巴细胞及幼稚淋巴细胞≤55%；③典型的免疫表型：CD19⁺、CD5⁺、CD23⁺、CD10⁻、FMC7⁻；表面免疫球蛋白（SIg）、CD20 及 CD79b 弱表达（dim）。B 细胞表面限制性表达 κ 或 λ 轻链（κ:λ>3:1 或 <0.3:1）或 >25% 的 B 细胞 SIg 不表达。

12．简述多毛细胞白血病的诊断标准。

①临床多有贫血、脾大及反复感染；②全血细胞减少，白细胞亦可增高或正常；③外周血和 9（或）骨髓中存在典型的多毛细胞，酸性磷酸酶（同工酶 5）染色阳性，不被酒石抑制，这是诊断本病的主要依据；④免疫表型：SIg（M +/-，D, G 或 A）阳性，B 细胞相关抗原 CD19、CD20、CD22 阳性，但 CD21 阴性，CD11c、CD25 强阳性，CD103 阳性，CD5、CD10 阴性；⑤必要时可进行电镜检查以证实多毛细胞（SEM）及胞质中可见 RLC（TEM），并可进行骨髓组织病理检验。

13．简述霍奇金淋巴瘤的分类及特点。

霍奇金淋巴瘤分类：

霍奇金淋巴瘤分型（WHO, 2008）

霍奇金淋巴瘤分型
（1）结节性淋巴细胞为主型霍奇金淋巴瘤（nodular lymphocyte predominance Hodgkin lymphoma, NLPHL），占 HL 的 5% 左右
（2）经典型霍奇金淋巴瘤（classical Hodgkin lymphoma, CHL），占 HL 的 95% 左右 结节硬化型经典霍奇金淋巴瘤（nodular sclerosis CHL, NSCHL） 混合细胞型经典霍奇金淋巴瘤（mixed cellularity CHL, MCCHL） 淋巴细胞消减型经典霍奇金淋巴瘤（lymphocyte-depleted CHL, LDCHL） 淋巴细胞丰富型经典霍奇金淋巴瘤（lymphocytic-rich CHL, LRCHL）

14．试述 WHO 的多发性骨髓瘤诊断标准。

多发性骨髓瘤诊断标准（2008 WHO）：

WHO（2008）多发性骨髓瘤诊断标准

有症状的多发性骨髓瘤：

存在 M 蛋白（血或尿）[a]

骨髓涂片中出现骨髓瘤细胞，或浆细胞瘤[b]

相关器官功能损害（高钙血症、肾功能不全、贫血、骨质破坏）[c]

无症状的多发性骨髓瘤：

M 蛋白水平达到骨髓瘤诊断标准（>30g/L）和（或）骨髓涂片中

骨髓瘤细胞≥10%

无相关器官功能损害（高钙血症，肾功能不全，贫血，骨质破坏），无骨髓瘤相关的症状

a. 无论 M 蛋白（血或尿中）水平是否达到通常的诊断标准，都包括在内。大多数病例中，血清 M 蛋白 IgG>30g/dl，或 IgA>2g/dl，或 24 小时尿本 - 周蛋白>1g/L；但是有一部分具有症状的骨髓瘤病例中，其 M 蛋白水平低于上述标准

b. 骨髓涂片中，骨髓瘤细胞通常≥10%。但是没有一个绝对的最低标准，因为有 5% 的有症状的骨髓瘤病例中，其骨髓瘤细胞<10%

c. 对于有症状的骨髓瘤的诊断，最重要的指标是器官功能损害，包括高钙血症，肾功能不全，贫血，溶骨性骨质破坏，高黏滞血症，淀粉样变或反复感染

15. 如何诊断传染性"单个核细胞"增多症？此病中常见的异型淋巴细胞可分为哪几型？

传染性"单个核细胞"增多症的诊断：

①临床可有发热、咽峡炎、淋巴结肿大、肝脾肿大、肝功能损害、皮疹；②血象：白细胞数可增多、正常或减少，淋巴细胞比例增高，异型淋巴细胞超过 10%；③嗜异性凝集试验：阳性；④抗 EBV 抗体检查：抗病毒壳抗原（VCA）IgM 抗体出现早、阳性率高，是急性期重要的诊断指标；⑤除外传染性单核细胞增多综合征，该综合征由其他病毒、某些细菌、原虫等感染以及某些药物引起，外周血出现异型淋巴细胞，但嗜异性凝集试验一般阴性。具备上述①中 3 种症状，②③④项中任何一条，再加上⑤项，可诊断传染性"单个核细胞"增多症。临床上，本病要与急性淋巴细胞白血病、传染性淋巴细胞增生症（infectious lymphocytosis）相鉴别。

异型淋巴细胞可分为Ⅰ型（泡沫型或浆细胞型）、Ⅱ型（不规则型或单核细胞样型）、Ⅲ型（幼稚型或幼淋巴细胞样）。

16. 简述类白血病反应的临床特点

①常并发于严重感染、恶性肿瘤等疾病，因此有原发疾病的临床表现；②白细胞数很少超过 50×10^9/L，嗜酸、嗜碱粒细胞一般不增多，中性粒细胞胞浆内常有中毒性颗粒和空泡；③脾大常不如慢粒显著；④中性粒细胞碱性磷酸酶（NAP）染色呈强阳性；⑤ Ph 染色体阴性；⑥原发病控制后，类白血病反应消失。

17. 简述造血干细胞移植适用于哪些疾病

造血干细胞移植迄今仍然是一种高风险治疗方法，目前主要用于恶性血液疾病的治疗，也试用于非恶性疾病和非血液系统疾病，如重症难治自身免疫性疾病和实体瘤等。

（1）血液系统恶性肿瘤：慢性粒细胞白血病、急性髓细胞白血病、急性淋巴细胞白血病、非霍奇金淋巴瘤、霍奇金淋巴瘤、多发性骨髓瘤、骨髓增生异常综合征等。

（2）血液系统非恶性肿瘤：再生障碍性贫血、范可尼贫血、地中海贫血、镰状细胞贫血、骨髓纤维化、重型阵发性睡眠性血红蛋白尿症、无巨核细胞性血小板减少症等。

（3）其他实体瘤：乳腺癌、卵巢癌、睾丸癌、神经母细胞瘤、小细胞肺癌等。

（4）免疫系统疾病：重症联合免疫缺陷症、严重自身免疫性疾病。

由于移植存在致命性合并症，因而非血液系统疾病的造血干细胞移植治疗还未被广泛接受。

（江新泉　岳保红）

第六章
出血性疾病检验

一、学习目标

掌握 血管性血友病、原发性免疫性血小板减少症、获得性出血性疾病以及易栓症的临床检验特点。

熟悉 血管壁的止血与抗血栓功能、血小板的生理功能、血液凝固机制、纤维蛋白(原)降解产物的作用、原发及获得性出血性疾病和易栓症的分类和诊断标准。

了解 血管壁和血小板的结构、凝血因子的特性、主要抗凝物质的作用原理、血管性血友病和原发性免疫性血小板减少症的临床表现、获得性出血性疾病和易栓症检验。

二、重点和难点内容

(一)血栓的形成机制

1. **血管壁的止血作用有** ①收缩反应;②激活血小板;③激活凝血过程;④血液凝固的调节作用。

2. **血小板的止血作用有** ①黏附功能;②聚集功能;③释放反应;④促凝反应;⑤血块收缩。

3. **血液凝固机制** ①内源凝血途径;②外源凝血途径;③共同凝血途径。

4. **抗凝血系统** 抗凝具有防止血栓形成,保证血液循环正常运行的重要功能,包括细胞抗凝和体液抗凝。

5. **纤维蛋白溶解系统** 主要功能是溶解沉积在血管内外的纤维蛋白。主要由纤溶酶(原)及其激活剂、纤溶酶及其激活剂的抑制物等组成。

(二)原发性出血性疾病的检验

1. **血管性血友病(vWD)** 因 vWF 基因缺陷造成血浆中 vWF 数量减少或质量异常所致的一种遗传性出血性疾病。根据遗传方式,临床表现和实验检测结果可将血管性血友病分为 3 型。血管性血友病的实验室检查特点如下:① APTT:延长;② FⅧ:C:下降;③ vWF:Ag:1 型、3 型等下降;④ vWF 多聚物检测:对 vWD 分型诊断有重要意义,2 型(指 2A,2B 型)可见高分子 vWF 多聚物缺乏;⑤瑞斯托霉素诱导的血小板聚集反应(RIPA):常减低或缺如;⑥ vWF:Rco:大多数降低;⑦胶原结合实验:是 1 型与 2 型 vWD(特别是 2A 型)的分型诊断实验;⑧ FⅧ结合试验:2N 型患者结合力降低,是 2N 型 vWD 的确诊试验。

2. **原发免疫性血小板减少症** 原发免疫性血小板减少症是一种因免疫机制使血小板破

坏增多造成的疾病。急性型（多见于儿童）多由于病毒抗原激发机体产生抗体，抗体附于血小板表面并致敏血小板，后者再被单核 - 吞噬细胞破坏。慢性型（多见于成人）多由机体产生原因不明的抗血小板抗体，与血小板结合，引起血小板在单核 - 巨噬细胞系统中破坏而引起血小板减少。主要临床表现为皮肤、黏膜出血。实验室检查特点如下：①血象：血小板数下降，急性型常 $< 20 \times 10^9/L$，慢性型 $(30 \sim 80) \times 10^9/L$；②骨髓象：巨核细胞数增加或正常伴成熟障碍；③血小板自身抗体检测阳性。

（三）获得性出血性疾病的检验

1. 过敏性紫癜　主要由于机体对某些致敏物质（过敏原）发生变态反应而引起全身性毛细血管壁的通透性和（或）脆性增加，导致以皮肤和黏膜出血为主要表现的临床症候群。临床检验特点如下：①临床检验：包括血常规、尿常规以及便常规的改变；②生化检验；③凝血系统检；④免疫学检验；⑤皮肤或肾脏活检。

2. 肝病所致凝血障碍　肝脏在止凝血过程中起着重要作用，由于多重原因急性和慢性肝脏疾病（简称肝病）常常发生凝血功能障碍，重者可伴发 DIC 并危及生命。临床检验主要包括：①凝血系统的检验；②凝血因子的检验；③纤溶系统的检验；④血小板实验的检验。

3. 维生素 K 缺乏症　又称获得性凝血酶原减低症，是由于维生素 K 缺乏所引起的依赖维生素 K 的凝血因子Ⅱ、Ⅶ、Ⅸ、Ⅹ缺乏所致的一系列症状，称为维生素 K 缺乏症。临床检验主要包括：①筛查实验；②确诊实验；③维生素 K 纠正试验；④鉴别试验。

4. 病理性抗凝物质增多　指直接抑制某一特异性凝血因子及其凝血反应，或与凝血因子非活性部位结合使其清除率增加；或针对多种凝血因子及不同凝血阶段、途径的获得性凝血因子抑制物。临床检验以肝素样抗凝物、狼疮样抗凝物、凝血因子Ⅷ抑制物的检验为主，其中包括：①筛查实验；②确诊实验；③纠正试验；④鉴别试验。

5. DIC　是由多种病因引起的血栓与止血改变的复杂病理过程。致病因素引起体内凝血系统激活，血小板活化，病理性凝血酶生成，纤维蛋白在微血管沉积，形成广泛性微血栓。DIC 的临床检验主要是：①凝血系统检验；②分子标记物检验。

6. 易栓症　是指存在抗凝蛋白、凝血因子、纤溶蛋白等遗传性或获得性缺陷，或者存在获得性危险因素而具有高血栓栓塞倾向。一般分为遗传性和获得性两类。临床检验主要有：①筛选实验：PT、APTT、Fg 含量以及凝血酶时间和爬虫酶时间的检测；②确诊实验：相关因子的检测，包括蛋白 C 检测、游离型 PS 含量和活性检测、抗活性蛋白 C 试验、肝素辅因子 -Ⅱ抗原及活性检测、纤溶酶原抗原及活性检测以及纤溶酶原激活物抑制剂 -1 抗原及活性检测。

三、习　题

（一）名词解释

1. FDP
2. 血管性血友病
3. 原发免疫性血小板减少症
4. 过敏性紫癜
5. DIC
6. 维生素 K 缺乏症
7. 病理性抗凝物质
8. 易栓症

9. 抗磷脂综合征

(二) 填空题

1. 血管壁的止血作用有_____、_____、_____、_____。

2. 过敏性紫癜为_____、_____、_____、_____和_____这几种类型。

3. 维生素 K 缺乏症筛查试验可检查_____、_____和_____这三个项目。

4. 循环中的病理性抗凝物质包括_____、_____。

5. 循环中的病理性抗凝物质分为_____、_____和_____。

6. DIC 最常见的临床表现有_____、_____、_____和_____。

7. 易栓症检验的筛选试验有_____、_____、_____、_____。

(三) 选择题

A1 型题

1. 在血管壁的止血作用中发挥了主要作用的是

    A. 内膜层   B. 基底膜

    C. 结缔组织   D. 中膜层

    E. 外膜层

2. 血小板 GP I b 主要与什么有关

    A. 黏附功能   B. 分泌功能

    C. 促凝功能   D. 释放反应

    E. 血块收缩功能

3. 与血小板黏附功能有关的是

    A. β 血小板球蛋白   B. 凝血酶原

    C. 血管性血友病因子   D. 肌球蛋白

    E. 肌动蛋白

4. 大多数凝血因子的合成部位是

    A. 内皮细胞   B. 巨核细胞

    C. 血小板   D. 肝脏

    E. 单核细胞

5. 凝血过程的三个时期是

    A. 血管收缩期、血小板聚集期、血小板凝固期

    B. 内源凝血系统作用期、外源凝血系统作用期、纤维蛋白形成期

    C. 血小板黏附期、血小板变性期、血栓形成期

    D. 凝血活酶形成期、凝血酶形成期、纤维蛋白形成期

    E. 血小板黏附期、血小板聚集期、血小板释放期

6. 抗凝血酶的抗凝作用需要哪种物质作为辅因子

    A. 肝素酶   B. 肝素

    C. 血栓调节蛋白   D. 活化蛋白 C 抑制物

E. α₂ 巨球蛋白

7. 诊断血管性血友病特异性高的实验是

    A. vWF 多聚体分析   B. vWF：Rco 检测

    C. FⅧ：C 水平   D. FⅧ 结合试验

    E. vWF 的胶原结合能力

8. 鉴别血管性血友病和血友病 A，哪项最重要

    A. 遗传方式和临床表现   B. APTT 和 FⅧ：C 测定

    C. 出血时间和血小板黏附试验   D. vWF：Ag 和 vWF 多聚体分析

    E. PT 和血小板计数

9. 哪种疾病可引起 FⅧ：C 活性下降

    A. 肝脏疾病   B. 过敏性紫癜

    C. 免疫性血小板减少症   D. 血友病乙

    E. 血管性血友病

10. 急性 ITP，其外周血血小板数常

    A. $<10 \times 10^9/L$ B. $<20 \times 10^9/L$

    C. $<30 \times 10^9/L$ D. $<40 \times 10^9/L$

    E. $<50 \times 10^9/L$

11. 怀疑原发免疫性血小板减少症一般需做下列检查，**除了**

    A. 血常规检查

    B. 骨髓细胞形态学检查

    C. 血小板抗体检测

    D. 血小板第 3 因子活性检测

    E. 排除继发性血小板减少性疾病的有关检测

12. 过敏性紫癜与血小板减少性紫癜的主要区别是

    A. 毛细血管脆性试验阳性   B. 紫癜呈对称分布

    C. 血小板正常   D. 下肢皮肤有紫癜

    E. 有过敏史

13. 下列化验哪项检查提示 DIC 纤维蛋白溶解亢进

    A. 血小板减少   B. 纤维蛋白原降低

    C. 纤维蛋白原升高   D. 纤维蛋白降解产物增多

    E. 纤维蛋白降解产物减少

14. 维生素 K 缺乏症是指缺乏哪些凝血因子

    A. Ⅰ、Ⅱ、Ⅶ、Ⅵ   B. Ⅱ、Ⅶ、Ⅸ、Ⅹ

    C. Ⅱ、Ⅴ、Ⅶ、Ⅵ   D. Ⅱ、Ⅴ、Ⅹ、Ⅵ

    E. Ⅱ、Ⅲ、Ⅴ、Ⅹ

15. 男，40 岁，诊断急性早幼粒细胞白血病入院。化疗时突发 DIC，并迅速发展至消耗性低凝血期，下列检查结果哪项是**不符合**的

    A. 血小板数明显减少   B. 凝血酶原时间缩短

    C. 纤维蛋白原浓度降低   D. 血小板因子 4 水平增高

    E. 抗凝血酶Ⅲ水平降低

16. 下列选项在 DIC 诊断中最为敏感的指标是
    A. 血小板计数　　　　　　　　　　B. 血浆纤维蛋白原含量测定
    C. 优球蛋白溶解时间测定　　　　　D. 血浆鱼精蛋白副凝固试验
    E. 血清 FDP 测定

17. 过敏性紫癜的实验室检查对确诊比较有价值的是
    A. 凝血试验　　　　　　　　　　　B. 骨髓象检查
    C. 病变血管免疫荧光检查　　　　　D. 纤溶试验
    E. 血小板计数及功能试验

18. 遗传性易栓症的抗凝活性缺陷**不包括**
    A. 抗凝血酶缺陷　　　　　　　　　B. 蛋白 C 缺陷
    C. 因子ⅩⅡ缺陷症　　　　　　　　D. 蛋白 S 缺陷
    E. 肝素辅助因子Ⅱ缺陷

19. 对于遗传性易栓症的实验室检查说法**错误**的是
    A. 抗凝血酶缺陷会出现抗凝因子活性降低
    B. 蛋白 C 缺陷会出现抗凝因子活性降低
    C. 蛋白 S 缺陷会出现抗凝因子活性增高
    D. 肝素辅助因子Ⅱ缺陷
    E. 因子ⅩⅡ缺陷症

A2 型题

1. 患者女,从 5 岁开始患者有鼻出血、齿龈出血。此次月经初潮量多,左膝关节肿胀。实验室检查:PT 12.5s/12.3s, APTT 46.8s/35.0s, TT 18.0s/17.0s, FIB 2.9g/L, FⅧ:C 为 25%, FⅨ:C 为 110%, FⅪ:C 为 87%, vWF:Ag 为 19%。考虑什么疾病
    A. 轻型血友病甲　　　　　　　　　B. 亚临床型血友病甲
    C. 过敏性紫癜　　　　　　　　　　D. 血管性血友病
    E. 其他疾病

2. 女,18 岁,一周来双下肢出现对称性出血点及紫癜,高出皮面,发痒,伴关节肿痛。血小板计数、凝血时间、活化部分凝血活酶时间及血块收缩试验均正常,凝血酶原消耗试验正常。最可能的诊断是
    A. 特发性血小板减少性紫癜　　　　B. 过敏性紫癜
    C. 血管性假血友病　　　　　　　　D. 单纯性紫癜
    E. 血小板功能异常

3. 妊娠即将分娩妇女,患右下肺炎,高热、血压下降,80/40mmHg,全身皮肤黏膜严重出血,粪隐血(+++),四肢及躯干皮肤呈大片状瘀斑。化验:血红蛋白 48g/L, PLT 进行性下降,最低 30×10^9/L, PT 20 秒(正常对照 13 秒), APTT 56 秒(正常对照 31 秒), 3P 试验阳性,血 FDP:45μg/L, Fg 测定 0.17g/L,优球蛋白溶解时间 50 分,外周血涂片中盔形及三角形红细胞占 15%,出血原因为
    A. 特发性血小板减少性紫癜(急性型)
    B. DIC
    C. 再生障碍性贫血(急性型)
    D. 肝功能损害凝血障碍

E. 以上都不是

4. 女性，30 岁，月经量增多半年，皮肤瘀点、瘀斑 2 个月就诊。实验室检查：Hb 90g/L，WBC 8.9×10^9/L，BPC 42×10^9/L，血小板相关抗体阳性，骨髓象示巨核细胞增生明显活跃，以颗粒型巨核为主，该病例最可能的诊断是

A. TTP
B. ITP
C. 巨大血小板综合征
D. 血友病
E. DIC

B 型题

(1～3 题共用备选答案)

A. 1 型 vWD
B. 2A 亚型 vWD
C. 2B 亚型 vWD
D. 2N 亚型 vWD
E. 3 型 vWD

1. vWF 合成部分减少而多聚体结构基本正常

2. vWF 与凝血因子Ⅷ结合位点结构异常

3. 缺乏高分子量的 vWF 多聚体

(4～5 题共用备选答案)

A. 血友病
B. 血管性血友病
C. 遗传性ⅩⅢ因子缺乏症
D. DIC
E. 维生素 K 因子缺乏症

4. 血小板减少、PT 延长、D- 二聚体明显升高的是

5. 缺乏凝血因子Ⅱ、Ⅶ、Ⅸ、Ⅹ的是

(6～7 题共用备选答案)

A. 双下肢对称性紫癜伴有关节痛
B. 贫血、出血与感染
C. 鼻出血、牙龈出血与月经过多
D. 出血、栓塞与休克
E. 深部肌肉血肿与骨化关节炎

6. 过敏性紫癜

7. 弥散性血管内凝血

(四) 简答题

1. 血小板的止血功能有哪些？
2. 原发免疫性血小板减少症的主要实验室检查有哪些特点？
3. 简述维生素 K 缺乏症的检验。
4. 我国基层医疗单位 DIC 诊断标准有哪些？
5. 易栓症确诊试验有哪些？

四、参 考 答 案

(一) 名词解释

1. FDP：即纤维蛋白（原）降解产物，是纤溶酶裂解纤维蛋白原、可溶性纤维蛋白和交联

纤维蛋白后,所释放出的碎片和多聚体的总称。

2.血管性血友病:是常见的遗传性出血性疾病之一,由于患者体内 vWF 基因缺陷造成血浆中 vWF 数量减少或质量异常所致。

3.原发免疫性血小板减少症:是一种因免疫机制使血小板破坏增多造成的疾病。患者由于体内产生原因不明的血小板抗体,该抗体与 GpⅡb/Ⅲa、GPⅠb 等结合,致使血小板在单核 - 巨噬细胞(如脾)中过多,过快地破坏,引起血小板减少。

4.过敏性紫癜:是主要由于机体对某些致敏物质(过敏原)发生变态反应而引起全身性毛细血管壁的通透性和(或)脆性增加,导致以皮肤和黏膜出血为主要表现的临床症候群,也称许兰 - 亨诺综合征。

5.DIC:弥散性血管内凝血,是一种由于多种因素引起的机体微血管内广泛地发生凝血,伴以继发性纤溶亢进的微血栓病理性凝血障碍,为获得性全身性血栓 - 出血综合征。

6.维生素 K 缺乏症:又称获得性凝血酶原减低症,是由于维生素 K 缺乏所引起的依赖维生素 K 的凝血因子Ⅱ、Ⅶ、Ⅸ、Ⅹ缺乏所致的一系列症状,称为维生素 K 缺乏症。

7.病理性抗凝物质:是指直接抑制某一特异性凝血因子及其凝血反应,或与凝血因子非活性部位结合使其清除率增加;或针对多种凝血因子及不同凝血阶段、途径的获得性凝血因子抑制物。

8.易栓症:是指因分子遗传缺陷而出现的凝血因子、血液凝固调节蛋白、纤溶系统缺陷或代谢障碍,极易发生血栓的一类疾病。

9.抗磷脂综合征:为一种以反复动脉或者静脉血栓、病态妊娠和抗磷脂抗体持续阳性的疾病。

(二)填空题

1.收缩反应　激活血小板　激活凝血过程　血液凝固的调节作用

2.单纯型过敏性紫癜　腹型过敏性紫癜　关节型过敏性紫癜　肾型过敏性紫癜　混合型过敏性紫癜

3.APTT　PT　肝促凝血活酶试验

4.非特异性凝血因子抑制　特异性凝血因子抑制物

5.肝素样抗凝物质　狼疮样抗凝物质　凝血因子Ⅷ抑制剂

6.广泛性出血　微循环衰竭　休克或血压降低　微血栓栓塞　微血管病性溶血性贫血

7.PT　APTT　Fg 含量检测　凝血酶时间和爬虫酶时间

(三)选择题

A1 型题

1.A　2.A　3.C　4.D　5.D　6.B　7.A　8.D　9.E　10.B
11.D　12.C　13.D　14.B　15.B　16.E　17.C　18.C　19.C

A2 型题

1.D　2.B　3.B　4.B

B 型题

1.A　2.D　3.C　4.D　5.E　6.A　7.D

(四) 简答题

1. 血小板的止血作用有哪些?

血小板的止血功能主要包括黏附功能、聚集功能、释放反应、促凝反应、血块收缩。

2. 原发免疫性血小板减少症的主要实验室检查有哪些特点。

原发免疫性血小板减少症的主要实验室检查特点有:①血象:血小板数下降,急性型常 $<20×10^9/L$,慢性型多为 $(30～80)×10^9/L$;②骨髓象:巨核细胞数增加或正常伴成熟障碍;③血小板膜糖蛋白特异性自身抗体检测阳性。

3. 简述维生素 K 缺乏症的检验。

维生素 K 缺乏症的检验:

(1) 临床检验:①血常规:白细胞计数正常或轻度升高,伴感染时可增高,合并寄生虫感染者嗜酸粒细胞可增高,红细胞和血红蛋白一般正常或轻度降低,合并内脏出血者可呈中度失血性贫血,血小板计数多数正常。大部分病例血沉增高,抗链球菌溶血素"O"可增高,黏蛋白大多正常。②尿常规:取决于肾脏受累程度,若伴发肾炎时,血尿和蛋白尿极为常见,偶尔可见管型尿。③便常规:大便可找到寄生虫或虫卵,胃肠受累时大便隐血可阳性。

(2) 生化检验:在严重肾型病例,Urea 及 Cr 增高。

(3) 凝血系统检测:30%～50% 病例束臂试验阳性。其他检测如出血时间、凝血时间、血小板计数和血块收缩等均在参考区间。

(4) 免疫学检验:约 50% 病例的血清 IgG 和 IgA 增高。有些病例 IgE 增高,但以 IgA 增高为明显,临床无特异性。血清循环免疫复合物(CIC)增高。

(5) 皮肤或肾脏活检:行皮肤、肾脏组织病理学和电子显微镜检查对非典型病例具有重要诊断价值。

4. 我国基层医疗单位 DIC 诊断标准有哪些?

我国基层医疗单位 DIC 的诊断标准:①血小板 $<100×10^9/L$ 或进行性下降;②血浆纤维蛋白原含量 $<1.5g/L$ 或进行性下降,或 $>4g/L$;③ 3P 试验阳性或 D- 二聚体水平升高或阳性;④ PT 缩短或延长 3 秒以上,或 APTT 缩短或延长 10 秒以上;⑤外周血涂片破坏或异常红细胞 $>10\%$;⑥血沉 $<15mm/L$。

5. 易栓症确诊试验有哪些?

易栓症确诊试验有:①血浆 AT 检测;②蛋白 C 检测;③游离型 PS 含量和活性检测;④抗活性蛋白 C 试验;⑤肝素辅因子 -Ⅱ抗原及活性检测;⑥纤溶酶原抗原及活性检测;⑦纤溶酶原激活物抑制剂 -1 抗原及活性检测。

(潘 卫 李海燕 李程程)

第七章
糖尿病检验

一、学 习 目 标

掌握 糖尿病的诊断标准,糖尿病诊断、监测和并发症检验指标的临床应用。

熟悉 高血糖症,糖尿病的定义、分型以及各型特点,低血糖症、糖尿病酮症酸中毒、高渗高血糖状态的定义和诊断指标。

了解 代谢综合征,先天性糖代谢异常,糖尿病并发症。

二、重点和难点内容

(一)糖尿病

糖尿病是由遗传和环境因素共同引起的一组以慢性高血糖为主要特征的临床综合征。胰岛素缺乏和胰岛素作用障碍单独或同时引起的糖、脂肪、蛋白质、水和电解质等的代谢紊乱。糖尿病的典型症状为多食、多饮、多尿和体重减轻("三多一少"),有时伴随视力减退,并容易继发感染,青少年患者可出现生长发育迟缓现象。

1. 病因学分类 1999 年 WHO 根据病因将糖尿病分为四大类型,即 1 型糖尿病、2 型糖尿病、其他特殊类型糖尿病和妊娠糖尿病。

2. 检验指标 糖尿病诊断指标主要有空腹血糖、餐后 2 小时血糖、OGTT、糖化血红蛋白;监测血糖控制水平的指标主要有糖化血红蛋白、糖化血清蛋白、糖化白蛋白和尿糖;糖尿病并发症监测检验指标主要有尿微量蛋白、酮体检测;其他检验指标还包括血糖调节激素检验、胰岛自身抗体检验、糖尿病相关遗传基因检测等。

3. 诊断标准 目前我国根据 WHO(1999 年)标准诊断糖尿病(表 7-1)和糖代谢状态分类(表 7-2)。

表 7-1 糖尿病诊断标准(WHO,1999)

诊断标准	静脉血浆葡萄糖浓度(mmol/L)
①糖尿病典型症状(多饮、多尿、多食、不明原因体重下降)加上随机血糖检测(不考虑上次用餐时间,一天中任意时间点) 或	≥11.1
②FPG(至少 8 小时没有进食热量) 或	≥7.0
③2hPG(75gOGTT)	≥11.1
无糖尿病症状者,需改日重复测定血糖明确诊断	

表 7-2 糖代谢状态分类（WHO，1999）

糖代谢分类	静脉血浆葡萄糖浓度（mmol/L）	
	空腹血糖（FPG）	糖负荷后 2 小时血糖（2hPG）
正常血糖	<6.1	<7.8
空腹血糖受损（IFG）	6.1～<7.0	<7.8
糖耐量减低（IGT）	<7.0	7.8～<11.1
糖尿病	≥7.0	≥11.1

4. 常见并发症 糖尿病常见并发症一般分为急性和慢性。糖尿病急性并发症有糖尿病酮症酸中毒、高渗性高血糖状态和乳酸性酸中毒，前两者统称为高血糖危象，可危及生命。糖尿病慢性并发症主要为大血管病变（心脏病、高血压、脑血管意外及下肢血管病变）、微血管病变（糖尿病视网膜病变、糖尿病肾病）和神经病变等。

（二）低血糖症

1. 分类 按照低血糖症的发生与进食的关系分为空腹（吸收后）低血糖症和餐后（反应性）低血糖症。

2. 检验指标 包括胰岛素及其相关物质检验和低血糖症相关试验，后者有 48～72 小时饥饿试验、5 小时口服葡萄糖耐量试验等。

三、习　题

（一）名词解释

1. 糖尿病
2. 高血糖症
3. 妊娠期糖尿病
4. 代谢综合征
5. 糖尿病酮症酸中毒
6. 高渗性高血糖状态
7. 低血糖症
8. 糖化血清蛋白

（二）填空题

1. 糖尿病的典型症状为_____、_____、_____和_____（"三多一少"）。
2. 1999 年 WHO 根据病因将糖尿病分为四大类型，即_____、_____、_____和_____。
3. 代谢综合征的主要病理生理机制是_____。
4. 空腹血糖是指空腹至少_____小时采血所测定的血糖值。
5. 酮体由_____、_____和_____组成。

（三）单项选择题

A1 型题

1. 正常成人空腹血糖水平是

　　A. 6.1～7.0mmol/L　　　　　　　　B. 3.89～6.11mmol/L

C. 6.0~11.1mmol/L

D. 3.0~7.8mmol/L

E. 2.5~5.8mmol/L

2. 1型糖尿病的急性并发症是

　A. 酮症酸中毒

　B. 动脉粥样硬化

　C. 白内障

　D. 非酮症高渗性昏迷

　E. 急性肾衰竭

3. 2型糖尿病患者特点是

　A. 易发生酮症酸中毒

　B. 依赖胰岛素治疗

　C. 起病急

　D. 糖刺激后胰岛素呈快速释放

　E. 胰岛自身抗体阴性

4. 2型糖尿病早期患者的空腹胰岛素水平或其胰岛β细胞状态可能为

　A. 胰岛β细胞负荷较轻

　B. 正常或稍高

　C. 糖刺激后胰岛素呈快速释放

　D. 胰岛素水平很低

　E. 治疗依赖胰岛素

5. 下列关于尿糖的说法中,哪一项是正确的

　A. 尿糖阳性可诊断糖尿病

　B. 尿糖阳性肯定有糖代谢异常

　C. 血糖升高就有尿糖阳性

　D. 尿糖阳性血糖即大于 10.0mmol/L

　E. 尿糖阳性可能是由于肾小管重吸收功能不良

6. 果糖胺的测定可反映多长时间内糖尿病患者血糖的总水平

　A. 7~14 天

　B. 15~21 天

　C. 22~28 天

　D. 29~35 天

　E. 36~42 天

7. 关于HbA1c的描述,**错误**的是

　A. HbA1c 不受每天的血糖波动的影响

　B. 可反映过去8~10周的平均血糖浓度

　C. 有溶血性疾病时 HbA1c 明显减少

　D. HbA1c 浓度与红细胞的寿命有关

　E. 反映过去2~3周的平均血糖浓度

8. 关于尿清蛋白排泄试验,**错误**的是

　A. 可提示清蛋白经毛细血管漏出的程度

　B. 是微血管病变的标志

　C. 可监测肾脏损害的程度

　D. 可作为糖尿病的诊断指标

　E. 尿清蛋白排泄率持续 >20μg/min,提示糖尿病患者已存在早期糖尿病肾病

9. 下列关于1型糖尿病描述,**错误**的是

　A. 胰岛β细胞的自身免疫性损伤

　B. 血清胰岛素或C肽水平低

　C. 常见于儿童或青少年,起病较急

　D. 不易发生酮症酸中毒

　E. 大多数患者存在胰岛自身抗体

10. 下列关于 2 型糖尿病描述,**错误**的是
    A. 多见于中老年人
    B. 存在胰岛素抵抗
    C. 患者多数肥胖
    D. 自身抗体呈阴性
    E. 有遗传倾向,与 HLA 某些基因型有很强的关联

11. 下列关于糖尿病酮症酸中毒昏迷描述,**错误**的是
    A. 是糖尿病的严重急性并发症
    B. 诱因多为感染、治疗不当、各种应激因素
    C. 多见于 2 型糖尿病
    D. 血酮体＞5mmol/L
    E. 表现为广泛的代谢紊乱

12. 正常糖耐量是指
    A. FPG＜6.1mmol/L；2hPG＜7.8mmol/L
    B. FPG＜7.0mmol/L；2hPG＜7.8mmol/L
    C. FPG＜6.1mmol/L；2hPG＞7.8mmol/L
    D. FPG＜7.0mmol/L；2hPG＞7.8mmol/L
    E. FPG＜6.1mmol/L；2hPG＜11.1mmol/L

13. 关于糖化白蛋白**不正确**的描述是
    A. 是血浆中的白蛋白与葡萄糖发生非酶促反应的产物
    B. 是短期血糖监测的指标
    C. 不受血红蛋白代谢和贫血等的影响
    D. 不受蛋白浓度、血清蛋白量的影响
    E. 反映患者 2～3 个月的血糖波动水平

14. 有关糖尿病的诊断,下列哪项正确
    A. 三多一少症状是诊断糖尿病必须具备的条件
    B. 尿糖检查一定阳性
    C. 空腹血糖不一定升高
    D. 全天任何时候血糖＞11.1mmol/L 即可诊断
    E. 所有病人都需行葡萄糖耐量试验进行诊断

15. 下列对胰岛素刺激时 2 型糖尿病病人的胰岛素水平的描述**不正确**的是
    A. 可稍低   B. 可基本正常
    C. 可高于正常   D. 分泌高峰延迟
    E. 一定低于正常

16. 下列关于糖尿病酮症酸中毒的实验室检查结果的描述中**不正确**的是
    A. 血糖多数为 16.7 ～33.3mmol/L
    B. 血酮体多数大于 3.0mmol/L
    C. 碱剩余负值增大
    D. 阴离子间隙增大,与碳酸氢盐降低大致相等
    E. 血糖多数为 33.3mmol/L 以上

17. 糖尿病高渗性高血糖状态的诊断依据是

    A. 血糖≥33.3mmol/L

    B. 血钠大于142mmol/L

    C. 血糖≥33.3mmol/L，有效血浆渗透压≥320mOsm/L

    D. 有效血浆渗透压≥320mOsm/L

    E. 血糖≥16.7mmol/L，有效血浆渗透压≥320mOsm/L

18. 关于代谢综合征的表现，下列哪项是**错误**的

    A. 肥胖   B. 高血糖

    C. 高血压   D. 血脂异常

    E. 低胰岛素血症

19. 低血糖症发作时血糖低于

    A. 6.0mmol/L   B. 2.8mmol/L

    C. 3.0mmol/L   D. 4.0mmol/L

    E. 2.0mmol/L

20. 胰岛细胞瘤时血中出现

    A. C肽水平降低   B. C肽水平正常

    C. 胰岛素原水平降低   D. 胰岛素原水平升高

    E. 胰岛素水平降低

A2 型题

1. 男性，58岁。体质肥胖，因口干、乏力、左足趾麻木1年入院，体检血压138mmHg/88mmHg，脉搏80次/分，呼吸22次/分，血糖16mmol/L，尿糖(+++)，尿蛋白(−)，尿酮体(−)，血尿酸290μmol/L。最有可能的疾病是

    A. 1型糖尿病   B. 2型糖尿病

    C. 痛风性关节炎   D. 高脂蛋白血症

    E. 原发性高血压

2. 男性，60岁，有高血压5年，1周来咳嗽发热，今日被家人发现神志不清，送来急诊。检查：意识不清，有癫痫样抽搐，肺内湿啰音，心率110次/min。血压130mmHg/60mmHg，左侧巴宾斯基征可疑，WBC 13.5×10⁹/L，尿糖(++++)，酮体(−)。此昏迷最可能的原因是

    A. 脑血管意外   B. 高渗性非酮症性糖尿病昏迷

    C. 糖尿病酮症酸中毒昏迷   D. 感染中毒性脑病

    E. 以上都不是

3. 女性，24岁，1型糖尿病。因感冒食量减少而中断胰岛素治疗3日，突发昏迷，Kussmaul呼吸，皮肤弹性差，脉细速，血压下降，尿量减少，血糖33.3mmol/L，血尿素氮、肌酐偏高，WBC 15×10⁹/L，尿糖(++++)，尿酮体(++++)，诊断应考虑

    A. 糖尿病肾病尿毒症昏迷   B. 高渗性非酮症性糖尿病昏迷

    C. 糖尿病酮症酸中毒昏迷   D. 感染性休克

    E. 乳酸性酸中毒

4. 女性，32岁，多次尿糖(+～++)，OGTT各点血糖均在正常范围。诊断考虑

    A. 轻型糖尿病   B. 糖耐量减低

    C. 非葡萄糖尿   D. 肾性糖尿

E. 食后糖尿

5. 女性,28 岁,既往无糖尿病病史。妊娠 24 周,查体,尿糖(-),血糖:空腹 5.9mmol/L,75g OGTT 试验 1h 11.0mmol/L,2h 9.0mmol/L。诊断考虑

A. 应激性高血糖　　　　　　　B. 糖尿病合并妊娠

C. 反应性高血糖　　　　　　　D. 妊娠期糖尿病

E. 妊娠期间的糖尿病

6. 男性,48 岁,糖尿病病程 10 年。胰岛素治疗。血糖未监测,时有低血糖症。近 3 个月眼睑及下肢水肿,血糖 12.5mmol/L,尿蛋白排泄率 260mg/24h,尿常规检查 WBC 0~3/HP,颗粒管型少许,血尿素氮、肌酐正常。诊断考虑

A. 胰岛素性水肿　　　　　　　B. 肾动脉硬化

C. 肾盂肾炎　　　　　　　　　D. 急性肾炎

E. 糖尿病肾病

7. 患者,男性,41 岁,多饮、多食、体重迅速下降 2 月余,体重指数 21,食用不洁食物后出现恶性、呕吐、嗜睡 1 天后来就诊。查体:意识模糊呈脱水貌,呼气中有烂苹果味,心率 127 次/分,血压 80mmHg/56mmHg,甲状腺 I 度重大,未闻及血管杂音,为明确诊断首先应做哪项检查

A. T_3、T_4、TSH　　　　　　B. 尿糖、尿酮、血糖、血酮

C. 血气分析　　　　　　　　　D. 肾功能、电解质

E. 血乳酸

8. 患者,男性,60 岁,糖尿病史 2 年,坚持降糖药物治疗。不经常随访,长期未做血糖测定。为了了解近来 2~3 个月的血糖总水平,应做哪项检查

A. OGTT　　　　　　　　　　B. HbA1c

C. 血糖监测　　　　　　　　　D. 糖化血清蛋白

E. C 肽

B 型题

(1~6 题共用备选答案)

A. 用于评价血糖控制效果的指标　　B. 用于糖尿病诊断和筛查的指标

C. 反映胰岛 β 细胞功能的指标　　　D. 诊断糖尿病酮症的指标

E. 反映糖尿病肾脏病变的指标

1. 尿清蛋白排泄试验

2. 血胰岛素

3. C 肽释放试验

4. 糖化血清蛋白

5. 空腹血浆葡萄糖

6. 血和尿酮体

(7~10 题共用备选答案)

A. 正常糖耐量　　　　　　　　B. 1 型糖尿病

C. 2 型糖尿病　　　　　　　　D. 特殊类型糖尿病

E. 妊娠糖尿病

7. 胰岛素作用基因缺陷

8. 胰岛素自身抗体阳性

9. 胰岛素绝对不足

10. FPG 正常，2hPG＜7.8mmol/L

（11～12 题共用备选答案）

    A. 瞬时   B. 1～2 周

    C. 2～3 周   D. 3～4 周

    E. 8～12 周

11. 糖化血红蛋白反映取血前血糖水平的时间是

12. 糖化血清蛋白反映取血前血糖水平的时间是

（13～15 题共用备选答案）

    A. 胰岛素释放指数升高

    B. 饥饿试验（-）

    C. 低血糖伴皮质醇下降

    D. 低血糖伴肝功能异常

    E. 餐前有低血糖表现，血糖升高，胰岛素峰值延迟

13. 特发性功能性低血糖症

14. 胰岛素瘤

15. 早期 2 型糖尿病

（四）简答题

1. 简述 WHO 1999 年糖尿病的分型与诊断标准。

2. 简述 WHO 1999 年糖代谢状态分类标准。

3. 简述在糖尿病的临床诊断中 C 肽测定比胰岛素测定好的理论依据。

4. 简述糖化血红蛋白在糖尿病诊断以及监测中的意义。

四、参 考 答 案

（一）名词解释

1. 糖尿病（diabetes mellitus，DM）：由遗传和环境因素共同引起的一组以慢性高血糖为主要特征的临床综合征。胰岛素缺乏和胰岛素作用障碍单独或同时引起的糖、脂肪、蛋白质、水和电解质等的代谢紊乱。

2. 高血糖症（hyperglycemia）：指空腹血糖浓度高于正常上限 6.11mmol/L。

3. 妊娠期糖尿病（gestational diabetes mellitus，GDM）：在妊娠期间首次发生或者新发现的糖耐量减低或糖尿病称为妊娠期糖尿病或妊娠期间的糖尿病，不包括孕前已诊断或已患糖尿病的患者。妊娠期糖尿病是指妊娠期发生的糖代谢异常，需排除妊娠期间的糖尿病，现行诊断标准为：空腹血糖≥5.1mmol/L 或 75g OGTT 试验 1 小时≥10.0mmol/L 或 2 小时≥8.5mmol/L，有一个时间点血糖高于标准即可确定诊断。

4. 代谢综合征（metabolic syndrome，MS）：是一组以肥胖、高血糖（糖尿病或糖调节受损）、血脂异常［高甘油三酯血症和（或）低高密度脂蛋白胆固醇血症］、高血压、高胰岛素血症伴

胰岛素抵抗、微量白蛋白尿等多种代谢异常聚集于同一个体，严重影响机体健康的临床症候群，其主要病理生理机制是胰岛素抵抗。

5. 糖尿病酮症酸中毒（diabetic ketoacidosis，DKA）：由于胰岛素不足或作用明显减弱和升糖激素不适当升高引起的糖、脂肪和蛋白质代谢严重紊乱综合征，以至水、电解质和酸碱平衡失调，临床以高血糖、高血酮和代谢性酸中毒为主要表现，是高血糖危象之一。

6. 高渗性高血糖状态（hyperosmolar hyperglycemic state，HHS）：临床以严重高血糖伴或不伴酮症酸中毒、血浆渗透压显著升高、失水和意识障碍为特征，多见于老年 2 型糖尿病患者，实验室检查血糖达到或超过 33.3mmol/L（一般为 33.3～66.8mmol/L），有效血浆渗透压达到或超过 320mOsm/L（一般为 320～430mOsm/L）可诊断本病。

7. 低血糖症（hypoglycemia）：一组多种原因引起的以静脉血浆葡萄糖浓度过低，临床上以交感神经兴奋和脑细胞缺糖为主要特征的综合征。按照传统的 Whipple 三联症，一般以静脉血浆葡萄糖浓度低于 2.8mmol/L（50mg/dl）作为低血糖的标准。

8. 糖化血清蛋白（glycated serum protein，GSP）：是由血液中的葡萄糖与白蛋白和其他蛋白质分子 N 末端发生非酶促糖化反应而形成的类似果糖胺的高分子酮胺又叫果糖胺，反映血清中糖化血清蛋白质的总量，可反映患者近 2～3 周的血糖水平。

（二）填空题

1. 多食　多饮　多尿　体重减轻
2. 1 型糖尿病　2 型糖尿病　其他特殊类型糖尿病　妊娠糖尿病
3. 胰岛素抵抗
4. 8～10
5. 乙酰乙酸　β- 羟丁酸　丙酮

（三）选择题

A1 型题

1. B　2. A　3. E　4. B　5. E　6. B　7. E　8. D　9. D　10. E
11. C　12. A　13. E　14. C　15. E　16. E　17. C　18. E　19. B　20. D

A2 型题

1. B　2. B　3. C　4. D　5. D　6. E　7. B　8. B

B 型题

1. E　2. C　3. C　4. A　5. B　6. D　7. D　8. B　9. B　10. A
11. E　12. C　13. B　14. A　15. E

（四）简答题

1. 简述 WHO 1999 年糖尿病的分型与诊断标准。

①出现糖尿病典型症状（多饮、多尿、多食、不明原因体重下降）加上随机静脉血浆葡萄糖浓度（不考虑上次用餐时间，一天中任意时间点）≥11.1mmol/L；②空腹静脉血浆葡萄糖浓度（至少 8 小时没有进食热量）≥7.0mmol/L；③ 75g 口服葡萄糖耐量试验 2h 静脉血浆葡萄糖浓度≥11.1mmol/L。如果没有糖尿病症状，其中任一项阳性，随后再复查任意一项阳性即可确诊。

2. 简述 WHO 1999 年糖代谢状态分类标准。

①空腹静脉血浆葡萄糖浓度 <6.1mmol/L，且餐后 2h 静脉血浆葡萄糖浓度 <7.8mmol/L，为正常血糖；②空腹静脉血浆葡萄糖浓度大于 6.1mmol/L，小于 7.0mmol/L，且餐后 2h 静脉血浆葡萄糖浓度 <7.8mmol/L，为空腹血糖受损；③空腹静脉血浆葡萄糖浓度 <7.0mmol/L，且餐后 2h 静脉血浆葡萄糖浓度大于 7.8mmol/L，小于 11.1mmol/L 为糖耐量减低；④空腹静脉血浆葡萄糖浓度 ≥7.0mmol/L，餐后 2h 静脉血浆葡萄糖浓度 ≥11.1mmol/L，为糖尿病糖代谢状态。

3. 简述在糖尿病的临床诊断中 C 肽测定比胰岛素测定好的理论依据。

C 肽是胰岛 β 细胞的分泌产物，它与胰岛素有一个共同的前体"胰岛素原"。一个分子的胰岛素原裂解成一个分子的胰岛素和一个分子的 C 肽，因此在理论上 C 肽和胰岛素是等量分泌的，但 C 肽不被肝脏破坏，半衰期较胰岛素明显长，故测定 C 肽水平更能反映 β 细胞合成与释放胰岛素功能。测定 C 肽，有助于糖尿病的临床分型，了解患者的胰岛功能。由于 C 肽不受胰岛素抗体和外源性胰岛素的干扰，对接受胰岛素治疗的患者，可直接测定 C 肽浓度，以判定患者的胰岛 β 细胞功能。

4. 简述糖化血红蛋白在糖尿病诊断以及监测中的意义。

糖化血红蛋白（HbA1c）是判断糖尿病患者治疗前后长期血糖波动情况的金标准，是糖尿病控制目标中的重要指标。根据患者的年龄、合并症、并发症等个体化综合考虑，HbA1c 作为控制指标的标准有所不同。HbA1c 被美国糖尿病协会（ADA）推荐作为糖尿病的诊断标准之一。由于红细胞半衰期约 120 天，因此，HbA1c 能反映患者 8～12 周的血糖波动情况。但某些血红蛋白代谢异常的疾病或影响红细胞生存因素存在的条件下，HbA1c 将不能准确反映患者体内血糖情况，如大量出血后、溶血性贫血、肝硬化等疾病，红细胞寿命缩短导致 HbA1c 的值降低。另外，血红蛋白病、妊娠期糖尿病及新生儿糖尿病等患者 HbA1c 值也不能准确衡量其血糖水平。

（杨明珍　王玉明）

第八章
血脂和脂蛋白异常血症检验

一、学习目标

掌握 血脂、脂蛋白和高脂血症的概念，高脂血症的分类和诊断原则，血脂和脂蛋白异常的分层指南的主要指标，心血管基本风险评估的概念和主要指标。

熟悉 血脂的生物学特性，常用血脂实验室指标及临床价值。

了解 血脂和脂蛋白的作用及代谢机理。

二、重点和难点内容

（一）重点内容

1. 高脂血症的分类和诊断原则　脂蛋白代谢紊乱的常见现象是血中 TC 或 TG 的浓度、或是各种脂蛋白有一种或几种浓度过高或过低的现象。常根据脂蛋白代谢紊乱的原因分为原发性和继发性两大类。1967 年 Frederickson 等用改进的电泳法分离血浆脂蛋白，将高脂血症分为五型，即Ⅰ、Ⅱ、Ⅲ、Ⅳ和Ⅴ型。1970 年世界卫生组织（WHO）以临床表型为基础分为六型，将原来的Ⅱ型又分为Ⅱa 和Ⅱb 两型，此种分型方法在临床诊治疾病过程中有重要的意义，但缺点是过于繁杂。从实用角度出发，血脂异常可进行简易的临床分型：①高胆固醇血症；②高甘油三酯血症；③混合型高脂血症；④低高密度脂蛋白血症。

高脂血症的诊断依据血脂检测。TC > 6.2mmol/L（240mg/dl）为高胆固醇血症；TG > 2.3mmol/L 为高三酯酰甘油血症。而 HDL-C < 1.0mmol/L（40mg/dl）为低 HDL-C 血症。首次检查发现血脂异常，应在 2～3 周内复查，若仍然属异常，则可确定诊断。

2. 血脂和脂蛋白异常的分层指南的主要指标　《中国成人血脂异常防治指南（2016 年修订版）》对我国人群血脂成分合适水平及异常切点做出了明确规定，具体见表 8-1。

表 8-1　中国血脂合适水平和异常分层标准[mmol/L（mg/dl）]

分层	TC	LDL-C	HDL-C	非HDL-C	TG
理想水平		<2.6（100）		<3.4（130）	
合适水平	<5.2（200）	<3.4（100）		<4.1（160）	<1.7（150）
边缘升高	≥5.2（200）	≥3.4（130）		≥4.1（160）	≥1.7（150）
	且<6.2（240）	且<4.1（160）		且<4.9（190）	且<2.3（200）
升高	≥6.2（240）	≥4.1（160）		≥4.9（190）	≥2.3（200）
降低			<1.0（40）		

3. 心血管风险评估的主要指标 《中国成人血脂异常防治指南（2016 年修订版）》指出，在进行危险评估时，已诊断 ASCVD 者直接列为极高危人群；符合如下条件之一者直接列为高危人群：① LDL-C≥4.9mmol/L（190mg/dl）；② 1.8mmol/L（70mg/dl）≤LDL-C＜4.9mmol/L（190mg/dl）且年龄在 40 岁及以上的糖尿病患者。符合上述条件的极高危和高危人群不需要按危险因素个数进行 ASCVD 危险分层。不具有以上 3 种情况的个体，在考虑是否需要调脂治疗时，应按照图 8-1 的流程进行未来 10 年间 ASCVD 总体发病危险的评估。

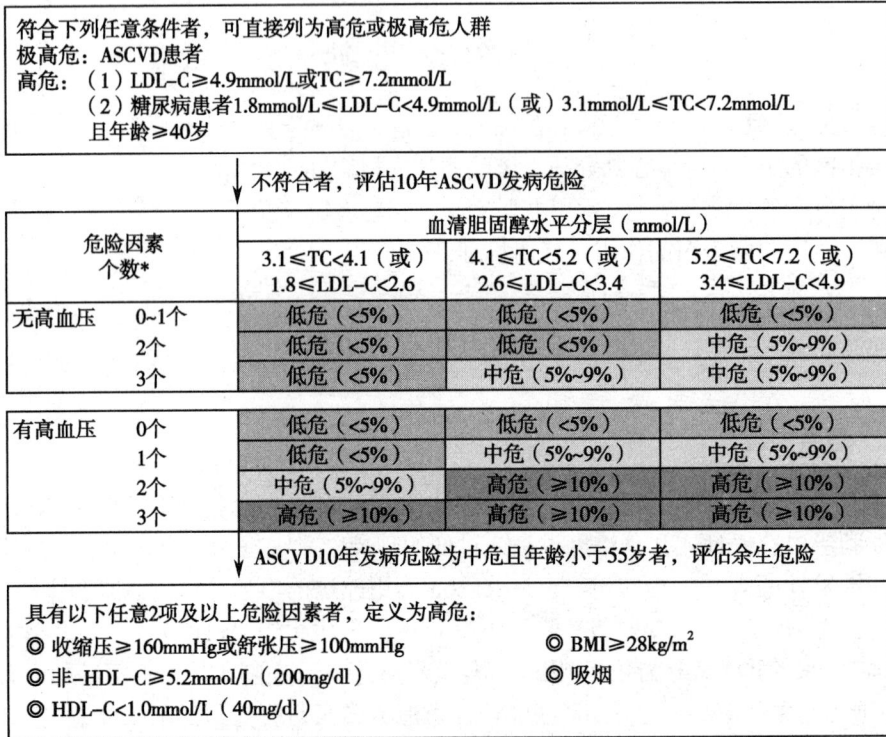

符合下列任意条件者，可直接列为高危或极高危人群
极高危：ASCVD患者
高危：（1）LDL-C≥4.9mmol/L或TC≥7.2mmol/L
　　　（2）糖尿病患者1.8mmol/L≤LDL-C＜4.9mmol/L（或）3.1mmol/L≤TC＜7.2mmol/L
　　　且年龄≥40岁

不符合者，评估10年ASCVD发病危险

危险因素个数*	血清胆固醇水平分层（mmol/L）		
	3.1≤TC＜4.1（或）1.8≤LDL-C＜2.6	4.1≤TC＜5.2（或）2.6≤LDL-C＜3.4	5.2≤TC＜7.2（或）3.4≤LDL-C＜4.9
无高血压　0~1个	低危（＜5%）	低危（＜5%）	低危（＜5%）
2个	低危（＜5%）	低危（＜5%）	中危（5%~9%）
3个	低危（＜5%）	中危（5%~9%）	中危（5%~9%）
有高血压　0个	低危（＜5%）	低危（＜5%）	低危（＜5%）
1个	低危（＜5%）	中危（5%~9%）	中危（5%~9%）
2个	中危（5%~9%）	高危（≥10%）	高危（≥10%）
3个	高危（≥10%）	高危（≥10%）	高危（≥10%）

ASCVD10年发病危险为中危且年龄小于55岁者，评估余生危险

具有以下任意2项及以上危险因素者，定义为高危：
◎ 收缩压≥160mmHg或舒张压≥100mmHg　　　　◎ BMI≥28kg/m²
◎ 非-HDL-C≥5.2mmol/L（200mg/dl）　　　　　　◎ 吸烟
◎ HDL-C＜1.0mmol/L（40mg/dl）

图 8-1　ASCVD 危险评估流程图

（二）难点内容

脂蛋白的代谢机理　脂质通过脂蛋白在血液间的运输，维持其在体内外与组织间的动态平衡，主要体现在各类脂蛋白的合成与分解、转运与逆向转运。据脂蛋白中携带脂质的来源不同，将代谢途径分为外源性脂质代谢（膳食来源）和内源性脂质代谢（肝源性与其他组织来源），还包括细胞内低密度脂蛋白受体途径和高密度脂蛋白逆向转运途径。详见图 8-2。

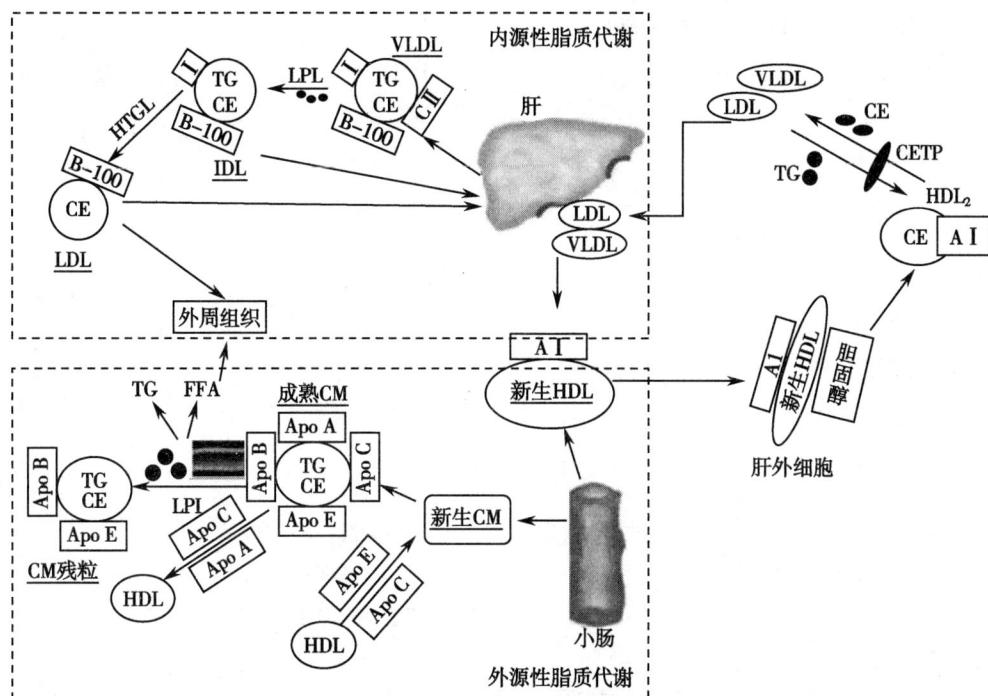

图 8-2　脂蛋白代谢图

三、习　题

（一）名词解释

1. 脂蛋白　　　　　　　　　　　　2. 脂蛋白代谢紊乱
3. 游离脂肪酸　　　　　　　　　　4. Tangier 病
5. 血脂

（二）填空题

1. 脂代谢紊乱是临床上十分常见的一类疾病，包括_____、_____和_____。

2. 高脂血症主要有_____、_____和_____三型。

3. 《中国成人血脂异常防治指南（2016 年修订版）》指出，在进行危险评估时，已诊断_____者直接列为极高危人群；符合如下条件之一者直接列为高危人群：（1）LDL-C≥_____；（2）_____≤LDL-C<_____且年龄≥_____的糖尿病患者。

（三）单项选择题

A1 型题

1. 脂蛋白电泳时位于原点的组分是

  A. LDL　　　　　　　　　　　B. HDL

  C. IDL　　　　　　　　　　　D. CM

  E. VLDL

2. 下列哪种脂蛋白仅在小肠合成

　　A. LDL
　　B. HDL
　　C. IDL
　　D. CM
　　E. VLDL

3. 下列哪项比值降低表示心血管疾病危险度加大

　　A. apoAⅠ/apoAⅡ
　　B. apoAⅡ/apoCⅢ
　　C. apoB/apoCⅠ
　　D. apoAⅠ/apoB
　　E. apoAⅡ/apoB

4. 哪种血浆脂蛋白运输外源性甘油三酯

　　A. CM
　　B. HDL
　　C. LDL
　　D. Lp（a）
　　E. VLDL

5. 密度梯度离心分离法分离血浆脂蛋白时,最上层和最下层的是

　　A. CM 和 VLDL
　　B. CM 和 HDL
　　C. CM 和 LDL
　　D. HDL 和 VLDL
　　E. HDL 和 LDL

6. 运输内源性胆固醇的脂蛋白主要是下列哪一种

　　A. HDL
　　B. VLDL
　　C. LDL
　　D. CM
　　E. LP（a）

7. 血浆静置试验血浆呈透明状,常提示哪一型高脂血症

　　A. Ⅰ
　　B. Ⅱ
　　C. Ⅲ
　　D. Ⅳ
　　E. Ⅴ

8. 血浆脂蛋白密度由低到高排列的正确顺序是

　　A. LDL、IDL、VLDL、CM
　　B. CM、VLDL、IDL、LDL
　　C. VLDL、IDL、LDL、CM
　　D. CM、VLDL、LDL、IDL
　　E. HDL、VLDL、IDL、CM

9. 健康人群中血清中胆固醇的水平是

　　A. ＜1.7mmol/L
　　B. ＜3.4mmol/L
　　C. ＜4.1mmol/L
　　D. ＜5.2mmol/L
　　E. ＜6.2mmol/L

10. 在 CM 的构成中,主要需要下列哪种载脂蛋白

　　A. apoAⅠ
　　B. apoAⅡ
　　C. apoB48
　　D. apoB100
　　E. apoE

11. 下列哪种脂蛋白被认为具有抗动脉粥样硬化作用

　　A. CM
　　B. VLDL
　　C. IDL
　　D. LDL
　　E. HDL

12. 在儿童高脂血症管理中,血清 TC 最佳值为
  A. <4.4mmol/L　　　　　　　　B. <2.8mmol/L
  C. <5.7mmol/L　　　　　　　　D. <6.2mmol/L
  E. <3.4mmol/L

13. 在儿童高脂血症管理中,血清 LDL-C 最佳值为
  A. <4.4mmol/L　　　　　　　　B. <2.8mmol/L
  C. <5.7mmol/L　　　　　　　　D. <6.2mmol/L
  E. <3.4mmol/L

A2 型题

1. 男性,6 个月。定期体检中发现脾大,血液常规检查时发现患儿标本严重脂浊,其外祖母曾患胰腺炎、高甘油三酯血症和高胆固醇血症。患儿血清甘油三酯增高。最可能的疾病是
  A. 溶血性贫血　　　　　　　　B. 恶性肿瘤
  C. 淋巴组织细胞增生症　　　　D. 糖原贮积病
  E. 家族性高脂血症

2. 男性,54 岁。5 年前确诊患 2 型糖尿病,近期体检发现血清胆固醇 1.81mmol/L。营养状况良好、无心血管和神经功能异常。吸烟 30 年,无饮酒、未使用任何降脂药物。非素食者。其父亲 52 岁死于中风,其哥哥 57 岁死于慢性肾病,其长子 27 岁疑似死于心肌梗死。导致患者血清胆固醇降低的最可能原因是
  A. 糖尿病引起的脂质紊乱　　　B. 低 β 脂蛋白血症
  C. 肝细胞的损伤所致　　　　　D. 药物引起
  E. 甲状腺功能紊乱所致

B 型题

（1～5 题共用备选答案）
  A. apoA I　　　　　　　　　　B. apoB48
  C. apoB100　　　　　　　　　D. apoE
  E. apo（a）

1. LDL 的主要结构蛋白是
2. 主要存在于 CM 中,参与外源性脂质的消化、吸收和运输
3. 主要存在于 HDL 中,在 CM、VLDL 和 LDL 中也有少量存在
4. 激活 LCAT 催化胆固醇酯化,将多余的 CE 转运至肝脏处理
5. 既是 LDL 受体的配体,也是肝细胞 CM 残粒受体的配体

（6～10 题共用备选答案）
  A. HDL　　　　　　　　　　　B. LDL
  C. Lp（a）　　　　　　　　　　D. CM
  E. VLDL

6. 在体内主要将内源性脂质转运到外周组织利用的是
7. 富含胆固醇的脂蛋白,是导致动脉粥样硬化的主要脂类危险因素
8. 公认的动脉粥样硬化性疾病的独立危险因素,主要由遗传因素决定
9. 动脉粥样硬化和心血管疾病的保护因子是

10．长期足量运动可使其增高的是

（四）简答题

1．普通人群的血脂水平监测项目的选择原则。
2．哪些人群是血脂检查的重点对象？
3．血脂和脂蛋白异常的干预原则。
4．《中国成人血脂异常防治指南（2016年修订版）》将哪些人群定义为极高危和高危人群。

四、参考答案

（一）名词解释

1．脂蛋白：脂类水溶性差，不便于运输，故外周循环中的脂类以水溶性较高的蛋白-脂类复合体形式存在，这种复合体，称为脂蛋白。

2．脂蛋白代谢紊乱：是血中 TC 或 TG 的浓度、或是各种脂蛋白有一种或几种浓度过高或过低的现象。

3．游离脂肪酸：指血清中未与甘油、胆固醇等酯化的脂肪酸，主要是长链脂肪酸，又称非酯化脂肪酸（non-esterified fatty acid，NEFA）。

4．Tangier 病：系常染色体显性遗传病，是由于三磷酸腺苷结合转运子 A1 基因突变所致。以血清 HDL 和 apoA I 缺乏或明显降低、血清 TC 水平降低为特征。主要临床表现为角膜浸润和神经系统异常、淋巴结肿大、橙/黄色扁桃体增生和 HDL 显著下降相关联的肝脾肿大。

5．血脂：血浆脂类简称血脂，是血浆有机成分中含量很小、但代谢活跃、组成复杂的一部分，具体是指血浆中总胆固醇（total cholesterol，TC）、甘油三酯（triglyceride，TG）、磷脂（phospholipid，PL）、游离脂肪酸（free fatty acid，FFA）等的总称。

（二）填空题

1．高脂血症　低脂血症　代谢综合征
2．高胆固醇血症　高三酰甘油血症　混合型高脂血症
3．ASCVD　4.9mmol/L　1.8mmol/L　4.9mmol/L　40 岁

（三）单项选择题

A1 型题

1．D　2．D　3．D　4．A　5．B　6．C　7．B　8．B　9．D　10．C
11．E　12．A　13．B

A2 型题

1．E　2．B

B 型题

1．C　2．B　3．A　4．A　5．D　6．B　7．B　8．C　9．A　10．A

（四）简答题

1. 普通人群的血脂水平监测项目的选择原则。

普通人群的血脂水平监测项目的选择原则如下：血脂的基本检测项目为 TC、TG、HDL-C 和 LDL-C，其他血脂项目如 apoA I、apoB、Lp（a）、HDL 亚型、PON1 等的项目。对于任何需要进行心血管危险性评价和给予降脂药物治疗的个体，原则上先进行 4 项基本血脂检测。其中，TC/HDL-C 比值可能比单项血脂检测更具临床意义，必要时检测 HDL 功能指标。

2. 哪些人群是血脂检查的重点对象？

血脂检查的重点对象为：①有 ASCVD 病史者；②存在多项 ASCVD 危险因素（如高血压、糖尿病、肥胖、吸烟）的人群；③有早发性心血管病家族史者（指男性一级直系亲属在 55 岁前或女性一级直系亲属在 65 岁前患缺血性心血管病），或有家族性高脂血症患者；④皮肤或肌腱黄色瘤及跟腱增厚者。

3. 血脂和脂蛋白异常的干预原则。

血脂和脂蛋白异常的干预原则如下：血脂异常治疗的宗旨是防控 ASCVD，降低心肌梗死、缺血性卒中或冠心病死亡等心血管病临床事件发生危险。由于遗传背景和生活环境不同，个体罹患 ASCVD 危险程度显著不同。临床应根据个体和疾病的危险程度，决定是否启动药物调脂治疗，并确定调脂治疗需要达到的胆固醇基本目标值。推荐将 LDL-C 降至某一切点（目标值）主要是基于危险 - 获益程度来考虑。

4.《中国成人血脂异常防治指南（2016 年修订版）》将哪些人群定义为极高危和高危人群。

《中国成人血脂异常防治指南（2016 年修订版）》指出，在进行危险评估时，已诊断 ASCVD 者直接列为极高危人群；符合如下条件之一者直接列为高危人群：（1）LDL-C≥4.9mmol/L（190mg/dl）；（2）1.8mmol/L（70mg/dl）≤LDL-C＜4.9mmol/L（190mg/dl）且年龄在 40 岁及以上的糖尿病患者。

（孙艳虹　涂建成）

第九章
心血管系统疾病检验

一、学习目标

掌握 冠心病危险因素和常用的实验室检查；急性冠脉综合征的概念和心肌梗死的诊断标准；心肌损伤标志物的时间窗及急性冠脉综合征标志物的选择；心衰标志物的临床应用。

熟悉 高血压的定义和分类、继发性高血压的常见原发病；动脉粥样硬化的发病机制。

了解 医学检验在其他心血管疾病中的应用。

二、重点和难点内容

（一）冠心病危险因素和常用的实验室检查

危险因素（risk factor）是一个流行病学概念，指与某种疾病发生、发展相关联的体内因素、行为因素和环境因素，也用于生活方式如吸烟、行为、饮食等，这些因素的存在可促使疾病发生。危险因素不能用做诊断指标，危险因素仅仅增加了患病可能性，所以常用于风险评估，对疾病的预防有重要价值。对于多个危险因素常用相对危险度（relative risk，RR）来衡量危险程度，所谓 RR 是指暴露于该危险因素者与未暴露或低于危险水平者发病概率的比值。RR>1 才有意义，RR 越大则预测价值越高。

1. 除 HDL 有预防 AS 外，其余脂蛋白都直接或间接参与 AS，尤其是 LDL 和 sdLDL。血清总胆固醇（TC）是最早认识的冠心病危险因素，降低 LDL-C 是预防冠心病的首要目标。在诸多血脂因素中，TC/HDL-C 比值相对危险度 RR 最大，评估冠心病的危险性最具价值；修饰的 LDL 和 sd-LDL 有望成为新的独立危险因素。

2. 用高灵敏度（灵敏度≤0.3mg/L）方法检测到的 10mg/L 以下 C 反应蛋白称为高敏 C 反应蛋白（high sensitivity C-reaction protein，hs-CRP）。① hs-CRP 是目前实际应用的唯一炎性因子，现推荐急性冠状动脉综合征患者常规监测 hs-CRP，可预测首次发生心血管疾病危险性、已知 ACS 患者再发生心血管病事件的可能性和死亡率；② hs-CRP<1.0mg/L 为低危；1.0～3.0mg/L 为中危；3.0 ～10mg/L 为高危；hs-CRP>10mg/L 因掩盖了心肌的炎性反应，应考虑其他急性炎症和感染，而不做心血管疾病危险因素使用；③联合应用 hs-CRP 与 TC/HDL-C 比值预测未来冠状事件发生的相对危险性是目前进行 ACS 危险评估的最佳模型。

3. 同型半胱氨酸（homocysteine，Hcy）又称高半胱氨酸，是氨基酸半胱氨酸的异种，是蛋氨酸代谢的中间产物。当体内缺乏叶酸、维生素 B_{12}、维生素 B_6 及代谢酶时，Hcy 升高。流行病学研究发现高 Hcy 血症与冠状动脉、脑血管及外周动脉粥样硬化有关。血浆 Hcy 水平升高可以作为动脉粥样硬化的一个独立危险因素,可能与 Hcy 对血管内皮细胞产生直接毒性作用有关。

(二)急性冠脉综合征的概念和心肌梗死的诊断标准

1. 急性冠状动脉综合征(acute coronary syndrome,ACS) 是指冠心病患者的冠状动脉内不稳定斑块破裂,引起大量的促凝物质释放,通过内源性和外源性的凝血途径导致血栓形成,致使冠状动脉完全性或不完全性闭塞,进而引发与急性心肌缺血相关的一组临床综合征。ACS 是一组连续进展的病症,包括不稳定型心绞痛(UAP)、非 ST 段抬高心肌梗死(NSTEMI)、ST 段抬高心肌梗死(STEMI)和心源性猝死等。根据肌钙蛋白变化把 UAP 分为肌钙蛋白升高型和不升高型,仅见肌钙蛋白升高的 UAP 又称为微小心肌损伤(minor myocardial injury,MMI)。

2. 急性心肌梗死的诊断标准 心肌损伤标志物变化是临床诊断 AMI 的必备条件,并伴有下述表现之一:①表现为心绞痛的缺血症状;②心电图(ECG)出现病理学 Q 波;③ ECG 显示缺血(ST 段上升或下降);④进行过冠脉介入治疗(如冠状动脉成形术)。

(三)心肌损伤标志物的时间窗(表 9-1)

表 9-1 急性心肌梗死常用标志物比较

标志物	Mw(k)	开始升高(h)	达峰时间(h)	恢复时间(h)	升高倍数
Mb	17.8	1～2	4～12	24～36	5～20
cTnT	34.6	4～8	24～48	5～10d	30～200
cTnI	24	4～8	24～48	7～14d	20～50
CK	86	3～8	10～36	72～96	5～25
CK-MB	86	3～8	9～30	48～72	5～20
GPBB	188	0.5～2	6～8	24～48	5～15
H-FABP	15	0.5～3	5～12	20	5～20

(四)急性冠脉综合征标志物的选择

连续监测 Mb、cTnT/I 和 CK-MB 的动态曲线,先升高(或因冲洗出现第二个小峰)后下降是成功灌注的典型表现,冠状动脉再通血清 cTnT、cTnI 峰值出现早、上升速度快,是由于早期再灌注时闭塞的冠状动脉开通血液流入病变部位,将游离的 cTnT/I 快速冲洗入血液中造成。若 cTnT/I 和 CK-MB 持续升高有可能发生再梗死或缺血再灌注损伤,再梗死时 CK-MB 可观察到明显的双峰现象。总之,各标志物特异性和敏感性不同、时间窗不同,在临床上胸痛发作后不同时期应正确选择相应的标志物(表 9-2)

表 9-2 胸痛发作后心肌标志物的选择建议

胸痛发作时间(h)	标志物	应用建议
0～2	IMA	阴性预测值高,阳性立即测定损伤标志物
2～12	Mb	阴性排除,阳性立即测定损伤标志物
0～6	CK-MB、GPBB、H-FABP	阳性应马上采取溶栓治疗
6～36	cTnT/I、CK-MB	确诊 AMI,CK-MB 再梗死首选
6～36	cTnT/I	迟发型、再灌注、MMI 首选

（五）心衰标志物的临床应用

BNP 与 NT-proBNP 都可用于呼吸困难鉴别诊断、心力衰竭的诊断、心力衰竭患者的长期监控及评估。两者临床意义基本一致，NT-proBNP 半衰期长易于监测，但受年龄、血流量和肾功能影响较大。

（六）高血压的发病机制和检验

1. 原发性高血压有关的发病机制有　①肾素 - 血管紧张素 - 醛固酮系统（RAAS）功能增强；②血管平滑肌细胞膜离子转运异常；③精神紧张等应激状态下交感神经系统活性增强；④胰岛素抵抗可损伤内皮细胞、膜离子转运异常、激活 RAAS 等；⑤血管舒张因子尿钠肽、一氧化氮、内皮极化因子不足而缩血管物质如内皮素增加、缓激肽 - 前列腺素系统功能低下等。

2. 对原发性高血压，目前尚无直接诊断的检验指标，实验室检查着重对并发症病情的评估和治疗药物副作用的监控。目前降压治疗可选择钙拮抗剂、血管紧张素转换酶抑制剂（ACEI）、血管紧张素Ⅱ受体拮抗剂（ARB）、利尿剂、β- 受体阻滞剂等，都直接或间接地影响 RAAS，故 RAAS 的检测对原发性高血压的疗效判断有一定价值。

3. 继发性高血压主要是针对原发病的早期诊断，通过治疗原发病来达到降血压的目的。除肾血管性高血压无合适的检验指标外，其他继发性高血压的检验：血清钾、尿微量白蛋白常用做继发性高血压的筛查项目，对高度怀疑者可分别针对性地选择血浆肾素活性、血和尿醛固酮、血和尿皮质醇、血游离甲氧基肾上腺素（MN）及甲氧基去甲肾上腺素（NMN）、血和尿儿茶酚胺等。

（七）冠心病的发病机制

1. 内皮损伤　高血压、同型半胱氨酸、高 LDL 尤其 sd-LDL、ox-LDL 及糖基化 LDL、低 HDL、LP（a）、感染等导致血管内皮慢性炎性损伤、通透性升高，释放多种细胞因子和自由基，细胞因子趋化单核细胞附着在损伤的动脉内皮并变形迁移进入内膜下变成巨噬细胞；因通透性增加可使 LDL 进入内膜下。

2. LDL 的修饰和泡沫细胞的形成。

3. 平滑肌细胞迁移和增生、纤维帽的形成　在细胞因子作用下，如血小板源性生长因子（PDGF）诱导平滑肌细胞由中层向内膜迁移，并转化为分泌性而增殖，循环往复使内膜增厚管腔狭窄；成纤维细胞生长因子（FGF）分泌结缔组织基质致斑块纤维性增厚，形成斑块纤维帽。

4. 斑块脱落致血栓形成　巨噬细胞释放的基质金属蛋白酶、组织蛋白酶可水解纤维帽，不稳定斑块破裂组织因子暴露，启动血小板聚集和纤维蛋白形成，形成血栓导致血管腔部分或全部堵塞。

三、习　题

（一）名词解释

1. 原发性高血压（primary hypertension，PH）
2. 急性冠脉综合征（acute coronary syndrome，ACS）

3．危险因素（risk factor）

4．相对危险度（relative risk，RR）

5．高敏 C 反应蛋白（high sensitivity C-reaction protein，hs-CRP）

6．同型半胱氨酸（homocysteine，Hcy）

7．肌钙蛋白（troponin，Tn）

8．缺血修饰白蛋白（ischemia modified albumin，IMA）

9．CK-MB 百分相对指数（percent relative index，%RI）

10．心力衰竭（heart failure，HF）

（二）填空题

1．高血压（hypertension）定义为：在未使用降压药物的情况下，非同日 3 次测量血压，收缩压_____和 / 或舒张压_____mmHg。

2．高血压常按病因分为原发性高血压和继发性高血压，其中以_____为主，约占高血压发病率的_____以上。

3．动脉粥样硬化的六大独立危险因素是：家族史、高龄和性别、血脂因素、_____、_____、_____。

4．cTnT 或 cTnI 是目前公认的诊断 MI 首选标志物。不仅能诊断_____，而且还能检测_____，如不稳定性心绞痛、心肌炎。胸痛发作 6h 后，血中 cTnT 和 cTnI 水平正常可排除 AMI。

5．根据肌钙蛋白变化把 UAP 分为肌钙蛋白升高型和不升高型，仅见肌钙蛋白升高的 UAP 又称为_____。

6．ACS 是一组连续进展的病症，包括_____、非 ST 段抬高心肌梗死（NSTEMI）、ST 段抬高心肌梗死（STEMI）和_____等。

7．_____是心肌和骨骼肌细胞胞质中的一种氧结合蛋白，分子量小，约为 17.8kD，且位于细胞浆内。在胸痛发作_____小时内其阴性预测值为 100%。

8．CK-MM 在骨骼肌占 98%～99%，CK-MB 主要分布在心肌组织中，占总 CK 的_____，而在骨骼肌中只有_____，CK-BB 主要存在于脑组织中。

9．肌钙蛋白 Tn 有 3 种亚型：快骨骼肌亚型（fsTn）、慢骨骼肌亚型（ssTn）和_____，其中_____和_____具有明显的心脏分布特异性和结构特异性。

10．联合应用_____比值预测未来冠状事件发生的相对危险性是目前进行 ACS 危险评估的最佳模型。

11．_____是活化的中性粒细胞、单核细胞、巨噬细胞分泌的一种过氧化物酶，是中性粒细胞活化标志物。在炎症状态下被释放进入体循环，在天然防御、免疫功能方面起重要作用。

12．_____感染是急性心内膜炎主要病因，_____是亚急性感染性心内膜炎最常见的病原菌。

13．病毒的直接作用和机体的免疫反应是病毒性心肌炎的主要发病机制，以引起肠道和上呼吸道的各种病毒感染最多见，尤其以_____为最常见。

14．利钠肽检测有助于急性心衰诊断和鉴别诊断：_____< 100ng/L、_____< 300ng/L 为排除急性心衰的切点。

15. BNP 与 NT-proBNP 都可用于呼吸困难鉴别诊断、心力衰竭的诊断、心力衰竭患者的长期监控及评估。_____半衰期长易于监测，但受年龄、血流量和肾功能影响较大。

（三）单项选择题

A1 型题

1. 原发性高血压是指在一定遗传背景下，由于多种环境因素作用引起的。以下环境因素哪项是**不正确**的

    A. 低钠高钾饮食　　　　　　　　B. 超重和肥胖

    C. 长期饮酒　　　　　　　　　　D. 精神紧张

    E. 缺乏体力活动

2. 有关危险因素的描述，下列哪项是**不正确**的

    A. 危险因素即病因主要由遗传因素引起

    B. 危险因素高增加患病可能性

    C. 同一疾病可能有多种危险因素

    D. 危险因素对疾病早期诊断有参考价值

    E. 危险因素对疾病的预防有重要价值.

3. 肾性高血压实验室检查最有价值的指标是

    A. 尿素　　　　　　　　　　　　B. 肌酐清除率

    C. 尿 VMA　　　　　　　　　　D. 肾素 / 醛固酮

    E. 24h 尿游离皮质醇

4. 原发性高血压可引起细胞内哪种离子浓度增高

    A. K^+　　　　　　　　　　　　B. Na^+

    C. Mg^{2+}　　　　　　　　　　D. Ca^{2+}

    E. H^+

5. 作为动脉粥样硬化危险因素，下列哪项指标是有意义的血清 CRP 水平

    A. <1.0mg/L　　　　　　　　　B. 1.0～10mg/L

    C. 10～20mg/L　　　　　　　　D. 20～30mg/L

    E. >30mg/L

6. 下列哪项指标是诊断心肌损伤的确诊性标志物

    A. LDH　　　　　　　　　　　　B. CK-MB

    C. BNP　　　　　　　　　　　　D. cTnI

    E. Mb

7. 下列哪项指标是诊断 12h 内心肌损伤的阴性预测值最高

    A. GPBB　　　　　　　　　　　B. CK-MB

    C. H-FABP　　　　　　　　　　D. cTnI

    E. Mb

8. AMI 发生后最先恢复正常的指标是

    A. CK　　　　　　　　　　　　　B. CK-MB

    C. Mb　　　　　　　　　　　　　D. cTnI

    E. cTnT

9. AMI 发生后血清浓度升高能检测出最长时间的指标是
    A. CK   B. CK-MB
    C. Mb   D. BNP
    E. cTnT

10. AMI 发生后血清浓度升高幅度最大的指标是
    A. CK   B. CK-MB
    C. Mb   D. GPBB
    E. cTnT

11. AMI 发生 4h 后以下指标可以用做确诊标志物的是
    A. CK   B. CK-MB%
    C. CK-MB 质量   D. Mb
    E. LD1

12. 如果总 CK>100U/L, CK-MB>24U/L, 但 %CK-MB<4%, 提示以下哪种疾病
    A. 肌肉疾病   B. AMI
    C. CK-BB 或巨型 CK 存在   D. 心肌炎
    E. 不稳定型心绞痛

13. 如果总 CK>100U/L, %CK-MB 在 4%~25%, 提示以下哪种疾病
    A. 肌肉疾病   B. AMI
    C. CK-BB 或巨型 CK 存在   D. 心肌炎
    E. 不稳定型心绞痛

14. 如果总 CK>100U/L, %CK-MB>25%, 提示以下哪种疾病
    A. 肌肉疾病   B. AMI
    C. CK-BB 或巨型 CK 存在   D. 心肌炎
    E. 不稳定型心绞痛

15. 下列哪项指标是目前用于诊断微小心肌损伤的较灵敏生物标志物
    A. cTnI   B. BNP
    C. Mb   D. hs-CRP
    E. Hcy

16. 引起心肌梗死最常见的原因是
    A. 血栓形成   B. 血管受压闭塞
    C. 病毒性心肌炎   D. 感染性心内膜炎
    E. 风湿热

17. AS 的危险因素中, 哪项相对危险度(RR)最大
    A. HDL-C 下降   B. LDL-C 升高
    C. sdLDL 增加   D. Hcy
    E. hs-CRP 和 TC/HDL-C

18. 与血栓形成最有关的标志物是
    A. LP(a)下降
    B. sdLDL 增加
    C. 髓过氧化物酶(MPO)活性下降

　　D. 纤溶酶原激活剂抑制物 1（PAI-1）活性增强

　　E. 基质金属蛋白酶（MMPs）活性增强

19. 冠心病的防治首要任务是

　　A. 抗感染　　　　　　　　　　B. 抗氧化

　　C. 降低 LDL-C　　　　　　　　D. 降低 TG

　　E. 降低 Hcy

20. ACS 包括以下几种，**但除外**

　　A. 不稳定心绞痛　　　　　　　B. 稳定性心绞痛

　　C. 非 ST 段抬高心肌梗死　　　　D. ST 段抬高心肌梗死

　　E. 心源性猝死

21. 关于 B 型利钠肽（BNP）的说法下列哪项是**错误的**

　　A. BNP 是仅由脑分泌的一种多肽激素

　　B. BNP 升高程度和心衰严重程度相符合

　　C. BNP 有很高的阴性预测价值

　　D. BNP 是呼吸困难病人将来发生 CHF 的较强的预示因子

　　E. BNP 起排钠、利尿、扩张血管的作用

22. 判断呼吸困难的慢性心力衰竭和肺部疾患的鉴别指标是

　　A. cTnI　　　　　　　　　　　B. CK-MB

　　C. Mb　　　　　　　　　　　 D. hs-CRP

　　E. BNP

23. cTnI 测定可用于下列哪些情况，但**除外**

　　A. 评估心肌梗死面积　　　　　B. 心肌缺血再灌注判断

　　C. 诊断微小心肌损伤　　　　　D. 再梗死的判断

　　E. 早期诊断急性心肌梗死

24. 免疫抑制法测定 CK-MB 同工酶的干扰因素包括，但**除外**

　　A. CK-BB　　　　　　　　　　B. CK-MM

　　C. CK-Mt　　　　　　　　　　D. Ⅰ型巨 CK

　　E. Ⅱ型巨 CK

25. 对病毒性心肌炎的有诊断价值的是

　　A. ASO　　　　　　　　　　　B. 降钙素原（PCT）

　　C. CRP　　　　　　　　　　　D. 病毒特异性 IgM

　　E. 抗链球菌脱氧核糖核酸酶 B

B 型题

（1～5 题共用备选答案）

　　A. 1h，24～36h　　　　　　　　B. 数分钟，2～8h

　　C. 0.5～1.5h，20h　　　　　　　D. 3～8h，2～3d

　　E. 4～8 h，10～14d

心肌梗死标志物的出现与消失时间的对应情况如何？

1. cTnI

2. CK-MB

3. Mb

4. FABP

5. IMA

（四）简答题

1. 从原发性高血压的发病机制谈谈治疗原则。

2. 简述 hs-CRP 在心血管病危险预测中的作用。

3. 肾性高血压可做哪些实验室检查？

4. 简述急性心肌梗死的诊断标准和临床分型。

5. 简述心肌损伤标志物的合理选择。

6. 简述 BNP 和 NT-proBNP 特点。

7. 简述临床检验在冠心病预防中的意义。

8. 急性胸痛入院的患者如何进行实验室检查？

9. 疑似急性心肌梗死患者的临床处理原则。

四、参 考 答 案

（一）名词解释

1. 原发性高血压（primary hypertension，PH）：是指在一定遗传背景下，由于多种环境因素作用使正常血压机制失代偿所出现的以血压升高为主要临床表现的综合征。环境因素包括饮食中的高钠低钾饮食、超重和肥胖、饮酒、精神紧张、缺乏体力活动等。

2. 急性冠脉综合征（acute coronary syndrome，ACS）：ACS 是指冠心病患者的冠状动脉内不稳定斑块破裂，引起大量的促凝物质释放，通过内源性和外源性的凝血途径导致血栓形成，致使冠状动脉完全性或不完全性闭塞，进而引发与急性心肌缺血相关的一组临床综合征，包括不稳定型心绞痛、非 ST 段抬高型心肌梗死、ST 段抬高型心肌梗死以及猝死。

3. 危险因素（risk factor）：指与某种疾病发生、发展有关的体内因素、行为因素和环境因素。也用于生活方式如吸烟、行为、饮食等，这些因素的存在可促使疾病发生。

4. 相对危险度（relative risk，RR）：用来衡量危险程度，所谓 RR 是指暴露于该危险因素者与未暴露或低于危险水平者发病概率的比值。RR>1 才有意义，RR 越大则预测价值越高。

5. 高敏 C 反应蛋白（high sensitivity C-reaction protein，hs-CRP）：用高灵敏度（灵敏度≤0.3mg/L）方法检测到的 10mg/L 以下 C 反应蛋白称为高敏 C 反应蛋白。是目前实际应用的唯一炎性因子，现推荐急性冠状动脉综合征患者常规监测 hs-CRP，可预测首次发生心血管疾病危险性、已知 ACS 患者再发生心血管病事件的可能性和死亡率。

6. 同型半胱氨酸（homocysteine，Hcy）：同型半胱氨酸又称高半胱氨酸，是氨基酸半胱氨酸的异种，是蛋氨酸代谢的中间产物。当体内缺乏叶酸、维生素 B_{12}、维生素 B_6 及代谢酶时，Hcy 升高。流行病学研究发现高 Hcy 血症与冠状动脉、脑血管及外周动脉粥样硬化有关。血浆 Hcy 水平升高可以作为动脉粥样硬化的一个独立危险因素，可能与 Hcy 对血管内皮细胞产生直接毒性作用有关。

7. 肌钙蛋白（troponin，Tn）：是细肌丝的主要结构蛋白，Tn 由 3 种亚单位组成复合体：Ca^{2+}

结合亚单位 C（calcium-binding component，TnC）、抑制亚单位 I（inhibitory component，TnI）、连接原肌球蛋白亚单位 T（tropomyosin-binding component，TnT）。

8. 缺血修饰白蛋白（ischemia modified albumin，IMA）：正常人血清白蛋白氨基末端序列是过渡金属包括铜、钴和镍离子主要的结合位点，当组织缺血（缺氧）时，由于自由基或酸中毒等原因，HSA 氨基末端结合位点发生修饰，与金属离子结合能力下降，这部分发生改变的 HSA 就称为缺血修饰白蛋白。IMA 是一种对心肌缺血敏感的新型标记物，在心肌缺血数分钟即可出现，可作为心肌早期缺血的标志物，具有较高的阴性预测价值，但这种修饰并非心肌缺血所特有故特异性差。

9. CK-MB 百分相对指数（percent relative index，%RI）：① CK-MB 质量 /CK 活性的比值称为百分相对指数（参考限值 <5%）；② CK-MB 活性 /CK 活性的比值为百分指数（%CK-MB）（参考限值 <4%）。

10. 心力衰竭（heart failure，HF）：心衰又称心脏功能不全，是心血管疾病最主要的死亡原因。心力衰竭不是一种独立的疾病，而是各种心脏疾病发展的终末阶段。美国心脏病学会（AHA）定义为是一种由于任何心脏结构或功能异常导致心室充盈或射血能力受损的一组复杂临床综合征。

（二）填空题

1. ≥140mmHg　≥90

2. 原发性高血压　90%

3. 吸烟　糖尿病及内分泌紊乱　高血压

4. AMI　MMI

5. 微小心肌损伤（minor myocardial injury，MMI）

6. 不稳定型心绞痛（UAP）　心源性猝死

7. 肌红蛋白（myoglobin，Mb）　4～12 小时

8. 15%～25%　1%～2%

9. 心肌亚型（cardioc troponin，cTn）　cTnI　cTnT

10. hs-CRP 与 TC/HDL-C

11. 髓过氧化物酶（myeloperoxidase，MPO）

12. 金黄色葡萄球菌　草绿色链球菌

13. 柯萨奇 B 组病毒

14. BNP　NT-proBNP

15. NT-proBNP

（三）单项选择题

A1 型题

1. A　2. A　3. D　4. B　5. B　6. D　7. E　8. C　9. E　10. E

11. C　12. A　13. B　14. C　15. A　16. A　17. E　18. D　19. D　20. B

21. A　22. E　23. B　24. B　25. D

B 型题

1. E　2. D　3. A　4. C　5. B

（四）简答题

1. 从原发性高血压的发病机制谈谈治疗原则。

原发性高血压有关的发病机制有：①肾素 - 血管紧张素 - 醛固酮系统（RAAS）功能增强；②血管平滑肌细胞膜离子转运异常；③精神紧张等应激状态下交感神经系统活性增强；④胰岛素抵抗可损伤内皮细胞、膜离子转运异常、激活 RAAS 等；⑤血管舒张因子尿钠肽、一氧化氮、内皮极化因子不足而缩血管物质如内皮素增加、缓激肽 - 前列腺素系统功能低下等。

目前降压治疗可选择：①血管紧张素转换酶抑制剂（ACEI）、血管紧张素Ⅱ受体拮抗剂（ARB）；②钙拮抗剂；③利尿剂、β- 受体阻滞剂。

2. 简述 hs-CRP 在心血管病危险预测中的作用。

hs-CRP 水平增高是预测个体将来首次发生心血管疾病危险性和预测已知冠心病患者再发生心血管病事件和死亡的非常有效的预测指标，而不管 cTn 值如何。在众多生化指标中，hs-CRP 对冠心病的预测价值明显高于血脂、脂蛋白、同型半胱氨酸等。现推荐冠心病尤其是急性冠状动脉综合征患者常规监测 hs-CRP，以预测急性 MI 和冠脉性猝死等冠脉事件的发生。hs-CRP 升高者需积极干预。

3. 肾性高血压可做哪些实验室检查？

大多数肾病如肾炎特别是慢性肾炎、肾衰竭等都因肾素醛固酮分泌增加伴有高血压，尤其表现为舒张压增高。实验室检查肾素和醛固酮皆升高；肾功能检测血肌酐、尿素升高；因蛋白尿可致血浆清蛋白降低；严重者可出现电解质异常。此外还要考虑检测血糖、血脂，看是否存在糖尿病等并发症。

4. 简述急性心肌梗死的诊断标准和临床分型。

心肌损伤标志物变化是临床诊断 AMI 的必备条件，并伴有下述表现之一：①表现为心绞痛的缺血症状；②心电图（ECG）出现病理学 Q 波；③ ECG 显示缺血（ST 段上升或下降）；④进行过冠脉介入治疗（如冠状动脉成形术）。

根据心电图特征可分为：非 ST 段抬高型心肌梗死和 ST 段抬高型心肌梗死。后者包括 Q 波心肌梗死（QMI）和部分非 Q 波心肌梗死型（NQMI）。

5. 简述心肌损伤标志物的合理选择。

连续监测 Mb、cTnT/I 和 CK-MB 的动态曲线，先升高（或因冲洗出现第二个小峰）后下降是成功灌注的典型表现，冠状动脉再通血清 cTnT、cTnI 峰值出现早、上升速度快，是由于早期再灌注时闭塞的冠状动脉开通血液流入病变部位，将游离的 cTnT/I 快速冲洗入血液中造成。若 cTnT/I 和 CK-MB 持续升高有可能发生再梗死或缺血再灌注损伤，再梗死时 CK-MB 可观察到明显的双峰现象。总之，各标志物特异性和敏感性不同、时间窗不同，在临床上胸痛发作后不同时期应正确选择相应的标志物。

cTnI/cTnT（或以 CK-MB 质量替代）是诊断 MI 的首选标志物。Mb 与另一特异性较高的心肌损伤标志物（如 cTnI/cTnT 或 CK-MB）联合应用有助于 MI 的早期排除诊断。对症状发作在 6h 以内的患者，除检测 cTnI/cTnT 外，还应同时检测早期心肌损伤标志物 Mb 或 FABP 或 GPBB。

6. 简述 BNP 和 NT-proBNP 特点。

心室肌和脑细胞首先表达的是 134 个氨基酸的前 B 型利钠肽前体（proBNP），在细胞内水解下信号肽，剩下的 108 个氨基酸的 B 型利钠肽前体（proBNP）被释放入血。血液中的 proBNP 在肽酶的作用下水解，生成等摩尔的 32 个氨基酸的 BNP 和 76 个氨基酸的 N 端 B 型利钠肽原

（NT-proBNP），二者均可反映 BNP 的分泌状况。但是，NT-proBNP 不具有 BNP 生物学作用。

BNP 的清除主要通过与钠尿肽清除受体结合，继而被胞吞和溶酶体降解，只有少量 BNP 通过肾脏清除；而 NT-proBNP 则是通过肾小球滤过清除，因此，肾功能对循环中 NT-proBNP 水平的影响要远远大于 BNP。BNP 的半衰期为 22min，NT-proBNP 的半衰期为 120min，所以，NT-proBNP 在心衰患者血中的浓度较 BNP 高 1～10 倍，更有利于 HF 的诊断和实验室测定。

7. 简述临床检验在冠心病预防中的意义。

冠心病危险因素不是冠心病的诊断指标，主要用于危险评估。目前已广泛用于临床的项目有：TC、TG、HDL-C、LDL-C、LP（a）、apoAI、apoB100、hs-CRP、Hcy；有成熟的检测方法但开展不够广泛的项目有：MPO、sd-LDL 等。血脂、血糖等代谢指标主要用于一级预防，主要预测未来几年冠心病的发病率，若是高危人群，应早期干预可控制的危险因素如吸烟、高血压、糖尿病、血脂异常等，采取治疗性生活方式改变（Therapeutic Life-style Change，TLC）和（或）联合药物治疗而达到预防冠心病的发生。二级预防是针对已诊断为冠心病的病人，预防急性事件的发生率和死亡率，高 hs-CRP 者应进行抗炎治疗、高 Hcy 者应补充叶酸、维生素 B_{12}、维生素 B_6 等进行干预。

8. 急性胸痛入院的患者如何进行实验室检查？

急性胸痛及疑诊 AMI 的患者，临床上常用心电图和实验室指标来评估其危险性。缺血性胸痛表现为非 ST 段抬高者，包括非 Q 波心肌梗死和不稳定型心绞痛，后者也可发展为 ST 段抬高的心肌梗死。实验室首先检测 IMA、Mb、GPBB、H-FABP 等，若阴性可以排除心肌梗死，但阳性应再测定 CK-MB、cTnT/I 更具心脏特异性的标志物予以证实，微小心肌损伤可只表现为 cTnT/I 的升高。

9. 疑似急性心肌梗死患者的临床处理原则。

（1）AMI 的诊断：Mb 检测主要用于心肌缺血、损伤或梗死的早期诊断，是至今出现最早的急性心肌梗死标志物，胸痛发作后 2～12 小时有极高的阴性预估值。cTnT/I 基于心肌特异性和含量丰富的特点，是公认的 AMI 的确诊标志物。

心电图表现可诊断 AMI，在血清标志物检测结果报告前即可开始紧急处理。如果心电图表现无决定性诊断意义，早期标志物为阴性，但临床表现高度可疑，则应多次检测血清心肌标志物来诊断 AMI。推荐于入院即刻 2～4 小时、6～9 小时、12～24 小时分别采血，要求尽早报告结果。

（2）再梗死的诊断：如临床疑有再发心肌梗死，则应连续测定存在时间短的血清心肌标志物如 Mb、CK-MB 及其他心肌标志物，以确定再梗死的诊断和发生时间。

（3）治疗监测：非 ST 段抬高的急性冠状动脉综合征　血栓成分主要是以血小板为主的"白色血栓"。治疗的原则是稳定病变，防止病变进展，减少死亡和发展至 ST 段抬高心肌梗死的可能性。治疗监测包括溶栓效果的监测和出血倾向的监测：以血小板计数、活化部分凝血活酶时间（APTT）、活化凝血时间（ACT）、凝血酶时间（TT）、血浆凝血酶原时间 PT 作为常规监控指标，监控出血倾向，指导调整药物剂量；选择纤维蛋白原（FIB）、凝血酶时间（TT）、纤维蛋白（原）降解产物（FDP）和 D- 二聚体作为溶栓疗效的监测指标。

ST 段抬高的心肌梗死：是由冠状动脉粥样硬化斑块破裂的基础上继发血栓形成，血栓完全闭塞冠状动脉引起，闭塞性血栓的主要成分是以纤维蛋白作为网架结构的"红色血栓"。治疗急性心肌梗死的首要目标是尽快给予再灌注治疗，开通梗死相关血管。经皮冠状动脉腔内成形术（PTCA），成为治疗的最重要手段。若 90min 内不能进行 PTCA，溶栓治疗是首选手段。

（沈财成　张　瑾）

第十章
肝胆疾病检验

一、学 习 目 标

掌握 临床常见肝胆疾病检验项目及临床应用。

熟悉 临床常用肝胆疾病中检验指标变化。

了解 临床肝胆疾病检验项目的选择与组合原则。

二、重点和难点内容

（一）常用肝功能化验单的组成及各指标的意义

临床上常用的肝功能化验单至少包括酶学、胆红素和蛋白质三大块。其中酶学中的 ALT、AST、GGT 和 ALP；胆红素中的 TBIL、DBIL；蛋白质中的 TP、A 是必需的。掌握各项检测在不同肝脏疾病中的变化，是本章节的重点，也是难点。

（二）病毒性肝炎检测化验单

本章节的重点还包括掌握临床上常用于检测 HAV、HBV、HCV、HDV 和 HEV 肝炎病毒的检测项目内容，化验单结果的解读和临床的应用，尤其是 HBV 检测。

（三）黄疸的实验室鉴别

黄疸是肝脏疾病的常见临床表现，但导致其有肝前性原因（如溶血性黄疸）、肝脏疾病和肝后性原因（梗阻性黄疸），如何鉴别不同黄疸，明确病因，为本章的重点和难点之一。

三、习　　题

（一）名词解释

1. 丙氨酸氨基转移酶（ALT）

2. 天冬氨酸氨基转移转氨酶（AST）

3. DeRitis 比值

4. 胆酶分离

5. δ- 胆红素

6. 假性胆碱酯酶（PCHE）

7. γ- 谷氨酰转移酶（GGT）

8. 乙肝两对半

9. 急性肝炎

10. 慢性肝炎

（二）填空题

1. 血清总蛋白降低通常与_____的降低相平行，而总蛋白的升高通常与_____的升高相平行；清蛋白由_____合成，而γ球蛋白则是由_____合成。

2. 三种黄疸中，胆红素升高最明显的是_____，总胆红素一般大于_____；血清中以非结合胆红素升高为主的黄疸是_____，其尿二胆情况为_____、_____；血清中以结合胆红素升高为主的黄疸是_____，其尿二胆情况为_____、_____。肝细胞性黄疸时血清中胆红素情况为_____和_____都升高，尿二胆情况为尿胆红素_____，尿胆原_____。

3. 用于诊断肝实质损害的酶_____、_____；用于诊断胆汁淤积的酶_____、_____。

4. 目前临床上常用的肝纤维化四项是_____、_____、_____、_____。

5. 通过粪口传播的肝炎病毒是_____和_____，孕妇感染_____后更容易发生重症肝炎。

6. 慢性乙型肝炎病人抗病毒指标的最理想的监测指标是_____。

（三）单项选择题

A1型题

1. 存在于线粒体中，当肝细胞受损严重时释放入血清中，提示病情严重的酶是
   A. ALT
   B. ASTs
   C. ASTm
   D. CHE
   E. ALP

2. 下列关于转氨酶描述，提示患者有急性肝损伤是
   A. 转氨酶 < 20U/L
   B. 转氨酶 > 60U/L
   C. 转氨酶 > 150U/L
   D. 转氨酶 > 200U/L
   E. 转氨酶 > 300U/L

3. 下列**不反映**肝细胞合成能力的指标是
   A. PA
   B. AST
   C. TBA
   D. ALb
   E. PCHE

4. 慢性肝炎患者，提示肝硬化可能的指标是
   A. TBA < 20μmol/L
   B. TBA < 30μmol/L
   C. TBA > 20μmol/L
   D. TBA > 30μmol/L
   E. TBA > 40μmol/L

5. GGT不升高反而可能下降的是
   A. 急性病毒性肝炎早期
   B. 慢性持续性肝炎
   C. 慢性活动性肝炎
   D. 肝硬化失代偿期
   E. 重症肝炎晚期

6. 提示病人存在胆汁淤积的变化是
   A. GGT ↑↑，ALP ↑
   B. GGT ↑，ALP ↑↑
   C. GGT ↑↑，ALP ↑↑
   D. TBIL ↑，DBIL/TBIL < 0.4

E. ALT ↑↑, AST ↑

7. **不能**反映肝纤维化的指标是

    A. GGT   B. Ⅲ型前胶原

    C. Ⅳ型胶原   D. 层粘连蛋白

    E. 透明质酸

8. 提示现症急性甲型肝炎病毒感染是

    A. 抗 HAV IgM 阳性   B. 抗 HAV IgG 阳性

    C. HAV 总抗体阳性   D. 抗 HEV IgM 阳性

    E. 抗 HEV IgG 阳性

9. 下列肝功能检查中，**不能**提示肝病患者病情严重的是

    A. A/G < 1   B. AST/ALT < 1

    C. 胆酶分离   D. β-γ 桥出现

    E. TC 下降

10. 下列由肝细胞合成的蛋白，半衰期最短的是

    A. PA   B. A

    C. β 球蛋白   D. 凝血因子Ⅱ

    E. ALT

11. 在急性肝炎恢复期，下列哪种指标最快恢复正常

    A. PA   B. ALT

    C. AST   D. TBIL

    E. DBIL

12. 当 ALT ↑↑, AST ↑↑, GGT 变化不明显，可以**排除**

    A. 胆道系统疾病   B. 肝细胞损害

    C. 心肌损伤   D. 多发性肌炎

    E. 溶血

13. 如 ALP ↑↑, GGT ↑↑, 可以确定

    A. 肝细胞损害   B. 胆汁淤积

    C. 原发性肝癌   D. 酒精性肝炎

    E. 骨骼系统疾病

14. 如 ALP ↑↑, GGT 变化不明显，**不能**排除

    A. 肝细胞损害   B. 胆汁淤积

    C. 原发性肝癌   D. 酒精性肝炎

    E. 骨骼系统疾病

15. 能够灵敏地反映胆道梗阻的酶是

    A. ACP   B. AST

    C. LDH   D. MAO

    E. ALP

16. 下列哪种酶在阻塞性黄疸和原发性肝癌时，活性都明显升高

    A. AST   B. GGT

    C. MAO   D. ALT

E. ALP

17. ALT-黄疸分离现象见于
    A. 急性肝炎
                B. 慢性肝炎
    C. 重症肝炎
                D. 肝硬化
    E. 原发性肝癌

18. 对尿胆红素描述**不正确**的是
    A. 可见于阻塞性黄疸
                B. 尿色呈深黄色
    C. 尿内含有大量的间接胆红素
                D. 尿液振荡后泡沫呈黄色
    E. 可见于肝细胞性黄疸

19. 关于直接胆红素描述错误的是
    A. 与偶氮试剂反应迅速
                B. 其就是游离胆红素
    C. 能出现在尿中
                D. 在肝细胞中合成
    E. 其就是1分钟胆红素

20. 关于溶血性黄疸，**错误**的说法是
    A. CB 轻度增加
                B. UCB 明显增加
    C. 尿胆红素阳性
                D. 尿胆原明显增加
    E. TB 轻度增加

21. 关于阻塞性黄疸，说法**错误**的是
    A. CB 明显增加
                B. UCB 轻度增加
    C. 尿胆红素阳性
                D. 尿胆原明显增加
    E. TB 明显增加

22. 关于阻塞性黄疸的实验室检查，下列说法**错误**的是
    A. 总胆红素↑↑↑
                B. 间接胆红素增高为主
    C. 尿胆原↓
                D. 大便颜色变浅
    E. 尿胆红素阳性

23. 关于肝细胞性黄疸，说法**错误**的是
    A. CB 增加
                B. UCB 增加
    C. 尿胆红素阳性
                D. 尿胆原增加
    E. TB 增加

24. 血清 ALT 显著升高最常见于
    A. 原发性肝癌
                B. 慢性肝炎
    C. 肝硬化
                D. 酒精性脂肪肝
    E. 急性肝炎

25. 胆汁淤积的患者可能的肝功能检测结果
    A. PT 延长，TBIL↑，DBIL↑↑↑，IBIL↑，ALT↑↑，ALP↑↑
    B. PT 缩短，TBIL↑，DBIL↑↑↑，IBIL↑，ALT↑↑，ALP↑↑
    C. PT 延长，TBIL↑↑，DBIL↑↑↑，IBIL↑，ALT↑，ALP↑↑↑
    D. PT 缩短，TBIL↑↑↑，DBIL↑↑↑，IBIL↑，ALT↑↑，ALP↑↑
    E. PT 正常，TBIL↑↑，DBIL↑↑↑，IBIL↑，ALT↑↑，ALP↑↑

26. 下列哪项检测结果，**不支持**符合胆汁淤积性肝炎的诊断

A. APTT 延长   B. ALP↑

C. GGT↑↑   D. 尿胆红素（+）

E. 尿胆原（-）

27. 药物性肝炎时，血清酶学变化正确的是

  A. ALT↑↑↑ AST↑ GGT↑ ALP↑

  B. ALT↑ AST↑↑↑ GGT↑↑↑ ALP↑

  C. ALT↑ AST↑↑ GGT↑↑↑ ALP↑

  D. ALT↑ AST↑ GGT↑ ALP↑↑↑

  E. ALT↑ AST↑↑ GGT↑↑↑ ALP↑↑↑

28. 下列指标中，哪一项对诊断急性肝炎最敏感

  A. 血清蛋白电泳   B. TC

  C. ALT   D. ALP

  E. AST

29. 下列关于血清蛋白说法**错误**的是

  A. 急性肝损害早期就出现 A 降低，G 升高

  B. 慢性肝炎治疗后 A 升高，说明治疗有效

  C. A<25g/L 易产生腹水

  D. 肝功能严重受损时可出现 A/G 降低甚至倒置

  E. A 下降不一定有肝脏疾病

30. 健康体检时，为了解肝脏是否有损坏，下列哪项指标最敏感

  A. 血清白蛋白   B. 前清蛋白

  C. ALT   D. HBsAg

  E. ALP

31. 对怀疑为急性肝炎的患者进一步诊断，价值**不大**的检查是

  A. 转氨酶   B. TBA

  C. 血清 TBIL，DBIL   D. 尿 BIL，URO

  E. 血清蛋白

32. 在肝病恢复期，导致尿胆红素阴性，而血清直接胆红素仍很高的原因是

  A. 肝肾综合征   B. α胆红素的存在

  C. β胆红素的存在   D. γ胆红素的存在

  E. δ胆红素的存在

33. 不完全性梗阻性黄疸，总胆红素水平为

  A. 小于 17.1μmol/L   B. 17.1~34.2μmol/L

  C. 34.2~171μmol/L   D. 171~342μmol/L

  E. >342μmol/L

34. 肝细胞性黄疸时，关于尿胆原描述**错误**的是

  A. 尿胆原通常增高   B. 尿胆原可以变化不明显

  C. 尿胆原有时降低   D. 尿胆原与血清直接胆红素相平行

  E. 尿胆原与肝细胞损伤程度相关

35. 下列哪项指标对于肝细胞损伤最敏感

A. PA
B. ALT
C. AST
D. TBA
E. TBIL

36. 血清白蛋白减少，球蛋白增加最主要见于下列哪种疾病

A. 急性肝炎
B. 肾病综合征
C. 急性肾小球肾炎
D. 肝硬化
E. 胆囊炎

37. 下列哪种蛋白质**不是**由肝细胞产生

A. 白蛋白
B. 球蛋白
C. 糖蛋白
D. 脂蛋白
E. 凝血因子

38. 下列哪项检查对肝硬化诊断最有意义

A. 谷丙转氨酶
B. 碱性磷酸酶
C. 甲胎蛋白
D. 胆红素定量
E. 白/球蛋白比值

39. 易产生腹水的情况是清蛋白低于

A. 10g/L
B. 20g/L
C. 25g/L
D. 30g/L
E. 50g/L

40. 肝硬化肝实质损害的最主要依据是

A. 血氨升高
B. 胆固醇降低
C. 血清胆红素增加
D. 白蛋白减少及凝血酶原时间延长
E. 甲胎蛋白增高

41. 患者已诊断肝硬化，近二个月出现齿龈出血及腹泻，下列实验室检查项目中哪项对判断肝细胞功能最有帮助

A. ALT
B. ALP
C. PT
D. CT
E. AFP

42. 酒精性肝损害时，下列哪种酶增高最显著

A. 氨基转移酶
B. 碱性磷酸酶
C. 单胺氧化酶
D. γ-谷氨酰转移酶
E. 脯氨酰羟化酶

43. 具有保护作用的抗体是

A. HBeAb
B. IgM型HBcAb
C. IgG型HBcAb
D. HBsAb
E. HCV Ab

44. 输血后肝炎绝大多数的是

A. HAV
B. HBV
C. HCV
D. HDV
E. HEV

45. IgG 型抗 -HA 阳性提示

    A. HAV 现症感染　　　　　　　　B. 曾感染过 HAV，未产生免疫力

    C. HAV 的确诊　　　　　　　　　D. 感染过 HAV，已产生免疫力

    E. 需要疫苗注射

A2 型题

1. 病人，男性，24 岁，因乏力、食欲缺乏、恶心、肝区不适感 2 周，近一周尿色变深就诊。血常规：WBC 8×10^9/L，Hb 135g/L，PLT 250×10^9/L；TP 71g/L，ALB 47g/L，GLB 24g/L；ALT 880U/L，AST 90U/L，GGT 20U.L，TBIL 160μmol/L，CB 60μmol/L。其最可能的诊断是

    A. 溶血性贫血　　　　　　　　　B. 急性肝炎

    C. 慢性肝炎急性发作　　　　　　D. 胆结石

    E. 尿路感染

B 型题

（1～2 题共用备选答案）

    A. ALT　　　　　　　　　　　　B. AST

    C. GST　　　　　　　　　　　　D. ALP

    E. CHE

1. 上述物质中，其血清活性能反映肝脏合成能力的是

2. 上述物质中，其血清活性能反映胆汁淤滞的是

（3～4 题共用备选答案）

    A. ALT　　　　　　　　　　　　B. AST

    C. GGT　　　　　　　　　　　　D. ALP

    E. MAO

3. 上述物质中，酒精性肝病时其血清活性显著升高的是

4. 上述物质中，肝纤维化时其血清活性显著升高的是

（四）简答题

1. 转氨酶在肝病诊断和鉴别诊断中的意义。

2. 请回答实验室胆红素检测在黄疸的诊断和鉴别诊断的意义。

3. 请列出重症肝炎的主要实验室指标变化。

4. 慢性 HBV 感染的急性发作在临床上很难与急性乙型肝炎鉴别，而两者的预后及治疗原则很不相同，请写出两种实验室鉴别慢性 HBV 感染的急性发作与急性乙型肝炎的方法。

5. 请列出酒精性肝病的诊断标准。

四、参 考 答 案

（一）名词解释

1. 丙氨酸氨基转移酶（ALT）：在人体中主要分布在肝脏、骨骼肌和心肌，肝脏中主要存在于肝细胞胞浆中，其细胞内外活性比为 5000∶1，即只要 1% 肝细胞破坏时或 1/1000 的肝细胞变性坏死时，释放入血的转氨酶活性可升高一倍，因此 ALT 被认为是肝细胞损伤的灵

敏标志。血清 ALT 半衰期为 47 小时。

2. 天冬氨酸氨基转移转氨酶（AST）：在人体中主要分布在心肌、骨骼肌和肝脏中。肝细胞中 AST 有 2 种同工酶，一种是存在于胞质中的 ASTs（20%），另一种是存在于线粒体中的 ASTm（80%）。当肝细胞受损较轻时，主要释放胞浆中 ASTs；但肝细胞受损严重时，细胞器包括线粒体遭到破坏，ASTm 大量释放。另一方面，AST 的血浆半衰期为 17 小时，比 ALT 短，因此在急性肝病的恢复期，AST 先恢复正常。

3. DeRitis 比值：即 AST/ALT 比值，反映肝细胞损伤的程度。血清中 AST/ALT 比值约为 1.15；急性肝炎时，AST/ALT < 1；慢性肝炎和肝硬化时 AST/ALT 常 > 2，提示肝细胞细胞器受损，其损伤不可逆。

4. 胆酶分离：大量肝细胞坏死时，虽然早期血清转氨酶急剧升高，但很快逐渐下降，而黄疸继续加重，血清胆红素浓度进行性增高，这就是"胆酶分离"，提示重症肝炎，预后差。

5. δ- 胆红素：在胆汁淤积性黄疸时，由于 DBIL 水平高，血液中一部分 DBIL 与 Alb 共价结合而成，其由于 Alb 半衰期长，在血液中滞留时间长，故临床上可出现疾病恢复期。

6. 假性胆碱酯酶（PCHE）：是一种存在于血清中，催化酰基胆碱水解的酶类，生理作用不明的一种胆碱酯酶。PCHE 由肝脏粗面内质网合成，由于其合成与蛋白质合成同步，且酶活性变化比蛋白质质量的改变更为敏感，故可用来作为了解肝细胞蛋白合成功能的指标。①肝脏疾病时，如肝细胞变性、坏死时，PCHE 的合成减少，其酶活性下降与血清白蛋白平行；②有机磷和氨基甲酸酯类是胆碱酯酶活性的强力抑制剂，因此血清 PCHE 活性降低也可用于有机磷和氨基甲酸酯类杀虫剂中毒的诊断和治疗监测的指标。

7. γ- 谷氨酰转移酶（GGT）：GGT 是一种含巯基的微粒体酶，广泛存在于人体各组织、器官中，肾脏、肝脏和胰腺中含量丰富。血清中 GGT 主要来自肝脏，GGT 在肝内由肝细胞的微粒体产生。血清 GGT 升高的原因有：①胆汁淤积；②活动性肝病变；③原发性肝癌；④酒精或药物的诱导作用。

8. 乙肝两对半：目前乙型病毒性肝炎的实验室检测包括抗原抗体检测和核酸检测。抗原抗体检测主要包括三个抗原抗体系统，HBsAg 与抗 HBs、HBeAg 与抗 HBe、HBcAg 和抗 HBc。由于 HBcAg 在血液中难以测出，故临床上通常不检测其，俗称"乙肝两对半"。

9. 急性肝炎：指在各种致病因素侵害肝脏后，肝细胞受损，肝功能异常，进而导致一系列临床症状，如乏力、厌油等非特异性表现以及不同程度的黄疸等。急性肝炎病程不超过半年，根据病因可分为急性病毒性肝炎、急性酒精性肝炎、急性药物性肝炎、急性中毒性肝炎。

10. 慢性肝炎：是指各种病因引起的肝细胞发生持续性损伤，病程至少持续 6 个月以上的肝脏坏死和炎症，主要包括慢性病毒性肝炎、酒精性肝炎、原发性硬化性胆管炎、原发性胆汁性肝硬化、自身免疫性肝病等。

（二）填空题

1. 清蛋白　球蛋白　肝细胞　单核 - 巨噬细胞系统

2. 阻塞性黄疸　171μmol/L　溶血性黄疸　尿胆红素阴性　尿胆原强阳性　阻塞性黄疸　尿胆红素强阳性　尿胆原阴性　结合胆红素　非结合胆红素　阳性　不定

3. AST　ALT　ALP　GGT

4. PⅢP　CⅣ　HA　LN

5. HAV　HEV　HEV

6. HBV DNA 定量检测

（三）单项选择题

A1 型题

1. B　　2. E　　3. B　　4. D　　5. E　　6. C　　7. A　　8. A　　9. B　　10. D

11. C　　12. B　　13. B　　14. E　　15. E　　16. E　　17. C　　18. C　　19. B　　20. C

21. D　　22. B　　23. D　　24. E　　25. C　　26. A　　27. C　　28. C　　29. A　　30. C

31. E　　32. E　　33. D　　34. D　　35. D　　36. D　　37. B　　38. E　　39. C　　40. D

41. C　　42. D　　43. D　　44. C　　45. D

A2 型题

1. B

B 型题

1. E　　2. D　　3. C　　4. E

（四）简答题

1. 转氨酶在肝病诊断和鉴别诊断中的意义。

转氨酶的变化不仅能反映肝细胞的损伤，还能帮助判断肝细胞损伤程度：①转氨酶升高的倍数反映肝细胞损伤的面积：急性肝损害时（各种急性病毒性肝炎、中毒性肝炎等）血清转氨酶可在临床症状（如黄疸）出现前急剧升高，升高的程度与损失的面积成正比。急性病毒性肝炎时可达正常值上限的 20～50 倍，甚至 100 倍；②AST/ALT 比值（即 DeRitis 比值）反映肝细胞损伤的程度：血清中 AST/ALT 比值约为 1.15；急性肝炎时，AST/ALT＜1；慢性肝炎和肝硬化时 AST/ALT 常＞2，提示肝细胞细胞器受损，其损伤不可逆；③胆酶分离现象：一般情况下，肝细胞损伤，导致转氨酶升高，同时也使胆红素排泄受损，血清中转氨酶和胆红素都增加；但当大量肝细胞坏死时，虽然早期血清转氨酶急剧升高，但很快逐渐下降，然而病人黄疸继续加重，血清胆红素浓度进行性增高，这就是"胆酶分离"，提示重症肝炎，预后差。值得注意的是转氨酶在评估肝细胞损伤方面虽然灵敏，但缺乏特异性。骨骼肌、心肌等疾病也会导致其升高，应结合其他指标和临床综合判断。

2. 请回答实验室胆红素检测在黄疸的诊断和鉴别诊断的意义。

	血清			尿液		粪便颜色
	DBIL	IBIL	DBIL/TBIL	BIL	尿胆原	
正常人	无或极微	有		（-）	少量	棕黄
溶血性黄疸	↑	↑↑↑	＜0.4	（-）	↑↑↑	加深
肝细胞性黄疸	↑↑	↑↑	0.4～0.6	（+）	不定，↑多见	变浅
梗阻性黄疸	↑↑↑	↑	＞0.6	（++）	减少或无	变浅或白陶土样

血清 TBIL 浓度可用于黄疸程度的鉴别：① TBIL 17.1～34.2μmol/L 为隐性黄疸；② TBIL 34.2～171μmol/L 为轻度黄疸；③ TBIL 171～342μmol/L 为中度黄疸；④ TBIL＞342μmol/L 为重度黄疸。

血清 TBIL 浓度也可对黄疸类型进行初步判断：①溶血性黄疸 TBIL 常＜85.5μmol/L；②肝细胞性黄疸一般为 TBIL 17.1～171μmol/L；③不完全梗阻性黄疸一般为 TBIL 171～

265µmol/L，④完全梗阻性黄疸通常 TBIL＞342µmol/L。

当血清 TBIL 水平升高时，可根据 DBIL 与 TBIL 的比例可进一步对黄疸类型进行鉴别：①溶血性黄疸时，DBIL/TBIL 比值常＜0.4；②肝细胞性黄疸时，DBIL/TBIL 常为 0.4～0.6；③阻塞性黄疸时，DBIL/TBIL 常＞0.6。但在胆汁淤积性黄疸时，由于 DBIL 水平高，血液中一部分 DBIL 与 Alb 共价结合，称为 δ-胆红素。其由于 Alb 半衰期长，在血液中滞留时间长，故临床上可出现疾病恢复期，TBIL 降低，DBIL/TBIL 反而可增高，甚至可达 0.8～0.9。这也可能是某些病人尿 BIL 已呈阴性，而血清 TBIL 和 DBIL 尚不能恢复正常的原因。

3. 请列出重症肝炎的主要实验室指标变化。

实验室主要指标变化有：①早期 ALT、AST 极度升高，然后出现氨基转移酶快速下降、BIL 不断升高的"胆酶分离"现象；②血清 BIL 进行性升高，TBIL 常＞171µmol/L；③血清 Alb 明显下降；④PT 延长，致 PTA＜40%；⑤血氨升高。

4. 慢性 HBV 感染的急性发作在临床上很难与急性乙型肝炎鉴别，而两者的预后及治疗原则很不相同，请写出两种实验室鉴别慢性 HBV 感染的急性发作与急性乙型肝炎的方法。

慢性 HBV 感染的急性发作与急性乙型肝炎的方法有：①可同时检测抗 HBc IgM 和抗 HBc IgG。如 IgG 强阳性，IgM 阴性或滴度很低则为慢性 HBV 感染的急性发作；如 IgM 强阳性，IgG 阴性或滴度很低则为急性乙型肝炎。②此外，动态观察，如急性期 HBsAg 阳性，恢复期 HBs 转阴或抗 HBs 转阳也可诊断为急性乙型肝炎。

5. 请列出酒精性肝病的诊断标准。

临床诊断酒精性肝病标准包括：①有长期饮酒史，一般超过 5 年。②禁酒后 ALT、AST 和 GGT 明显下降，4 周内基本恢复正常，即在 2 倍正常上限值以下。肿大的肝脏 1 周内明显缩小，4 周基本恢复正常。③诊断时还应除外病毒性肝炎、药物等引起的肝损伤。此外 AST/ALT＞2，MCV 增高，血清 CDT 增高等也是有力的辅助诊断实验室指标。

（唐 敏 张 彦）

一、学习目标

掌握 肾功能检测指标分类,肾小球肾炎、肾病综合征、急慢性肾损伤和糖尿病肾病的主要检验项目。

熟悉 肾功能检测指标的评估,肾功能检测指标的选择。肾小球肾炎、肾病综合征、急慢性肾损伤的诊断依据;糖尿病肾病的临床分期。

了解 肾功能检测指标应用,肾病综合征、急慢性肾损伤和糖尿病肾病的鉴别诊断;其他肾脏疾病检验。

二、重点和难点内容

(一)肾功能检查项目的分类

检查部位	检测功能	标准试验项目	临床首选项目	临床次选项目
肾小球	滤过功能	菊粉清除率	内生肌酐清除率 血胱抑素C	血尿素、血肌酐 血尿素/血肌酐比值
	屏障功能		尿蛋白定性 24h尿蛋白定量 尿蛋白电泳	尿微量白蛋白 尿蛋白选择性指数
近端小管	重吸收功能	葡萄糖最高再吸收率（TmG）	尿钠、滤过钠排泄分数	尿小分子蛋白质
	排泄功能	对氨基马尿酸最大排泄率（TmPAH）		酚红
远端小管	水、电解质调节功能		尿比重、尿渗量	浓缩稀释试验 渗量溶质清除率 自由水清除率
	酸碱平衡功能	HCO_3^-排泄分数	尿pH 尿总酸测定	氨滴定测定 酸、碱负荷试验
肾血管	肾血流量	对氨基马尿酸清除率 碘锐特清除率		肾放射性核素扫描

（二）肾清除试验类型及其临床意义

物质	肾脏对物质的清除方式			清除值临床意义
	肾小球滤过	肾小管重吸收	肾小管排泌	
菊粉	√	×	×	反映肾小球滤过功能的"金标准"
肌酐	√	×	极少	反映肾小球滤过功能
IgG、Alb	×*	部分	×	计算过筛系数或选择性指数可反映肾小球屏障功能
β₂-微球蛋白	√	全部	×	清除率为0，反映肾小管重吸收功能
葡萄糖	√	全部	×	清除值为0，接近肾糖阈时反映肾小管重吸收功能
HCO_3^-	√	大部分	×	清除率低，HCO_3^-排泄分数能反映肾小管尿液酸化功能
Na^+	√	大部分	×	清除率低，滤过钠排泄分数能反映肾小管重吸收功能
对氨基马尿酸	部分	×	√	肾血流量；接近阈值时反映肾小管排泌功能

（三）肾功能检测指标应用

1. 高度敏感实验 内生肌酐清除率、酚红排泄试验、尿蛋白、尿白蛋白、α_2-巨球蛋白、α_1-微球蛋白、β_2-微球蛋白、胱抑素 C 等试验对肾功能变化反应较敏感，当功能性肾单位丧失达 25% 时，出现结果异常。

2. 中度敏感实验 尿素、血肌酐、尿酸等测定，当功能性肾单位丧失达 50% 时，出现结果异常。

3. 低度敏感实验 血清磷、血清钾、浓缩-稀释实验，对肾功能损害不敏感，只有在肾衰竭末期时，才会出现结果异常。

（四）肾小球肾炎检验

1. 急性肾小球肾炎（acute glomerulonephritis，AGN） 简称急性肾炎，临床以急性肾炎综合征为主要表现的一组疾病。其特点为急性发病，出现血尿、蛋白尿、水肿和高血压为主要特征的可伴有一过性的肾功能不全，大多数为链球菌感染后。实验诊断方式为有少尿、血尿、水肿、高血压表现，伴随链球菌感染的证据，抗"O"（或 ASO）明显升高，2 周内血清补体 C3 下降。

2. 慢性肾小球肾炎 又称慢性肾炎，系指蛋白尿、血尿、高血压、水肿为基本临床表现，起病方式各有不同，病情迁延，病变缓慢进展，可有不同程度的肾功能减退，最终将发展为慢性肾衰竭的一组肾小球疾病。临床上尿液异常（蛋白尿、血尿）、伴或不伴水肿及高血压病史达 3 个月以上，无论有无肾功能损害均应考虑此病，在除外继发性肾小球肾炎及遗传性肾小球肾炎后，临床上可诊断为慢性肾炎。

（五）肾病综合征检验

肾病综合征（nephrotic syndrome，NS）可由多种病因引起，以肾小球基膜通透性增加，表现为大量蛋白尿、低蛋白血症、高度水肿、高脂血症的一组临床症候群。诊断依据是①尿蛋白大于 3.5g/24h；②血浆白蛋白低于 30g/L；③水肿；④高脂血症。其中①②两项为诊断所必需。肾病综合征的主要检验项目有：24h 尿蛋白定量、血清总蛋白和白蛋白检验、血清蛋白质电泳、血清尿素氮和肌酐、内生肌酐去除率、胱抑素 C、血脂检测、凝血因子等，以用于鉴别临床其他病症。

（六）急性肾损伤和慢性肾衰竭检验

肾衰竭（renal failure，RF）是各种肾脏疾病发展到后期引起的肾功能部分或者全部丧失的一种病理状态。

1. 急性肾损伤（acute kidney injury，AKI） 肾脏本身或肾外原因引起肾脏泌尿功能急剧降低，以致机体内环境出现严重紊乱的临床综合征。肾脏功能在 48 小时内突然减退，血清肌酐绝对值升高≥26.5μmol/L（0.3mg/dL）或 7 天内血清肌酐增至≥1.5 倍基础值，或尿量 <0.5ml/（kg•h），持续时间 >6 小时。在临床维持期时，AKI 多为少尿或无尿状态；血尿素和肌酐升高，血尿素 / 肌酐的比值≤10；血钾 >5.5mmol/L，存在肾小管中毒情况；尿钠排泄增多，提示滤过钠重吸收障碍。

2. 慢性肾衰竭（chronic renal failure，CRF） 指各种原发或继发性原因造成慢性进行性肾实质损害，致使肾脏明显萎缩，肾脏基本功能不能维持，临床出现以代谢产物潴留，水、电解质、酸碱平衡失调，全身各系统受累为主要表现的临床综合征，CRF 终末期也称为尿毒症。根据肾功能损害程度分为 1 期，GFR≥90[ml/（min•1.73m^2）]；2 期，60～89[ml/（min•1.73m^2）]；3a 期，GFR45～59[ml/（min•1.73m^2）]；3b 期 GFR30～44 [ml/（min•1.73m^2）]；4 期 GRF15～29[ml/（min•1.73m^2）]；5 期 GFR<15 [ml/（min•1.73m^2）]。

（七）糖尿病肾病检验

糖尿病肾病（diabetic nephropathy，DKD）是指由糖尿病引起的慢性肾病，主要包括 GFR 低于 60ml•min^{-1}•1.73m^2 或尿白蛋白 / 肌酐比值（albumin/creatinine ratio，ACR）高于 30mg/g 持续超过 3 个月。尿白蛋白排出率（urinary albumin excretion rate，UAER）持续 >200μg/min 或常规尿蛋白定量 >0.5g/24h，可作为临床诊断糖尿病肾病的依据之一。微量白蛋白尿反映肾脏异常渗漏蛋白质，是糖尿病肾病、高血压肾病等早期肾脏受损的表征，也已确定为肾脏病预后及死亡的独立预测因子。早期筛查实验中可做 GFR。临床期糖尿病性肾病可选用肾病综合征的肾功能检查指标。肾活检不仅可确定诊断，而且有助于鉴别诊断。糖尿病视网膜病变被 NKF/KDOQI 指南作为 2 型糖尿病患者糖尿病肾病的诊断依据之一。

（八）其他肾脏疾病检验

1. 小动脉性肾硬化症 指由于肾动脉及分支和 / 或小动脉的硬化而影响肾血管功能的一类疾病。

2. 肾小管性酸中毒（renal tubular acidosis，RTA） 由于各种病因导致肾脏酸化功能障碍而产生的一种临床综合征，主要表现是血浆阴离子间隙正常的高氯性代谢性酸中毒，而与此同时肾小球滤过率则相对正常。

3. 间质性肾炎 由各种原因引起的肾小管间质性急、慢性损害的临床病理综合征，分为急性间质性肾炎（acute interstitial nephritis，AIN）、慢性间质性肾炎（chronic interstitial nephritis，CIN）两类。

三、习　题

（一）名词解释

1. 肾清除率
2. 肾病综合征
3. 尿微量白蛋白检验
4. 排泄分数
5. 糖尿病肾病
6. 尿浓缩试验
7. 急性肾小球肾炎
8. 氮质血症

（二）填空题

1. 尿液常规分析包括_____、_____、_____、_____，以及_____等，是临床上肾脏疾病最常见的一项_____检验。

2. 临床上可通过检验_____或者_____等筛查肾脏早期病变。

3. 肾小球滤过功能检查常以_____作为常规首选指标，_____作为协同指标，这两个指标的联合应用能对肾小球滤过功能的_____期损伤进行评估。

4. 临床上常规使用的肾小管损伤标志物为_____、_____和_____。

5. 临床诊断糖尿病肾病时，尿液指标中_____或_____可作为 DKD 的依据。

6. 小动脉性肾硬化症血液学检查可发现血液呈_____及_____，具有典型的极高水平_____和_____。

7. 恶性小动脉性肾硬化症患者尿液检查可出现_____、_____、_____及_____四种结果。

（三）单项选择题

A1 型题

1. 检查远端肾小管功能的试验是
   A. 酚红排泌试验
   B. 浓缩 - 稀释试验
   C. 尿白蛋白测定
   D. 血肌酐测定
   E. 尿 β_2- 微球蛋白测定

2. 尿白蛋白轻度增高常称为微量白蛋白尿，**不正确**的描述是
   A. 为肾早期损伤的测定指标
   B. 为晚期肾损伤的测定指标
   C. 多采用免疫化学法进行常规测定
   D. 用蛋白定性的化学方法不能检出白蛋白轻度增高
   E. 可随机留取标本

3. 肾小球滤过率（GFR）降低，首先可引起
   A. 血肌酐升高
   B. 尿比重偏高
   C. 尿比重偏低
   D. 高钠血症、氮质血症
   E. 高钾血症或代谢性酸中毒

4. 反映肾小球滤过功能的指标中敏感性较高的是

    A. 血尿素　　　　　　　　　　　B. 血尿酸

    C. 血肌酐　　　　　　　　　　　D. 尿肌酐

    E. 内生肌酐清除率

5. 肾小管主要的重吸收部位是

    A. 近曲小管　　　　　　　　　　B. 远曲小管

    C. 髓袢细段　　　　　　　　　　D. 髓袢粗段

    E. 集合管

6. 内生肌酐清除率的正常参考范围是

    A. 50～70ml/min　　　　　　　　B. 60～90ml/min

    C. 80～120ml/min　　　　　　　　D. 120～150ml/min

    E. 150～170ml/min

7. 葡萄糖的重吸收部位主要在于

    A. 近曲小管　　　　　　　　　　B. 远曲小管

    C. 髓袢细段　　　　　　　　　　D. 髓袢粗段

    E. 集合管

8. 肾小球滤过率测定的参考方法是

    A. 肌酐清除率　　　　　　　　　B. Na^+ 清除率

    C. 菊粉清除率　　　　　　　　　D. 尿素清除率

    E. 对氨基马尿酸清除率

9. 当内生肌酐清除率下降_____% 时，血浆肌酐及血尿素开始升高。

    A. 10　　　　　　　　　　　　　B. 30

    C. 50　　　　　　　　　　　　　D. 70

    E. 90

10. 以下不能作为肾近曲小管损伤早期的尿蛋白生化指标是

    A. α_2-MG　　　　　　　　　　B. β_2-MG

    C. 溶菌酶　　　　　　　　　　　D. 转铁蛋白

    E. 视黄醇结合蛋白

11. 尿液中不受饮食及尿量影响，排出量恒定的物质是

    A. 葡萄糖　　　　　　　　　　　B. 肌酐

    C. 肌酸　　　　　　　　　　　　D. 尿素

    E. 尿酸

12. 以下不能作为影响血尿素浓度原因的是

    A. 肾脏功能状态　　　　　　　　B. 肝脏功能状态

    C. 循环血量异常　　　　　　　　D. 蛋白质摄入量

    E. 机体肌肉含量

13. 反映远曲小管和集合管功能的试验是

    A. 浓缩稀释试验　　　　　　　　B. 内生肌酐清除试验

    C. 血肌酐尿素氮测定　　　　　　D. 放射性核素肾图

    E. PSP 排泄试验

14. 选择性指数可反映肾小球选择性状态,当选择性参数>0.2时,则表示
    A. 高选择性
    B. 中度选择性
    C. 低选择性或非选择性
    D. 选择性非常敏感
    E. 选择性不敏感

15. 选择性蛋白尿中的主要成分是
    A. 本周蛋白
    B. 白蛋白
    C. 转铁蛋白
    D. 免疫球蛋白 IgG
    E. β2-MG

16. 正常情况下,能被肾脏几乎完全重吸收的物质是
    A. 尿素
    B. 尿酸
    C. 肌酐
    D. 葡萄糖
    E. 镁

17. 肾脏疾病的相关检测中,描述**不正确**的是
    A. PSP 试验反映了肾小管的重吸收功能
    B. 血尿素氮和肌酐反映了肾小球滤过功能
    C. 菊粉清除率可评价肾小球滤过功能
    D. 蛋白尿不能单一评估肾脏受损程度
    E. 尿 β_2-MG 可诊断肾近曲小管受损程度

18. 下列反映肾脏浓缩功能损害最大的是
    A. 肉眼血尿
    B. 大量蛋白尿
    C. 等渗尿
    D. 脓尿
    E. 管型尿

19. 肾衰竭时**不会**出现的电解质紊乱是
    A. 碳酸氢盐降低
    B. 高血钙
    C. 高血镁
    D. 高血钾
    E. 高血磷

20. 肾病综合征时低蛋白血症的主要原因是
    A. 肾小球滤过功能损伤
    B. 肾小管重吸收不足
    C. 蛋白质摄入不足
    D. 肝脏合成蛋白减少
    E. 白蛋白分解代谢增强

21. 发生肾脏损害时最早检出的指标是
    A. 血肌酐升高
    B. 尿比重降低
    C. 自由水清除率异常
    D. 内生肌酐清除率异常
    E. 酚红排泄试验异常

22. 肾功能与对应检测项目**错误的**是
    A. 血 β_2-MG——肾小球滤过功能
    B. 尿 β_2-MG——近端小管重吸收功能
    C. 对氨基马尿酸最大排泄试验——远端小管排泌作用
    D. 半胱氨酸蛋白酶抑制剂 C 试验——肾小球滤过试验
    E. 氯化铵负荷试验——远端小管和集合管泌氢作用

23. 对于尿蛋白选择性指数的描述**不正确的**是
    A. 是肾病综合征分型指标 B. 可估计激素治疗的疗效
    C. 可辅助病理分型 D. 反映肾小球滤过膜的通透性
    E. SPI越大,选择性越高

24. 碱性苦味酸与肌酐反应生成红色化合物,但一些假肌酐物质也可与碱性苦味酸反应,形成假阳性,下列**不是**假肌酐的物质是
    A. 胆红素 B. 葡萄糖
    C. 丙酮 D. 丙酮酸
    E. 乙酰乙酸

25. 临床上用于糖尿病肾病早期诊断和监测的首选项目是
    A. 血肌酐浓度 B. 血尿素浓度
    C. 尿蛋白浓度 D. 尿钾浓度
    E. 尿钠浓度

A2型题

1. 女性,16岁。急性发病送诊,面色苍白,自述全天"无尿",存在呼吸困难,晕眩症状。经检测,尿钠50mmol/L,尿pH 6.4,尿蛋白为"+",呈小管性蛋白尿,存在粗大颗粒管型。最有可能的疾病是
    A. AKI B. CRF
    C. NS D. AGN
    E. DKD

2. 男性,68岁。肤色暗沉水肿,发现血尿后就诊。检测发现存在ASO升高。请问最有可能的疾病是
    A. AKI B. CRF
    C. NS D. AGN
    E. DKD

3. 男性,58岁。存在十年糖尿病史,近期体检发现眼底病变,且影像学提示肾影缩小。请问对于该患者首选的监测指标是
    A. GFR、血肌酐 B. 尿白蛋白、血 β2-MG
    C. 尿钠、尿pH D. 尿渗量、血钾
    E. 病理活检、自由水清除率

B型题

(1～5题共用备选答案)
    A. 菊粉清除率 B. 血肌酐浓度
    C. 尿浓缩稀释试验 D. 酚红排泄试验
    E. 视黄醇结合蛋白检测

1. 仅在肾衰竭时才会在血清中升高的是
2. 肾小球滤过率检测的金标准是
3. 肾小管远曲小管功能测定的是
4. 肾小球滤过功能损害的检测指标是
5. 肾近曲小管排泌作用的检测指标是

（6～10题共用备选答案）

　　A．肾小球滤过功能检查　　　　B．肾小球屏障功能检查

　　C．肾小管排泌功能检查　　　　D．肾小管重吸收功能检查

　　E．肾小管水电解质调节功能检查

6．血胱抑素C浓度水平可用于

7．尿白蛋白可用于

8．PSP主要用于

9．滤过钠排泄分数用于

10．尿比重与尿渗量测定用于

（11～15题共用备选答案）

　　A．急性肾小球肾炎　　　　　　B．肾病综合征

　　C．慢性肾衰竭　　　　　　　　D．糖尿病肾病

　　E．肾小管性酸中毒

11．白蛋白显著下降，α_2球蛋白和β球蛋白增高的是

12．可通过GFR检测病情，并划分为5个阶段的是

13．可见肉眼血尿及肾小球滤过功能一时性受损的是

14．微量蛋白尿可作为早期筛查及监测因子的是

15．存在血浆阴离子间隙正常的高氯性代谢性酸中毒状态的是

（四）简答题

1．何为急性肾小球肾炎？哪些实验可以辅助判定？

2．试述肾清除试验类型及其临床意义。

3．简述肾脏不同部位的功能及其对应检测项目。

4．依据检测灵敏性，肾脏相关生化检验项目可以分为哪几类？

5．临床诊断肾病综合征的实验室依据有哪些？

6．如何鉴别肾前性氮质血症和急性肾小管坏死？

7．简述糖尿病肾病的临床分期。

8．如何鉴别良/恶性小动脉性肾硬化症？

9．试述肾小管性酸中毒与肾性酸中毒的差别。

10．临床出现不明原因的急性肾功能不全时，具备哪些症状就需考虑急性间质性肾炎？

四、参考答案

（一）名词解释

1．肾清除率：肾清除率表示肾脏在单位时间内（分钟）将多少量（ml）血浆中的某物质全部清除由尿排出。

2．肾病综合征：肾病综合征（nephroticsyndrome，NS）是由多种病因引起，以肾小球基膜通透性增加，表现为大量蛋白尿、低蛋白血症、高度水肿、高脂血症的一组临床症候群。

3．尿微量白蛋白检验：尿微量白蛋白尿反映肾脏异常渗漏蛋白质，是糖尿病肾病、高血

压肾病等早期肾脏受损的表征,也已确定为肾脏病预后及死亡的独立预测因子。在肾脏病早期,尿常规阴性时,尿 mAlb 含量可发生变化。

4. 排泄分数:尿排出部分(未被重吸收部分)占肾小球滤过总量的比率,通常测定钠的排泄分数。

5. 糖尿病肾病:糖尿病肾病(diabetic kidney disease)是指由糖尿病引起的慢性肾病,主要包括 GFR 低于 60ml·min^{-1}·1.73m^2 或尿白蛋白 / 肌酐比值(albumin/creatinine ratio,ACR)高于 30mg/g 持续超过 3 个月。

6. 尿浓缩试验:在日常或特定饮食(禁水)条件下观察患者尿量和尿比重的变化。

7. 急性肾小球肾炎:急性肾小球肾炎(acute glomerulonephritis,AGN)是临床以急性发病,出现血尿、蛋白尿、水肿和高血压为主要特征的可伴有一过性的肾功能不全,大多数为链球菌感染后。

8. 氮质血症:氮质血症指血液中尿素、肌酐、尿酸等非蛋白含氮物质含量显著升高,是肾衰竭的重要临床表现之一。

(二)填空题

1. 尿量　尿比重　尿蛋白定性　尿糖定性　尿沉渣镜检　初步筛查
2. 蛋白尿　尿沉渣有形成分
3. 内生肌酐清除率　尿微量白蛋白检测　早
4. 尿低分子蛋白质　尿液中肾小管组织抗原　尿酶
5. 肾小球滤过率低于 60ml/(min·1.73m^2)　尿白蛋白 / 肌酐比值高于 30mg/g　持续超过 3 个月
6. 微血管病性溶血性贫血　播散性血管内凝血　肾素　醛固酮
7. 血尿　蛋白尿　管型尿　无菌性白细胞尿

(三)选择题

A1 型题

1. B　2. B　3. A　4. E　5. A　6. C　7. A　8. C　9. C　10. D
11. B　12. E　13. A　14. C　15. B　16. D　17. A　18. C　19. B　20. A
21. D　22. C　23. E　24. A　25. C

A2 型题

1. A　2. D　3. B

B 型题

1. E　2. A　3. C　4. B　5. D　6. A　7. B　8. C　9. D　10. E
11. B　12. C　13. A　14. D　15. E

(四)简答题

1. 何为急性肾小球肾炎?哪些实验可以辅助判定?

急性肾小球肾炎(acute glomerulonephritis,AGN)是临床上以急性肾炎综合征为主要表现的一组疾病,其特点为急性发病,出现血尿、蛋白尿、水肿和高血压为主要特征的可伴有一过性的肾功能不全,大多数为链球菌感染后。实验室检查主要有:①尿常规检查:尿量减少，尿渗量＞350mOsm/（kg·H$_2$O）；血尿为 AGN 重要表现，可见肉眼血尿或镜下血尿；尿蛋白定量通常为 1～3g/24h，多属于肾小球性蛋白尿；②血液生化检查：血浆白蛋白轻度下降，因水、钠滞留，血容量增加，血液稀释所致；尿钠减少，一般可有轻度高血钾；③肾功能检查：急性期肾小球滤过一过性受损，而肾血流量多数正常，Ccr 降低。

2．试述肾清除试验类型及其临床意义。

物质	肾脏对物质的清除方式			清除值临床意义
	肾小球滤过	肾小管重吸收	肾小管排泌	
菊粉	√	×	×	反映肾小球滤过功能的"金标准"
肌酐	√	×	极少	反映肾小球滤过功能
IgG、Alb	×	部分	×	计算过筛系数或选择性指数可反映肾小球屏障功能
β$_2$-微球蛋白	√	全部	×	清除率为 0，反映肾小管重吸收功能
葡萄糖	√	全部	×	清除值为 0，接近肾糖阈时反映肾小管重吸收功能
HCO$_3^-$	√	大部分	×	清除率低，HCO$_3^-$ 排泄分数能反映肾小管尿液酸化功能
Na$^+$	√	大部分	×	清除率低，滤过钠排泄分数能反映肾小管重吸收功能
对氨基马尿酸	部分	×	√	肾血流量；接近阈值时反映肾小管排泌功能

3．简述肾脏不同部位的功能及其对应检测项目。

检查部位	检测功能	标准试验项目	临床首选项目	临床次选项目
肾小球	滤过功能	菊粉清除率	内生肌酐清除率 血胱抑素 C	血尿素、血肌酐 血尿素／血肌酐比值
	屏障功能		尿蛋白定性 24h 尿蛋白定量 尿蛋白电泳	尿微量白蛋白 尿蛋白选择性指数
近端小管	重吸收功能	葡萄糖最高再吸收率（TmG）	尿钠、滤过钠排泄分数	尿小分子蛋白质
	排泄功能	对氨基马尿酸最大排泄率（TmPAH）		酚红
远端小管	水、电解质调节功能		尿比重、尿渗量	浓缩稀释试验 渗量溶质清除率 自由水清除率
	酸碱平衡功能	HCO$_3^-$ 排泄分数	尿 pH 尿总酸测定	氨滴定测定 酸、碱负荷试验
肾血管	肾血流量	对氨基马尿酸清除率 碘锐特清除率		肾放射性核素扫描

4．依据检测灵敏性，肾脏相关生化检验项目可以分为哪几类？

①高度敏感实验：内生肌酐清除率、酚红排泄试验、尿蛋白、尿白蛋白、α$_2$-巨球蛋白、α$_1$-微球蛋白、β$_2$-微球蛋白、胱抑素 C 等试验对肾功能变化反应较敏感，当功能性肾单位衰

失达 25% 时，出现结果异常；②中度敏感实验：尿素、血肌酐、尿酸等测定，当功能性肾单位丧失达 50% 时，出现结果异常；③低度敏感实验：血清磷、血清钾、浓缩 - 稀释实验，对肾功能损害不敏感，只有在肾衰竭末期时，才会出现结果异常。

5. 临床诊断肾病综合征的实验室依据有哪些？

NS 诊断标准是①尿蛋白大于 3.5g/24h；②血浆白蛋白低于 30g/L；③水肿；④高脂血症。其中①②两项为诊断所必需。同时，肾病综合征诊断应包括三个方面：①确诊肾病综合征；②确认病因：首先排除继发性和遗传性疾病，才能确诊为原发性肾病综合征；最好进行肾活检，做出病理诊断；③判断有无并发症。

6. 如何鉴别肾前性氮质血症和急性肾小管坏死？

尿液检测	肾前性氮质血症	急性肾损伤
尿比重	>1.018	<1.012
尿渗量[mOsm/(kg·H$_2$O)]	>500	<250
尿钠浓度（mmol/L）	<10	>20
钠滤过分数（%）	<1	>2
肾衰指数（mmol/L）	<1	>1
尿/血渗量	>1.5	<1.1
血尿素氮/血肌酐	>20	<10~15
尿尿素氮/血尿素氮	>8	<3
尿肌酐/血肌酐	>40	<20
尿沉渣	透明管型	污浊的棕色管型

7. 简述糖尿病肾病的临床分期。

临床分期	病理生理特点
Ⅰ期	急性肾小球高滤过期，肾小球入球小动脉扩张，肾小球内压增加，GFR 升高，伴或不伴肾体积增大
Ⅱ期	正常白蛋白尿期，尿白蛋白排泄率（UAER）正常（<20μg/min 或 <30mg/24h）（如休息时），或呈间歇性微量白蛋白尿（如运动后、应激状态），病理检查可发现肾小球基底膜轻度增厚
Ⅲ期	早期糖尿病肾病期（UAER 20~200μg/min 或 30~300mg/24h），以持续性微量白蛋白尿为标志，病理检查肾小球基底膜（GBM）增厚及系膜进一步增宽
Ⅳ期	临床（显性）糖尿病肾病期，进展性显性白蛋白尿，部分可进展为肾病综合征，病理检查肾小球病变更重，如肾小球硬化，灶性肾小管萎缩及间质纤维化
Ⅴ期	肾衰竭期

8. 如何鉴别良/恶性小动脉性肾硬化症？

①良性小动脉性肾硬化症：表现尿素氮和血浆肌酐浓度的缓慢进行性升高，高尿酸血症；尿液分析典型表现为少量细胞或管型，蛋白排泄通常 <1g/24h。肾小管浓缩功能障碍表现（夜尿多、低比重及低渗透压尿），当肾小球缺血病变发生后，尿液检查有轻度蛋白尿，少量红细胞及管型；肾小球功能渐进受损（内生肌酐清除率下降，而后血清肌酐增高），并逐渐进展至终末期肾衰竭；②恶性小动脉性肾硬化症：患者出现血尿（约 1/5 患者出现肉眼血尿）、蛋白尿（约 1/3 患者出现大量蛋白尿）、管型尿及无菌性白细胞尿，肾功能进行性恶化，常于发病数周至数月后出现少尿，进入终末期肾衰竭。

9. 试述肾小管性酸中毒与肾性酸中毒的差别。

肾小管性酸中毒与肾性酸中毒可从以下 4 个方面进行鉴别：①阴离子间隙：RTA 阴离子间隙正常；肾性酸中毒常升高；②血液生化检查：RTA 血氯升高、磷正常或下降；肾性酸中毒血氯常正常、磷多升高；③肾小球滤过功能：RTA 多正常或轻度损害；肾性酸中毒中度损害；④发病机制：RTA 是由于各种病因导致肾脏酸化功能障碍；肾性酸中毒因肾单位减少导致 NH_4^+ 生成减少，泌氢功能障碍。

10. 临床出现不明原因的急性肾功能不全时，具备哪些症状就需考虑急性间质性肾炎？

临床出现不明原因的急性肾功能不全时要考虑急性间质性肾炎可能。具有下列临床特征者应考虑慢性间质性肾炎：①存在导致慢性间质性肾炎的诱因，如长期服用止痛剂、慢性尿路梗阻等，或有慢性间质性肾炎家族史；②临床表现有肾小管功能障碍，如烦渴、多尿、夜尿增多、肾小管性酸中毒等，或肾功能不全但无高血压、无高尿酸血症等；③尿液检查表现为严重肾小管功能受损。少量小分子蛋白尿（<2.0g/24h）、尿 RBP、溶菌酶、尿 β_2- 微球蛋白、NAG 升高，可有糖尿、氨基酸尿。慢性间质性肾炎还须根据病史和临床病理特征进一步明确病因。

（陈 宁 倪培华 李 艳）

第十二章
呼吸性疾病检验

一、学习目标

掌握 血气分析的注意事项；引起肺感染的常见病原体特点及检验诊断；哮喘的常规检验及其意义；区分积液性质的常规检验；结核性与癌性胸腔积液的鉴别。

熟悉 支气管哮喘的诊断标准；支气管哮喘的鉴别诊断；发生胸腔积液的机制；呼吸衰竭的检验诊断；肺栓塞检验诊断与鉴别诊断。

了解 慢阻肺诊断标准与临床严重度分级；呼吸衰竭分类及发病机制；肺栓塞的治疗监测。

二、重点和难点内容

（一）慢性阻塞性肺病

慢性阻塞性肺疾病（chronic obstructive pulmonary disease，COPD），是一种破坏性的、持续气流受限为特征的疾病，气流受限通常呈进行性发展并与肺对香烟烟雾等有害颗粒或气体的异常慢性炎症反应有关。

1. 慢阻肺诊断标准与临床严重度分级　根据患者是否吸烟、临床症状、体征和肺功能检查等，排除类似肺功能改变症状的其他疾病，综合分析确诊。肺功能检查发现持续性气流受限是慢阻肺诊断的必备条件，吸入支气管扩张剂后 $FEV_1/FVC < 0.7$ 为确定存在持续性气流受限的界限。

2. 血气分析　血气分析常用于判断机体是否存在酸碱平衡失调以及缺氧和缺氧程度。血气分析最佳标本为动脉血，一般肝素抗凝，采集后避免与空气接触，并在 30 分钟内检测完成，否则应冰水保存。

3. 引起肺感染的常见病原体特点及检验诊断　感染是 COPD 发生发展的重要因素之一，病毒、支原体、细菌感染可以造成气管、支气管黏膜的损伤和慢性炎症，使支气管管腔狭窄而形成不完全阻塞，从而导致 COPD。引起肺感染的病原体中，肺炎链球菌是最常见的病原体，其他如肺炎支原体、流血嗜血杆菌、肺炎衣原体等也很常见。

（二）支气管哮喘检验

支气管哮喘是由多种细胞（如嗜酸性粒细胞、肥大细胞、T 淋巴细胞、中性粒细胞、平滑肌细胞、气道上皮细胞等）和细胞组分参与的气道慢性炎症性疾病。主要特征包括气道慢性炎症、气道对多种刺激因素呈现的高反应性、广泛多变的可逆性气流受限以及随病程延长而导致的一系列气道结构的改变,即气道重构。

1. 哮喘的常规检验 痰涂片显微镜下可见较多嗜酸性粒细胞;外周血变应原特异性 IgE 增高,结合病史有助于病因诊断。

2. 严重哮喘发作时血气分析 可出现缺氧并因过度通气 $PaCO_2$ 下降,pH 上升,表现为呼吸性碱中毒,若病情进一步恶化,可同时出现缺氧和 CO_2 滞留,表现为呼吸性酸中毒。若缺氧明显,可合并代谢性酸中毒。

(三)胸腔积液检验

任何可以使胸膜腔内液体形成过快或吸收过缓的因素都能产生胸腔积液,按积液性质可分为渗出性、漏出性、血性以及乳糜液。按常见病因可分为炎症性、结核性、癌性、免疫性疾病、心源性、外伤以及胸膜外疾病合并症等。

1. 发生胸腔积液的机制 胸腔积液常分为漏出液和渗出液,漏出液为非炎性积液,常见原因有毛细血管流体静压增高、胶体渗透压下降,淋巴回流受阻、水钠潴留等;而渗出液为炎性积液,微生物的毒素、缺氧以及炎性介质、血管活性物质增高、癌细胞浸润等可产生。

2. 区分积液性质的实验室检查 胸水常规检查指标有外观、气味、pH、透明度,镜检观察红细胞、有核细胞、间皮细胞以及异常细胞等可区分是漏出液还是渗出液;胸水生化检查指标有总蛋白、白蛋白、葡萄糖、离子、酶类(乳酸脱氢酶、腺苷脱氨酶)等可区分良性胸水还是恶性胸水。

(四)呼吸衰竭检验

呼吸衰竭是指各种原因引起的肺通气和(或)换气功能严重障碍,以致在静息状态下亦不能维持足够的气体交换,导致低氧血症伴(或不伴)高碳酸血症,进而引起一系列病理生理改变和相应临床表现的综合征。

1. 呼吸衰竭分类及发病机制 按动脉血气可分为:①Ⅰ型呼吸衰竭:仅有缺氧,无二氧化碳潴留,即 $PaO_2 < 60mmHg$,$PaCO_2$ 降低或正常,见于换气功能障碍;②Ⅱ型呼吸衰竭:既有缺氧又有二氧化碳潴留,即 $PaO_2 < 60mmHg$,$PaCO_2 > 50mmHg$,系肺泡通气不足所致。缺氧和二氧化碳潴留的发生机制包括:肺通气不足,弥散障碍、通气/血流比例失调、肺动-静脉解剖分流、氧耗量增加等。

2. 呼吸衰竭的检验诊断 呼吸衰竭主要靠动脉血气分析诊断,诊断标准:在海平面、静息状态、呼吸空气条件下 $PaO_2 < 60mmHg$,伴或不伴 $PaCO_2 > 50mmHg$,并排除心内解剖分流和原发于心排出量降低因素,即为呼吸衰竭。

(五)肺栓塞检验

肺栓塞是以内源性或外源性栓子阻塞肺动脉或其分支引起肺循环障碍的一组疾病或临床综合征的总称,包括肺血栓栓塞症、脂肪栓塞综合征、羊水栓塞、空气栓塞、肿瘤栓塞等。静脉血栓栓塞症的危险因素包括任何可致静脉血液淤滞、静脉系统内皮损伤和血液高凝状态的因素。

1. 肺栓塞检验诊断与鉴别诊断 诊断一般按疑诊、确诊、求因三个步骤进行。血浆 D-二聚体(D-dimer, DD)有较高的阴性预测值,敏感度高的检测方法可用于排除急性 PE 或 DVT。

2. 肺栓塞的治疗监测 肺栓塞治疗原则:抗凝是基础治疗方法,溶栓是最重要的治疗方法,手术是补救治疗方法。抗凝及溶栓治疗前及治疗中都应通过监测患者 PT、APTT 了解其凝血功能。

三、习 题

(一)名词解释

1. 肺栓塞
2. Ⅰ型呼吸衰竭
3. Ⅱ型呼吸衰竭
4. 呼吸衰竭
5. 血气分析
6. D-二聚体
7. 肺炎链球菌
8. 渗出性胸水

(二)填空题

1. 结核性胸膜炎时,_____细胞明显增多,ADA 在此细胞内含量较高,故胸水中 ADA 多高于_____。

2. 呼吸衰竭是指各种病因引起的_____和(或)_____功能严重障碍,以致在静息状态下亦不能维持足够的气体交换,导致_____伴(或不伴)_____,进而引起一系列病理生理改变和相应临床表现的综合征

3. 通气功能障碍引起的呼吸衰竭通常为_____型呼吸衰竭,而换气功能障碍引起的呼吸衰竭通常表现为_____型呼吸衰竭。

4. 缺氧和二氧化碳潴留的发生机制包括:_____,弥散障碍,_____,肺动 - 静脉解剖分流,氧耗量增加。

5. SB(标准状态下 HCO_3^-)＜正常值,提示_____,SB＞正常值,提示_____。

6. 肺栓塞诊断一般按_____、_____、求因三个步骤进行。

7. 对于 D-dimer 定量检测,实验室应在病人报告中同时报告参考范围和 cutoff 值,参考范围上限可用于_____评估,但 cutoff 值则用于_____评估。

8. 对于肺栓塞的治疗,_____是基础治疗方法,_____是最重要的治疗方法,手术是补救治疗方法。

(三)单项选择题

A1 型题

1. 外源性支气管哮喘,浆细胞产生的使人致敏的抗体是
   A. IgA
   B. IgG
   C. IgE
   D. IgM
   E. IgD

2. 支气管哮喘发作时最多见的血气改变是
   A. pH 值上升,PaO_2 下降,$PaCO_2$ 降低
   B. pH 值上升,PaO_2 下降,$PaCO_2$ 上升
   C. pH 值下降,PaO_2 下降,$PaCO_2$ 降低
   D. pH 值下降,PaO_2 下降,$PaCO_2$ 上升

E. pH 值正常，PaO_2 下降，$PaCO_2$ 上升

3. 肺炎球菌的致病力在于

A. 肺炎球菌产生的内毒素

B. 肺炎球菌产生的外毒素

C. 高分子多糖体夹膜对组织的侵袭作用

D. 肺炎球菌感染引起肺部变态反应性炎症

E. 以上都不是

4. 慢性阻塞性肺疾病最主要的病理生理特征是

A. 持续性气流受限   B. 肺泡通气量不足

C. 肺部炎症   D. 气道结构重塑

E. 肺泡弹性降低

5. COPD 诊断中，评价气流受限的敏感指标是

A. 第一秒用力呼气容积   B. 峰流速

C. FEV_1% 预计值   D. FEV_1/FVC

E. 用力肺活量

6. 目前用于评估 COPD 严重程度的指标是

A. 残总比（RV/TLC）   B. 用力肺活量

C. FVC% 预计值   D. FEV_1/FVC

E. FEV_1% 预计值

7. 某支气管哮喘患者动脉血气结果如下：pH 7.46，PaO_2 64mmHg，$PaCO_2$ 32mmHg，HCO_3^- 19.3mmol/L，该结果提示患者低氧血症合并

A. 代谢性碱中毒

B. 呼吸性酸中毒合并代谢性碱中毒

C. 呼吸性碱中毒

D. 呼吸性碱中毒合并代谢性酸中毒

E. 代谢性酸中毒

8. 以下关于血气分析的描述错误的是

A. 使用动脉全血

B. 应避免标本与空气接触

C. 用于血气分析的血液可用肝素抗凝

D. 标本采集后应在半小时内检测

E. 标本采集后放置过久可使 PaO_2 升高

9. 引起肺部感染最常见的病原体是

A. 肺炎链球菌   B. 肺炎支原体

C. 流血嗜血杆菌   D. 肺炎衣原体

E. 铜绿假单胞菌

10. 胸水检查结果：有核细胞 2300×10^6/L，单个核 0.9，蛋白 42g/L，LDH 475U/L，GLU 2.25mmol/L，ADA 15U/L，胸水可能的病因是

A. 类风湿关节炎所产生的胸水   B. 肿瘤所致胸水

C. 乳糜胸水   D. 心衰所致胸水

E. 结核所致胸水

11. **不符合**结核性胸腔积液表现的是
    A. LDH 明显增加
    B. 蛋白水平明显下降
    C. ADA 明显增加
    D. 单个核细胞增加
    E. 葡萄糖含量明显下降

12. 间质性肺疾病发生 I 型呼吸衰竭最主要的机制是
    A. 弥散功能障碍
    B. 通气／血流比例失调
    C. 氧耗量增加
    D. 肺动静脉分流
    E. 肺泡通气量下降

13. 用于判断酸中毒严重情况及其代偿情况的指标是
    A. 动脉血和尿的 pH 值
    B. 动脉血 pH 值和 HCO_3^-
    C. 动脉血和静脉血 pH 值
    D. 动脉血 pH 值和 PaO_2
    E. 动脉血和静脉血 $PaCO_2$

14. 对于慢性 II 型呼吸衰竭，机体所进行的代偿性反应是
    A. 血钾增高
    B. 阴离子间隙增高
    C. 呼吸频率增加
    D. 潮气量增加
    E. 肾脏重吸收 HCO_3^- 增加

15. 对于血浆 D- 二聚体的描述正确的是
    A. 对于静脉血栓栓塞症具有较高的阳性预测值
    B. 对于静脉血栓栓塞症具有较高的阴性预测值
    C. 可使用其参考范围上限评估静脉血栓栓塞症
    D. D- 二聚体水平升高是静脉血栓栓塞症的确诊指标
    E. 使用乳胶凝集法检测 D- 二聚体检测，敏感性好

16. 肺弥散功能障碍常出现
    A. PaO_2 正常，$PaCO_2$ 上升
    B. PaO_2 下降，$PaCO_2$ 上升
    C. PaO_2 上升，$PaCO_2$ 下降
    D. PaO_2 下降，$PaCO_2$ 正常或下降
    E. PaO_2 正常，$PaCO_2$ 下降

17. D- 二聚体检查可作为肺静脉栓塞的
    A. 日常体检项目
    B. 确诊检查
    C. 求因检查
    D. 疑诊检查
    E. 以上都不是

18. 关于肺栓塞的治疗，**不正确的**说法是
    A. 口服华法林患者应常规进行基因检测以调节剂量
    B. 使用抗凝治疗时要注意监测病人的 PT 和 APTT
    C. 溶栓适合高危患者
    D. 抗凝是最基础的治疗方法
    E. 手术是补救治疗方法

19. Optochin 试验阳性的细菌是
    A. 草绿色链球菌
    B. A 群链球菌
    C. 肺炎链球菌
    D. 金黄色葡萄球菌

　　E. 大肠杆菌

20. 革兰氏阳性球菌，呈矛尖状，宽端相对，尖端向外的细菌最可能的是

　　A. 草绿色链球菌　　　　　　　　B. 化脓性链球菌

　　C. 屎肠球菌　　　　　　　　　　D. 肺炎链球菌

　　E. 大肠杆菌

21. 对于肺炎链球菌以下叙述**不正确**的是

　　A. 能产生自溶酶　　　　　　　　B. 是 α 溶血性链球菌 α

　　C. 是 β 溶血性链球菌　　　　　　D. 胆汁溶血试验阳性

　　E. Optochin 敏感试验阳性

22. 关于肺炎支原体的描述**不正确**的是

　　A. 革兰氏染色阳性　　　　　　　B. 形态类似酒瓶状是 α 溶血性链球菌 α

　　C. 无细胞壁，仅有细胞膜　　　　D. 胆汁溶血试验阳性

　　E. 菌落呈油煎蛋样

23. 以下哪些**不属于**流血嗜血杆菌的特点

　　A. 革兰染色阴性

　　B. 革兰氏染色阳性

　　C. 无细胞壁，仅有细胞膜

　　D. 与金黄色葡萄球菌一起培养时，呈现"卫星现象"

　　E. 营养要求高，生长需要 X、V 因子

24. 重症哮喘时最多见的酸碱失衡是

　　A. 呼吸性碱中毒

　　B. 呼吸性碱中毒合并代谢性碱中毒

　　C. 呼吸性碱中毒合并代谢性酸中毒

　　D. 呼吸性酸中毒

　　E. 呼吸酸中毒合并代谢性酸中毒

25. 用于测定气道反应性的试验为

　　A. 过敏原试验　　　　　　　　　B. 支气管激发试验

　　C. 低氧激发试验　　　　　　　　D. 运动试验

　　E. 支气管舒张试验

A2 型题

1. 女性患者，畏寒高热咳嗽 5 天。查体：右上肺语颤增强，呼吸音减弱，血 WBC 15.2×10⁹/L，该患者最可能的诊断是

　　A. 支气管扩张　　　　　　　　　B. 病毒性肺炎

　　C. 肺炎链球菌肺炎　　　　　　　D. 干酪性肺炎

　　E. 肺炎支原体肺炎

2. 男，70 岁，咳嗽咳痰 30 年，加重伴气短 3 天，查体：神志清楚，口唇发绀，桶状胸，双肺闻及少许干湿啰音。胸部 X 片示双肺纹理增粗，紊乱；血气分析：PaO_2 55mmHg，$PaCO_2$ 39mmHg，该患者发生呼吸衰竭最主要的机制是

　　A. 肺泡通气量下降　　　　　　　B. 通气／血流比例失调

　　C. 氧耗量增加　　　　　　　　　D. 肺动静脉分流

　　E. 弥散功能障碍

　　3. 男,65岁,反复咳嗽咳痰5年,再发加重5天,查体:嗜睡、口唇发绀,双肺可闻及哮鸣音和湿性啰音。血气分析:PaO_2 52mmHg,$PaCO_2$ 80mmHg,该患者发生呼吸衰竭最主要的机制是

　　　　A. 肺泡通气量下降　　　　　　　　B. 通气/血流比例失调
　　　　C. 氧耗量增加　　　　　　　　　　D. 肺动静脉分流
　　　　E. 弥散功能障碍

　　4. 男,65岁,反复咳嗽咳痰20年,加重5天。查体:双肺可闻及干湿性啰音。血气分析:pH 7.21,PaO_2 52mmHg,$PaCO_2$ 80mmHg,HCO_3^- 18.6mmol/L。其酸碱失衡类型为

　　　　A. 代谢性碱中毒
　　　　B. 呼吸性酸中毒
　　　　C. 呼吸性酸中毒合并代谢性碱中毒
　　　　D. 代谢性酸中毒
　　　　E. 呼吸性酸中毒合并代谢性酸中毒

B型题

(1～4题共用备选答案)

　　　　A. 漏出液　　　　　　　　　　　　B. 渗出液
　　　　C. 脓性胸水　　　　　　　　　　　D. 乳糜性胸水
　　　　E. 血性胸水

　　1. 结核性胸膜炎产生的胸腔积液为

　　2. 充血性心力衰竭所产生的胸腔积液为

　　3. 胸导管阻塞或破裂所致的胸腔积液为

　　4. 金黄色葡萄球菌肺炎所并发的胸腔积液为

(5～9题共用备选答案)

　　　　A. 乳糜样,苏丹Ⅲ染色为红色

　　　　B. 淡黄微浊,细胞数 $1000×10^6$/L,蛋白 40g/L,LDH 300U/L

　　　　C. LDH 800U/L,溶菌酶和ADA正常

　　　　D. 蛋白 10g/L,LDH 56U/L

　　　　E. RBC $8×10^9$/L,有核细胞数 $<400×10^6$/L

　　5. 渗出性胸水

　　6. 漏出性胸水

　　7. 血性胸水

　　8. 乳糜性胸水

　　9. 恶性胸水

(10～11题共用备选答案)

　　　　A. PaO_2 70mmHg,$PaCO_2$ 45mmHg　　　　B. PaO_2 70mmHg,$PaCO_2$ 40mmHg
　　　　C. PaO_2 55mmHg,$PaCO_2$ 50mmHg　　　　D. PaO_2 50mmHg,$PaCO_2$ 40mmHg
　　　　E. PaO_2 65mmHg,$PaCO_2$ 40mmHg

　　10. 符合Ⅰ型呼吸衰竭动脉血气是

　　11. 符合Ⅱ型呼吸衰竭动脉血气是

（12～13题共用题干）

女性，60岁，COPD患者，1周前感冒咳嗽，气紧加重，咳脓痰，血气分析 PaO_2 55mmHg，$PaCO_2$ 75mmHg

12. 该患者病情已发展为
  A. Ⅰ型呼吸衰竭   B. Ⅱ型呼吸衰竭
  C. 低氧血症   D. 高碳酸血症
  E. 呼吸性酸中毒

13. 根据血气分析结果，该患者呼吸功能障碍原因为
  A. 氧耗量增加   B. 通气/血流比例失调
  C. 肺泡通气量下降   D. 肺动静脉分流
  E. 弥散功能障碍

（14～16题共用备选答案）
  A. pH 7.38，PaO_2 50mmHg，$PaCO_2$ 40mmHg
  B. pH 7.28，PaO_2 50mmHg，$PaCO_2$ 80mmHg
  C. pH 7.42，PaO_2 65mmHg，$PaCO_2$ 65mmHg
  D. pH 7.38，PaO_2 70mmHg，$PaCO_2$ 20mmHg
  E. pH 7.24，PaO_2 70mmHg，$PaCO_2$ 40mmHg

14. 代偿性呼吸性酸中毒
15. 代偿性代谢性酸中毒
16. 失代偿性呼吸性酸中毒

（17～18共用备选答案）
  A. HCO_3^- 升高，BE 降低，pH 升高 B. HCO_3^- 降低，BE 升高，pH 降低
  C. HCO_3^- 降低，BE 降低，pH 降低 D. HCO_3^- 升高，BE 升高，pH 升高
  E. HCO_3^- 升高，BE 降低，pH 降低

17. 符合代谢性酸中毒的检查结果是
18. 符合代谢性碱中毒的检查结果是

（19～21题共用备选答案）
  A. 乳胶凝集法   B. 酶联免疫吸附法
  C. 速率法   D. 免疫比浊法
  E. 胶体金免疫渗透法

19. D-dimer 检测方法中敏感性最低的是
20. 用于急诊检测的方法是
21. 可在全自动分析仪上检测，结果稳定可靠的是

（22～25题共用备选答案）
  A. 肺炎衣原体   B. 流感嗜血杆菌
  C. 牛链球菌   D. 肺炎链球菌
  E. 肺炎支原体

22. 革兰氏阳性球菌，呈矛尖状，宽端相对尖端向外的细菌最可能的是
23. 胆汁七叶苷试验阳性，6.5% NaCl 培养基不生长的细菌是
24. 菌落呈"油煎蛋"样的病原体是

25．与金黄色葡萄球菌一起培养时可见到靠近葡萄球菌的菌落较大，而远离葡萄球菌菌落较小

（四）简答题

1．进行血气分析标本分析前注意事项。
2．如何鉴别渗出性和漏出性胸腔积液。
3．如何鉴别结核性和恶性胸水。
4．简述缺氧和二氧化碳潴留的发生机制。
5．请从病因、血气分析等方面简述Ⅰ型呼吸衰竭和Ⅱ型呼吸衰竭的差异。
6．简述肺栓塞的继发性危险因素。

四、参 考 答 案

（一）名词解释

1．肺栓塞：是常见的心血管系统疾病，是以内源性或外源性栓子阻塞肺动脉或其分支引起肺循环障碍的一组疾病或临床综合征的总称，包括肺血栓栓塞症、脂肪栓塞综合征、羊水栓塞、空气栓塞、肿瘤栓塞等。

2．Ⅰ型呼吸衰竭：仅有缺氧，无二氧化碳潴留，即 $PaO_2 < 60mmHg$，$PaCO_2$ 降低或正常，见于换气功能障碍。

3．Ⅱ型呼吸衰竭：既有缺氧又有二氧化碳潴留，即 $PaO_2 < 60mmHg$，$PaCO_2 > 50mmHg$，系肺泡通气不足所致。

4．呼吸衰竭：在海平面、静息状态、呼吸空气条件下 $PaO_2 < 60mmHg$，伴或不伴 $PaCO_2 > 50mmHg$，并排除心内解剖分流和原发于心排出量降低因素，即为呼吸衰竭。

5．血气分析：血气分析常用于判断机体是否存在酸碱平衡失调以及缺氧和缺氧程度。血气分析最佳标本为动脉血，一般肝素抗凝，采集后避免与空气接触，并在 30 分钟内检测完成，否则应冰水保存。

6．D-二聚体：D-二聚体是纤维蛋白单体经交联后，再经纤溶酶水解所产生的一种特异性降解产物，是了解继发性纤维蛋白溶解功能的试验。只要机体血管内有活化的血栓形成及纤维溶解活动，D-二聚体就会升高，故其特异性低，敏感度高。

7．肺炎链球菌：肺炎链球菌是人类肺部感染的主要病原体，革兰染色阳性带荚膜的双球菌或链球菌，在血液或血清的培养基中才能生长，形成细小圆形、隆起、表面光滑、灰白色、湿润并有草绿色溶血环的菌落。Optochin 敏感试验及胆汁溶菌试验阳性。

8．渗出性胸水：渗出性胸水通常为炎性，肿瘤、细菌感染、理化刺激等都可引起渗出性胸水。渗出性胸水浑浊呈红、黄或乳白色，蛋白含量 $>30g/L$，葡萄糖水平 $<3.33mmol/L$），乳酸脱氢酶（LDH）$>200U/L$，有核细胞 $>500 \times 10^6/L$，炎症以中性粒细胞为主，慢性炎症或恶性积液以淋巴细胞为主。

（二）填空题

1．淋巴　45U/L

2. 肺通气 换气 低氧血症 高碳酸血症

3. Ⅱ型呼吸衰竭 Ⅰ型呼吸衰竭

4. 肺通气不足 通气/血流比例失调

5. 代谢性酸中毒 代谢性酸中毒

6. 疑诊 确诊

7. DIC VTE

8. 抗凝 溶栓

(三) 选择题

A1 型题

1. C 2. A 3. C 4. A 5. D 6. E 7. B 8. E 9. A 10. B

11. B 12. A 13. B 14. E 15. B 16. D 17. D 18. A 19. C 20. D

21. C 22. A 23. B 24. E 25. B

A2 型题

1. C 2. E 3. A 4. E

B 型题

1. B 2. A 3. D 4. C 5. D 6. D 7. E 8. A 9. C 10. D

11. C 12. B 13. C 14. C 15. D 16. B 17. C 18. D 19. A 20. E

21. D 22. D 23. C 24. E 25. B

(四) 简答题

1. 进行血气分析标本分析前注意事项。

①标本采集：常使用动脉血，能真实反映体内的氧化代谢和酸碱平衡状态；②检测前标本准备：采集完毕后应排出前端空气，并密闭，严禁与空气接触；③标本放置时间：宜在30分钟之内检测。因为全血中有活性的 RBC 代谢，不断地消耗 O_2，并产生 CO_2，影响结果的准确性。如30分钟内不能检测，应将标本置于冰水中保存，最多不超过2小时。

2. 如何鉴别渗出性和漏出性胸腔积液。

项目	漏出液	渗出液
病因	非炎症性	炎症性、外伤、肿瘤或理化刺激
颜色	淡黄色	黄色、红色、乳白色
透明度	清晰透明或琥珀色	混浊或乳糜样
蛋白质定量(g/L)	<25	>30
葡萄糖(mmol/L)	接近血糖	<3.33
乳酸脱氢酶(LDH, U/L)	<200	>200
细胞总数(×10^6/L)	<100	>500
有核细胞分类	淋巴细胞为主,可见间皮细胞	炎症以中性粒细胞为主,慢性炎症或恶性积液以淋巴细胞为主
细菌	无	有

3．如何鉴别结核性和恶性胸水。

鉴别点	结核性	恶性
胸腔积液量	多为中，少量	多为大量，生长快
外观	黄色、血性	多见血性
腺苷脱氨酶（ADA，U/L）	>45	<45
溶菌酶（Lzm，mg/L）	>27	<15
癌胚抗原（CEA，μg/L）	<5	>15
乳酸脱氢酶（LDH，U/L）	>200	>500
细菌	结核杆菌	无
细胞类型	淋巴细胞为主	大量间皮细胞
脱落细胞检查	阴性	可找到肿瘤细胞

4．简述缺氧和二氧化碳潴留的发生机制。

包括：通气不足；弥散障碍；通气／血流（V/Q）比例失调；肺动-静脉解剖分流；氧耗量增加。

5．请从病因、血气分析等方面简述Ⅰ型呼吸衰竭和Ⅱ型呼吸衰竭的差异。

	Ⅰ型呼吸衰竭	Ⅱ型呼吸衰竭
别称	低氧性呼吸衰竭	高碳酸性呼吸衰竭
定义	缺氧而无 CO_2 潴留	缺氧伴有 CO_2 潴留
血气分析	$PaO_2 < 60mmHg$，$PaCO_2$ 降低或正常	$PaO_2 < 60mmHg$，伴有 $PaCO_2 > 50mmHg$
病因	肺换气功能障碍	肺通气功能障碍
常见疾病	间质性肺疾病、严重肺部感染性疾病（ARDS 等）、急性肺栓塞等。	慢性阻塞性肺疾病（COPD）

6．简述肺栓塞的继发性危险因素

由后天获得的易发生 DVT 和 PTE 的多种病理生理改变，包括高龄、骨折、创伤、手术、恶性肿瘤、口服避孕药等。上述危险因素可同时存在，协同作用，其中年龄是独立危险因素，随年龄增长，DVT 和 PTE 的发病率逐渐增高。

（宋昊岚　应斌武　李贵星）

第十三章
胃肠胰疾病检验

一、学 习 目 标

掌握　胃肠胰腺疾病的检验指标及临床应用。
熟悉　胃肠胰腺疾病的病因和发病机制。
了解　胃肠胰腺疾病的诊断流程。

二、重点和难点内容

（一）胃部疾病检验

1. 消化性溃疡、慢性胃炎诊断常用的检验项目。

（1）消化性溃疡常用的检验项目：消化性溃疡是最常见的疾病，常用的临床检验诊断有胃酸分析，血液化学以及幽门螺杆菌检测等辅助手段。

①血清胃泌素测定：胃泌素又称为促胃液素，主要由胃窦和小肠的G细胞分泌。血清胃泌素增高则怀疑溃疡由胃泌素瘤引起或是溃疡伴有内分泌肿瘤；②幽门螺杆菌检查：幽门螺杆菌（HP）是消化性溃疡的重要致病因子，约1/6幽门螺杆菌感染者发生消化性溃疡。HP检出方法主要有：a. 活检标本的尿素酶试验；b. 组织学检查；c. 细胞培养；d. 多聚酶链式反应；e. 尿素呼气试验；f. 免疫学检验。

（2）慢性胃炎常用的检验项目：慢性胃炎指不同病因引起的胃黏膜的慢性炎症或萎缩性病变，最常见病因是胃黏膜幽门螺杆菌（HP）感染。与慢性胃炎相关的实验室检查主要有Hp检测及血清胃蛋白酶原的检测。

血清胃蛋白酶原的检测，胃蛋白酶原（PG）是胃蛋白酶的前体，根据生化结构和免疫活性分为两个亚群：胃蛋白酶原Ⅰ（PGⅠ）、胃蛋白酶原Ⅱ（PGⅡ）。PG检测的临床意义有：①判断胃功能及胃癌筛查；②评价幽门螺杆菌根除治疗效果；③消化性溃疡复发的判定指标；④胃癌切除术后复发的判定指标。

2. 消化性溃疡、慢性胃炎的诊断流程。

（二）肠道疾病检验

1. 溃疡性结肠炎、腹泻、肠结核常用的检验项目。

（1）溃疡性结肠炎（UC）的检验：UC是一种病因尚不十分清楚的结直肠的慢性非特异性炎症性疾病。其实验室检查有血液学检查、粪便检查、自身抗体检查及结肠镜检查，结肠镜检查是本病诊断与鉴别诊断的最重要手段之一。

（2）腹泻的检验：腹泻病史超过 3 周或长期反复发作者为慢性腹泻，是临床上多种疾病的常见症状。其主要临床检查有血液学检查、粪便检查、小肠吸收功能试验及其他相关影像学检查。

（3）肠结核的检验：主要检查有结核菌素试验和影像学检查如 X 线钡剂灌肠、结肠镜检查等。病灶处活检，发现肉芽肿、干酪坏死或检出抗酸杆菌时可确诊。

2．溃疡性结肠炎、腹泻、肠结核的诊断流程。

（三）急性胰腺炎

1．急性胰腺炎常用的检验项目及 Ranson 标准。

急性胰腺炎是多种病因导致胰腺组织自身消化所致的胰腺水肿、出血及坏死等炎性损伤。对于胰腺炎的诊断，首选淀粉酶测定，其简单、快速并具有决定性意义。血液淀粉酶容易排泄至尿中，同时检测血液和尿淀粉酶更有助于发作不同时间胰腺炎的诊断。血脂肪酶因不易排泄至尿中而具有敏感性，不受唾液腺影响而具有特异性。尿胰蛋白酶 I 与胰蛋白酶 II 比值测定也有助于胰腺炎的诊断。

2．急性胰腺炎的诊断标准及其诊断流程。

一般具备下列 3 条中任意 2 条即可诊断急性胰腺炎：①急性、持续中上腹痛；②血淀粉酶或脂肪酶＞正常值上限 3 倍；③急性胰腺炎的典型影像学改变。

三、习　题

（一）名词解释

1．急性应激性溃疡　　　2．卓 - 艾综合征
3．慢性胃炎　　　　　　4．溃疡性结肠炎
5．急性胰腺炎　　　　　6．磷脂酶 A2 活性肽

（二）填空题

1．急性胃炎常见的病因有_____、_____、_____、_____、_____和_____。
2．慢性胃炎胃黏膜呈_____改变，组织学以_____、_____、_____及_____等为特点。
3．溃疡性结肠炎的主要临床症状是_____、_____及_____。
4．慢性腹泻按发病机制可分为_____、_____、_____、_____。
5．肠结核是_____引起的肠道慢性特异性感染，肠结核患者在内镜下病灶活检发现_____、_____或_____可以确诊。
6．急性胰腺炎中，在激活的胰消化酶中起主要破坏作用的有_____、_____和_____，由于这些酶的破坏作用，最终造成胰腺组织的出血坏死。

（三）单项选择题

A1 型题
1．**不能**作为判断幽门螺杆菌根除的检验方法是
　　A．活组织幽门螺杆菌培养

  B. 组织学检查找幽门螺杆菌

  C. 尿素酶呼气试验

  D. 快速尿素酶试验

  E. 血清抗幽门螺杆菌抗体检测

2. 在我国,对于大多数慢性胃炎,主要病因为

  A. 药物   B. 食物

  C. 胆汁反流   D. 幽门螺杆菌

  E. 物理因素

3. 与慢性胃炎有密切关系的病原菌为

  A. 空肠弯曲菌   B. 幽门螺杆菌

  C. 胎儿弯曲菌   D. 鼠伤寒沙门菌

  E. 副溶血性弧菌

4. 急性糜烂性胃炎的确诊应依据

  A. 上消化道出血的临床表现   B. 胃液分析

  C. X 线胃肠钡餐检查   D. 急诊胃镜检查

  E. 腹部 B 超

5. 非甾体抗炎药引起急性胃炎的主要机制是

  A. 激活磷脂酶 A   B. 抑制前弹性蛋白酶

  C. 抑制前列腺素合成   D. 促进胃泌素合成

  E. 抑制脂肪酶

6. 溃疡性结肠炎病变多位于

  A. 全结肠   B. 回盲部

  C. 回肠下段及升结肠   D. 横结肠

  E. 直肠及乙状结肠

7. 有关胃泌素的描述**不正确**的是

  A. 促进胃排空   B. 促进胃肠运动和胃肠上皮生长

  C. 为多肽类激素   D. 促进胃酸分泌

  E. 促进胃蛋白酶原分泌

8. 哪种表现对溃疡性结肠炎的诊断有意义

  A. 非干酪性肉芽肿   B. 炎症细胞浸润

  C. 干酪性肉芽肿   D. 隐窝脓肿

  E. 肠系膜淋巴结肿大

9. 下列哪种细胞分泌胃泌素

  A. 肥大细胞   B. ECL 细胞

  C. G 细胞   D. 壁细胞

  E. 主细胞

10. 卓 - 艾综合征绝大多数是由位于胰腺的何种肿瘤所致

  A. 胰岛素瘤   B. 胃泌素瘤

  C. PP 瘤   D. 类癌

  E. 生长抑素瘤

11. 关于促胃液素**错误**的是
    A. 为多肽类激素
    B. 促胃液素是胃窦促胃液素的主要形式
    C. 促胃液素是幽门部促胃液素的主要形式
    D. 小促胃液素由 14 个氨基酸残基组成
    E. 巨大促胃液素分子量约 2000

12. 腹泻至少超过多长时间称为慢性腹泻
    A. 2w
    B. 3w
    C. 3 个月
    D. 2 个月
    E. 1 个月

13. 胃肠黏膜因炎症等病变致血浆、黏液渗出所致的腹泻称为
    A. 动力性腹泻
    B. 吸收不良性腹泻
    C. 渗出性腹泻
    D. 渗透性腹泻
    E. 分泌性腹泻

14. 有关腹泻的叙述，哪项是**不正确**的
    A. 变态反应可引起腹泻
    B. 腹泻的某些发病因素互为因果
    C. 病程超过两个月者属于慢性腹泻
    D. 分泌性腹泻是由于胃肠黏膜分泌过多的液体所致
    E. 渗出性腹泻黏膜组织学基本正常

15. 下列哪项**不符合**肠结核的特点
    A. 腹泻是溃疡型肠结核的主要临床表现之一
    B. 粪便常为糊状
    C. 腹泻可与便秘交替
    D. 腹部无肿块
    E. 腹痛多位于右下腹

16. 对肠结核诊断有重要意义的检查方法是
    A. 粪便检查
    B. 腹腔镜检查
    C. X 线钡餐检查
    D. 结核菌素试验
    E. 纤维结肠镜检查

17. 肠结核最好发的部位是
    A. 直肠、乙状结肠
    B. 降结肠
    C. 横结肠
    D. 升结肠
    E. 回盲部

18. 对于肠结核的临床表现，下列哪项**不正确**
    A. 右下腹痛是溃疡型肠结核的主要临床表现之一
    B. 无里急后重
    C. 大便呈糊样或水样
    D. 多不伴有肺结核
    E. X 线钡餐检查可见回盲部有激惹、肠腔狭窄、肠段缩短变形等征象

19. 急性胰腺炎病人在急性发作后一般几小时易检出尿中淀粉酶活性的增高

    A. 1h 内　　　　　　　　　　　B. 2~6h

    C. 12~24h　　　　　　　　　　D. 24~28h

    E. 30~36h

20. 肠结核溃疡的肉眼形态是

    A. 椭圆形、溃疡的长轴与肠的长轴平行

    B. 口小底大烧瓶状

    C. 不规则地图状

    D. 呈带状、其长径与肠长轴垂直

    E. 火山喷口状

21. 肠结核最常见的感染途径是

    A. 直接蔓延　　　　　　　　　B. 血行播散

    C. 经口感染　　　　　　　　　D. 淋巴结扩散

    E. 以上都不足

22. 溃疡型肠结核钡餐 X 线最特征性的表现

    A. 回肠末端及盲肠激惹现象

    B. 回肠末端有局限性肠腔狭窄和近端肠扩张

    C. 回肠末端有线样征

    D. 病变肠局限性充盈缺损

    E. 病变肠段呈铅管状

23. 卓 - 艾综合征的临床表现**不包括**

    A. 高胃泌素血症　　　　　　　B. 胃酸分泌减少

    C. 反复再发的十二指肠溃疡　　D. 腹泻

    E. 脂肪泄

24. 确诊急性胰腺炎,血清淀粉酶及尿淀粉酶的数值应分别超过

    A. 256U、200U　　　　　　　　B. 500U、200U

    C. 320U、256U　　　　　　　　D. 256U、500U

    E. 500U、256U

25. 最能提示急性出血坏死型胰腺炎的指标是

    A. 低血钙　　　　　　　　　　B. 血清淀粉酶显著增高

    C. 低血磷　　　　　　　　　　D. 白细胞计数显著增高

    E. 低血糖

26. **不符合**急性胰腺炎腹痛的特征是

    A. 饱餐或饮酒后发生　　　　　B. 疼痛位于中上腹

    C. 伴频繁呕吐　　　　　　　　D. 间歇发作性上腹剧痛

    E. 疼痛可向左腰部放射

27. 急性胰腺炎时,血淀粉酶升高的时间一般在症状出现后

    A. 即刻　　　　　　　　　　　B. 4 小时

    C. 12~24 小时　　　　　　　　D. 8 小时后

    E. 尿淀粉酶升高的同时

A2 型题

1. 女性，51 岁，间断上腹疼痛 2 年，疼痛发作与情绪、饮食有关。查体：上腹部轻压痛。胃镜：胃窦皱襞平坦，黏膜粗糙无光泽，黏膜下血管透见。此病例考虑诊断为

    A. 消化性溃疡   B. 急性胃炎

    C. 慢性浅表性胃炎   D. 胃癌

    E. 慢性萎缩性胃炎

2. 某青年男性患者，无溃疡病史，因关节疼痛常服水杨酸制剂，出现上腹痛、解柏油样便，血压 95/70mmHg，心率 110 次 / 分，Hb 98g/L。胃镜可见糜烂及出血病灶，可能的诊断为

    A. 消化性溃疡   B. 急性糜烂出血性胃炎

    C. 食管贲门撕裂   D. 食管静脉曲张破裂出血

    E. 胃癌

3. 患者，女性，25 岁，右下腹痛 3 个月，常有腹泻，偶有便秘，大便呈糊状，无脓血，无里急后重感，近半个月发热、盗汗。最可能的诊断是

    A. 溃疡性结肠炎   B. 结肠癌

    C. 溃疡型肠结核   D. 阿米巴痢疾

    E. 慢性肠炎

4. 患者，女性，急性腹痛发作 10 小时入院，下列哪项检查对诊断急性胰腺炎最有价值

    A. 血清淀粉酶测定   B. 血清脂肪酶测定

    C. 血糖测定   D. 血清钙测定

    E. 血清谷丙转氨酶测定

5. 患者，男，31 岁，酗酒后突感左上腹剧痛，并向左腰放射，伴发热、恶心、呕吐，查体：腹平软，左上腹呈束带式压痛，肝、脾不大。应首先考虑的是

    A. 急性胰腺炎   B. 急性胆囊炎

    C. 心肌梗死   D. 急性肠炎

    E. 急性胃炎

B 型题

（1～2 题共用备选答案）

    A. 血清胃泌素正常，胃酸正常或降低

    B. 血清胃泌素正常或升高，胃酸正常或降低

    C. 血清胃泌素升高，胃酸显著降低或缺乏

    D. 血清胃泌素升高，胃酸显著升高

    E. 血清胃泌素水平正常或稍高，胃酸高

1. 胃泌素瘤

2. 十二指肠溃疡

（3～5 题共用备选答案）

    A. G 细胞   B. 小肠黏膜 S 细胞

    C. 小肠黏膜 M 细胞   D. 小肠黏膜 M 细胞

    E. 小肠黏膜 D 细胞

3. 分泌胃泌素的是

4. 分泌促胰液素的是

5. 分泌缩胆囊素的是

（6～8题共用备选答案）

A. 增高最早　　　　　　　　　B. 增高稍晚

C. 增高最晚　　　　　　　　　D. 不增高

E. 持续增高

6. 急性胰腺炎时，尿淀粉酶

7. 急性胰腺炎时，血清淀粉酶

8. 急性胰腺炎时，血清脂肪酶

（9～10题共用备选答案）

A. 突发剑突下剧烈绞痛，阵发性伴钻顶感，间歇不痛

B. 上腹部持续疼痛，牵及腰部，伴恶心、厌食、消瘦、进行性加重黄疸及白陶土便

C. 上腹部持续剧烈疼痛，常伴有束带状牵拉痛

D. 食后上腹胀痛，并有呕吐

E. 与饮食有关的慢性周期性节律性上腹痛

9. 急性胰腺炎可有

10. 胰头癌可有

（四）简答题

1. 消化性溃疡的鉴别诊断？

2. 溃疡性结肠炎有哪些实验室检查项目及指标变化？

3. Ranson 评分系统评分标准及意义？

4. 急性胰腺炎的诊断标准及诊断流程？

四、参考答案

（一）名词解释

1. 急性应激性溃疡：泛指在休克、创伤、手术后和严重全身性感染时发生的急性胃溃疡。

2. 卓 - 艾综合征：又叫胃泌素瘤，由胰腺或胰外 G 细胞或胃窦 G 细胞分泌大量胃泌素导致大量胃酸分泌引起严重的消化性溃疡。卓 - 艾综合征三联症为：高血清胃泌素分泌、高胃酸分泌及难治性胃、十二指肠溃疡。

3. 慢性胃炎：指不同病因引起的胃黏膜的慢性炎症或萎缩性病变，是一种常见的消化道疾病。

4. 溃疡性结肠炎：是一种病因尚不十分清楚的结肠和直肠慢性非特异性炎症性疾病，病变局限于大肠黏膜及黏膜下层，多位于乙状结肠和直肠。

5. 急性胰腺炎：多种病因导致胰腺组织自身消化所致的胰腺水肿、出血及坏死等炎性损伤。临床以急性上腹痛及血淀粉酶或脂肪酶升高为特点。

6. 磷脂酶 A2 活性肽（PLAP）：磷脂酶 A2 由胰腺腺泡合成，以磷脂酶 A2 的酶原形式分泌，其激活时在氨基端裂解下来的一段多肽称为磷脂酶 A2 活性肽（PLAP）。

（二）填空题

1. 应激　药物　酒精　创伤和物理因素　十二指肠反流　胃反流　胃黏膜血液循环障碍
2. 非糜烂的炎性　显著炎症细胞浸润　上皮增殖异常　胃腺萎缩　瘢痕
3. 腹泻　黏液脓血便　腹痛
4. 渗透性腹泻　分泌性腹泻　渗出性腹泻　动力异常性腹泻
5. 结核分枝杆菌　干酪样坏死性肉芽肿　人型结核分枝杆菌　牛型结核分枝杆菌
6. 磷脂酶 A2　弹力蛋白酶　胰血管舒缓素

（三）选择题

A1 型题

1. E　2. D　3. B　4. D　5. C　6. E　7. A　8. D　9. C　10. B
11. C　12. B　13. C　14. E　15. D　16. C　17. E　18. D　19. C　20. D
21. C　22. A　23. B　24. E　25. A　26. D　27. D

A2 型题

1. E　2. B　3. C　4. A　5. A

B 型题

1. D　2. E　3. A　4. B　5. D　6. B　7. A　8. C　9. C　10. B

（四）简答题

1. 消化性溃疡的鉴别诊断？

（1）慢性胃炎：部分患者临床表现和消化性溃疡相似，以上腹部隐疼为主，但常常缺乏明确的规律性，服用抗溃疡药物也可缓解，鉴别主要靠内镜检查。

（2）功能性消化不良：较常见，年轻人多见，表现为餐后上腹胀、嗳气、反酸、恶心和食欲减退等。与消化性溃疡鉴别依赖于胃镜检查和 X 线检查。

（3）胃癌：胃癌的症状很难与胃溃疡鉴别，内镜检查可以直接或染色后观察，并可以在直视下做活组织病理检查。对于怀疑恶性溃疡而一次活检阴性者，必须在短期内复查胃镜，并多部位再次活检，要加强随访。

（4）胃泌素瘤：又称卓 - 艾综合征，由胰腺或胰外 G 细胞或胃窦 G 细胞分泌大量胃泌素导致大量胃酸分泌引起严重的消化性溃疡。胃酸测定和血清胃泌素测定增高，有助于胃泌素瘤定性诊断。超声检查、CT、MRI、选择性血管造影等有助于胃泌素瘤的定位诊断。

（5）慢性胆囊炎：疼痛常位于右上腹，放射至肩部，疼痛发作与进食油腻食物有关。

（6）其他：如食管炎、慢性胰腺炎、慢性胆囊炎、胃淋巴瘤及肠易激综合征等也需和消化性溃疡鉴别。

2. 溃疡性结肠炎（UC）有哪些实验室检查项目及指标变化？

溃疡性结肠炎的实验室及其他检查项目有：血液、粪便、自身抗体、结肠镜等。①血液学检查：血红蛋白降低反映贫血；白细胞数增加、血沉加快及 C- 反应蛋白增高均提示 UC 进入活动期；②粪便检查：肉眼观察有黏液脓血，显微镜检见红细胞和脓细胞，急性发作期可见巨噬细胞。应注意通过粪便病原学检查，排除感染性结肠炎；③自身抗体检查：外周血中性粒细胞胞质抗体（p-ANCA）和酿酒酵母抗体（ASCA）可能分别为 UC 和 CD 的相对特异性抗体,如能检出,有助于 UC 和 CD 的诊断和鉴别诊断;④结肠镜:是本病诊断与鉴别诊断的最重要手段之一,检查时,应尽可能观察全结肠及末端回肠,确定病变范围,必要时取活检。

3. Ranson 评分系统评分标准及意义?

(1)Ranson 评分系统评分标准:Ranson 评分系统包括入院时的 5 项临床指标和 48 小时的 6 项指标,各项 1 分,合计 11 分,评分在 3 分以上时即为重症胰腺炎。3 分以下病死率 0.9%,3～4 分为 16%,5～6 分为 40%,6 分以上为 100%。

入院时指标:①年龄大于 55 岁;②白细胞数大于 16×10^9/L;③血糖大于 11.1mmol/L;④ LDH 大于 350U/L;⑤ AST 大于 250U/L。

入院后 48 小时指标:① Hct 减少大于 10%;②血 BUN 升高大于 1.8mmol/L:③ PaO_2 小于 60mmHg;④碱缺失大于 4mmol/L;⑤血钙浓度小于 2mmol/L;⑥体液丢失量大于 6L。

(2)意义:Ranson 评分系统在重症胰腺炎的诊疗过程中曾发挥了很大的作用,但由于其评分是根据病人入院至 48 小时的病情的变化,不能动态观察并估计严重度,而且评分无病人的以往健康状况,并且对比 CT 等影像学检查发现其特异性,敏感性均较差。

4. 急性胰腺炎的诊断标准及诊断流程?

(1)诊断标准:作为急腹症之一,应在患者就诊后 48 小时内明确诊断,一般具备下列 3 条中任意 2 条即可诊断:①急性、持续中上腹痛;②血淀粉酶或脂肪酶＞正常值上限 3 倍;③急性胰腺炎的典型影像学改变。

(2)诊断流程:①主诉及临床症状:患者有饮食油腻食物或暴饮暴食史,诉中上腹痛、压痛,疑诊为急性胰腺炎;②检测患者血淀粉酶及脂肪酶,若升高,则初步诊断为急性胰腺炎;若正常,则行动态测定观察,升高也可初步诊断急性胰腺炎;③初步诊断后,对患者进一步行其他血液生物化学及影像学检查(如 B 超),进一步确诊并对患者进行病因诊断,并且利用评分系统及其他影像学检查(如增强 CT 等)对患者病情进行严重程度的评估。

(蒋显勇　马雅静)

第十四章
内分泌疾病检验

一、学习目标

掌握 肾上腺疾病、甲状腺疾病、下丘脑 - 垂体疾病、性腺疾病的常用检验指标,常见肾上腺疾病、甲状腺疾病、下丘脑 - 垂体疾病、性腺疾病的诊断标准。

熟悉 常见肾上腺疾病、甲状腺疾病、下丘脑 - 垂体疾病、性腺疾病的诊断流程。

了解 常见内分泌系统疾病的概念和病因。

二、重点和难点内容

人体内分泌的功能主要由下丘脑 - 垂体 - 内分泌腺 - 激素系统的调节与反馈调节达动态平衡。内分泌疾病主要表现为功能亢进和功能减退,其诊断流程的共同点是:以不同内分泌疾病具有的特殊临床表现为筛查启动依据,检查可疑的内分泌腺激素的水平的高低,判断属亢进还是减退,再查下丘脑 - 垂体的促释放激素、促激素的高低,及动态试验判断病变部位和性质,通过颅脑、和内分泌腺体进行超声、影像学检查发现病灶寻找病因,区别原发、还是继发自身免疫性疾病、创伤、肿瘤、炎症、病原体感染、放疗性损伤等原因,最后排除下丘脑 - 垂体 - 内分泌腺以外的疾病导致物质代谢失常而引起的内分泌紊乱。

(一)肾上腺疾病

常见的肾上腺疾病包括肾上腺皮质功能亢进(库欣综合征、醛固酮增多症)和肾上腺皮质功能减退(Addison 病)、肾上腺髓质疾病(嗜铬细胞瘤),肾上腺皮质疾病可由下丘脑、垂体和肾上腺任何一个部位病变而引起,除了直接测定血尿中这些器官组织所分泌的激素浓度外,还可通过下丘脑 - 垂体 - 肾上腺轴(HPA)动态试验确定发病部位、病因,并利用影像技术来协助诊断。常用的检测项目是:

1. 直接测定与肾上腺皮质相关的 HPA 轴相关的激素,主要项目是血浆 ACTH 测定、血皮质醇和皮质醇节律测定可用于库欣综合征或 Addison 病的诊断,血浆肾素活性测定、血浆 ALD 测定用于醛固酮增多症诊断、血浆去甲肾上腺素类物质(MNs)检测、血浆 CA 测定可用于嗜铬细胞瘤的诊断。

2. 尿中激素及其代谢产物测定主要项目是:尿游离皮质醇、尿 17-OHCS 和 17-KS 测定用于库欣综合征或 Addison 病的诊断、尿 ALD 测定用于醛固酮增多症诊断,尿 CA 测定、尿 CA 代谢产物的测定(VMA)、24 小时尿总 MNs(MN + NMN)可用于嗜铬细胞瘤的诊断。

3. 下丘脑 - 垂体 - 肾上腺轴(HPA)动态试验,主要项目是 ACTH 兴奋试验、CRH 兴奋试验、地塞米松抑制试验用于库欣综合征或 Addison 病的诊断,卡托普利(开博通)抑制试验、

ALD/肾素比率测定、盐抑制试验可用于醛固酮增多症的诊断、可乐定抑制试验可用于嗜铬细胞瘤的诊断。

4.其他检测 肾上腺自身抗体测定可用于 Addison 病。

（二）甲状腺疾病

常见的甲状腺疾病包括甲状腺功能亢进和功能减退，其次是甲状腺炎、甲状腺肿、甲状腺结节等，其诊断除了直接测定血液中甲状腺所分泌的激素浓度外，还可通过 TSH 测定确定发病部位，TRH 兴奋试验判断垂体 TSH 细胞贮备量和对 TRH 的敏感性，甲状腺球蛋白及自身抗体测定判断病因，并利用病史和超声影像技术来协助诊断。常用的检测项目是：

1.血液中相关激素 主要包括血清总 T_4(TT$_4$)与血清总 T_3(TT$_3$)测定，是反映甲状腺功能合成分泌功能的较好指标，血清游离 T_4(FT$_4$)与游离 T_3(FT$_3$)测定更能真实反映甲状腺功能状况，TSH 是腺垂体分泌的促进甲状腺的生长和机能的激素，是国际上公认的诊断甲亢的首选指标，可作为单一指标进行甲亢筛查。

2.动态试验 甲状腺摄 ^{131}I 率测定可间接了解甲状腺的功能，TRH 兴奋试验可反映垂体 TSH 细胞贮备量和对 TRH 的敏感性，生长抑素抑制试验可用于评价甲状腺和甲状腺相关性眼病的病因和治疗反应，T3 抑制试验主要用途是明确摄 ^{131}I 率升高的病因，鉴别非毒性甲状腺肿和 GD。

3.甲状腺自身抗体测定 主要包括抗甲状腺球蛋白抗体（TGAb）和抗甲状腺过氧化物酶抗体（TPOAb），促甲状腺素受体抗体（TRAb）用于诊断自身免疫性甲状腺炎诊断。

4.其他 尿碘测定可反映人体碘营养水平，血清甲状腺球蛋白（Tg）可辅助诊断甲状腺炎。

（三）下丘脑 - 垂体疾病

下丘脑 - 垂体病变可由炎症、颅脑外伤、肿瘤、血管损伤、垂体切除、放疗性损伤等引起，根据病变的部位和性质的不同，而导致多种不同类型的内分泌功能紊乱。常见疾病是垂体性侏儒、巨人症和肢端肥大症、催乳素瘤、尿崩症等，诊断需要测定与临床表现相关的下丘脑 - 垂体所释放的激素外，还可通过进行相关激素的动态试验（兴奋试验、抑制试验）来判断发病部位，并利用影像技术来协助诊断。常用的检验项目是：

1.血液中相关激素的测定 主要包括血清 GH 测定常用于巨人症和肢端肥大症的诊断，血清 PRL 测定用于泌乳素瘤的诊断，血浆抗利尿激素（ADH 或 AVP）测定用于尿崩症的诊断。

2.动态试验 GHRH 兴奋试验、左旋多巴兴奋试验、可乐定激发试验用于垂体性侏儒的诊断，而 TRH 兴奋试验、GH 抑制试验（葡萄糖耐量试验）用于巨人症和肢端肥大症的诊断。AVP 动态试验用于尿崩症的诊断。

3.其他检验 血 IGF-1 测定和血 IGF 结合蛋白测定用于巨人症和肢端肥大症的诊断。尿比重、尿液渗透压和血浆渗透压测定用于尿崩症的诊断。

（四）性腺疾病

常见的性腺疾病是性早熟与性发育迟缓，或女性卵巢功能紊乱，男性睾丸功能紊乱，诊断常用的检验项目有：

1. 性腺疾病检验指标　LH 和 FSH 测定与性激素测定同时进行,用于判断病变的部位,雄激素测定是判断性发育状况的依据,雌激素测定可用于判断卵巢的发育和功能,孕激素测定主要用于判断卵巢功能,β-HCG 和甲胎蛋白(AFP)测定是诊断分泌 HCG 生殖细胞瘤的重要指标,PRL 测定可用于判断垂体前叶合成和分泌功能。

2. 动态试验　GnRH 兴奋试验用来检查垂体和卵巢功能的试验,有助于判断中枢性性早熟,人绒毛膜促性腺激素(HCG)兴奋试验可反映 Leydig 细胞的储备功能,氯米芬(氯底酚胺)试验可用于鉴别下丘脑和垂体病变,近年认为此试验对卵巢储备功能的评价有一定价值,LHRH 兴奋试验在鉴别诊断体质性青春发育延迟和男性促性腺激素性功能减低有重要的意义。

3. 其他检测项目　阴道脱落细胞检查,其成熟程度可反映雌激素水平的变化,遗传学检查是核型和性染色体异常疾病的诊断方法,抗苗勒氏管激素(AMH)可更准确地反映卵巢的储备功能,精液检查是协助判断睾丸疾病的重要依据。

最后,临床还需要利用超声影像技术来协助做病因诊断。

三、习　题

(一)名词解释

1. 库欣综合征(库欣病)　　　　2. Addison 病
3. 尿崩症　　　　　　　　　　4. 性早熟
5. 青春期发育延迟

(二)填空题

1. 性早熟按发病机理和临床表现可分类为_____和_____。

2. 醛固酮增多症可分为_____和_____两类。

3. 甲状腺功能减退症按起病年龄可分为三型,功能减退始于胎儿或新生儿者称_____;始于性发育前儿童称_____;始于成人称_____。

4. 非毒性甲状腺肿有两种类型,一种是_____,常为缺碘所致;另一种是_____,呈散发分布。

5. 青春期发育延迟根据病因特点可分为三类:①_____;②_____;③_____。

(三)单项选择题

A1 型题

1. 垂体病变致继发性甲状腺功能减退症时,甲状腺激素类指标变化为
   A. $T_3T_4\uparrow$, TSH $\downarrow$　　　　　　B. $T_3T_4\downarrow$, TSH $\uparrow$
   C. $T_3T_4\downarrow$, TSH $\downarrow$　　　　　　D. $T_3T_4\uparrow$, TSH $\uparrow$
   E. $T_3T_4\uparrow$, TSH 不变

2. 新生儿筛查甲状腺机能低下首先采用的指标是
   A. TT_4　　　　　　　　　　B. FT_3

C. TSH   D. rT3

E. TRH

3. 血清甲状腺激素降低见于
   A. 垂体前叶机能减退   B. 亚急性甲状腺肿伴功能亢进
   C. Graves 病   D. 结节性甲状腺肿伴机能亢进
   E. 单纯性甲状腺肿

4. 进入靶细胞发挥作用的甲状腺激素是
   A. T_4 B. T_3
   C. T_3 和 T_4 D. 结合型 T_3 和 T_4
   E. 游离型 T_3 和 T_4

5. 促进神经系统发育最重要的激素是
   A. 糖皮质激素   B. 生长激素
   C. 盐皮质激素   D. 甲状腺素
   E. 肾上腺素

6. 血浆 T_3 和 T_4 含量增加时可反馈抑制
   A. ACTH 分泌   B. FSH 分泌
   C. LH 分泌   D. PRL 分泌
   E. TRH 分泌

7. 与甲状腺功能减退无关的表现是
   A. 反应迟钝   B. 骨质疏松
   C. 心动过缓   D. 性早熟
   E. 非凹陷性黏液性水肿

8. 下列激素分泌有昼夜节律, 但除外
   A. ACTH   B. 皮质醇
   C. FSH   D. GH
   E. TSH

9. 人体对内分泌系统调节的主要机制是
   A. 对外界刺激的反射调节
   B. 大脑皮质, 边缘系统等高级中枢神经控制
   C. 下丘脑 - 现垂体 - 内分泌腺调节轴
   D. 内分泌腺的自我调节
   E. 外周神经系统对内分泌腺的调控

10. 反映皮质醇的浓度, 且不受昼夜节律影响的指标是
    A. 尿液游离皮质醇   B. 唾液游离皮质醇
    C. 尿液 17-OHCS   D. 尿液 17-KS
    E. 24h 尿皮质醇

11. ACTH 是属于
    A. 释放激素   B. 释放抑制激素
    C. 促激素   D. 抑制激素
    E. 效应激素

12. 尿液 17-OH 是何种激素的代谢物
    A. 甲状腺素　　　　　　　　　　B. 生长激素
    C. 促肾上腺皮质激素　　　　　　D. 糖皮质激素
    E. 肾上腺素

13. 尿液 VmA 试验是何种激素的代谢物
    A. 甲状腺素　　　　　　　　　　B. 生长激素
    C. 促肾上腺皮质激素　　　　　　D. 糖皮质激素
    E. 肾上腺素

14. 下列激素中不是由肾脏产生的是
    A. 肾素　　　　　　　　　　　　B. 1，25- 二羟胆钙化醇
    C. 雌性激素　　　　　　　　　　D. 促红细胞生成素
    E. 血管紧张素

15. 肾上腺皮质球状带分泌的激素是
    A. 糖皮质激素　　　　　　　　　B. 雌激素
    C. 醛固酮　　　　　　　　　　　D. 皮质醇
    E. 雄激素

16. 下列指标用于嗜铬细胞瘤诊断的是
    A. FSH　　　　　　　　　　　　B. GH
    C. T_3、T_4　　　　　　　　　　　D. TRH、TSH
    E. 24 小时尿 CA、血浆游离 MNs

17. 最易发生嗜铬细胞瘤的部位在
    A. 肾脏　　　　　　　　　　　　B. 肾上腺皮质
    C. 肾上腺髓质　　　　　　　　　D. 甲状腺
    E. 甲状旁腺

18. 成年人生长激素过多将导致
    A. 毒性腺瘤　　　　　　　　　　B. 单纯性甲状腺肿
    C. 黏液水肿　　　　　　　　　　D. 肢端肥大症
    E. 巨人症

19. 儿童时生长激素过多将导致
    A. 巨人症　　　　　　　　　　　B. 单纯性甲状腺肿
    C. 黏液水肿　　　　　　　　　　D. 肢端肥大症
    E. 呆小病

20. 下列激素中属于腺垂体分泌激素为
    A. 促肾上腺激素　　　　　　　　B. 胰岛素
    C. 促甲状腺激素释放素　　　　　D. 催乳素释放素
    E. 促性腺激素释放素

21. 下丘脑 - 腺垂体调节激素的分泌调控，主要受其调节的内分泌靶腺（细胞）释放的激素水平长反馈调节，请问以下哪项能调节腺垂体激素分泌
    A. 皮质醇　　　　　　　　　　　B. 甲状旁腺素
    C. 雌三醇　　　　　　　　　　　D. 醛固酮

E. 生长激素

22. 抑制 ACTH 的激素是
    A. 肾上腺素   B. 皮质醇
    C. 醛固酮   D. 甲状腺素
    E. 性激素

23. 促进女性青春期乳腺发育的主要激素是
    A. 生长素   B. 催乳素
    C. 雌激素   D. 孕激素
    E. 雄激素

24. 卵巢分泌的雌激素主要是
    A. 雌三醇   B. 雌二醇
    C. HCG   D. 孕酮
    E. LH

25. 垂体机能减退时,可出现分泌减少的激素有
    A. GH   B. FSH
    C. TSH   D. ACTH
    E. 甲状旁腺素

26. 原发性甲低时
    A. $T_3 \downarrow$、$T_4 \downarrow$、$TSH \uparrow$ B. $T_3 \downarrow$、$T_4 \downarrow$、$TSH \downarrow$
    C. $T_3 \downarrow$、$T_4 \uparrow$、$TSH \downarrow$ D. $T_3 \uparrow$、$T_4 \uparrow$、$TSH \uparrow$
    E. $T_3 \uparrow$、$T_4 \uparrow$、$TSH \downarrow$

27. 原发性睾丸功能紊乱时
    A. FSH↓、LH↓,LHRH 兴奋试验无反应
    B. FSH↑、LH↑,LHRH 兴奋试验有过分反应
    C. FSH↑、LH↑,LHRH 兴奋试验无反应
    D. FSH↑、LH↓,LHRH 兴奋试验有过分反应
    E. FSH↓、LH↑,LHRH 兴奋试验有过分反应

28. 抗苗勒氏管激素(AMH)测定,可以反映
    A. 卵巢的储备功能   B. 肾上腺皮质储备功能
    C. 肾上腺髓质储备功能   D. 甲状腺储备功能
    E. 睾丸间质细胞储备功能

29. HCG 兴奋试验,可以反映
    A. 卵巢的储备功能   B. 肾上腺皮质储备功能
    C. 肾上腺髓质储备功能   D. 甲状腺储备功能
    E. 睾丸间质细胞储备功能

30. GnRH 兴奋试验,是用来检查
    A. 垂体肾上腺髓质功能的试验
    B. 下丘脑和肾上腺皮质功能的试验
    C. 垂体和卵巢功能的试验
    D. 垂体和甲状腺功能的试验

E. 下丘脑和睾丸间质细胞功能的试验

31. AVP 动态试验,可以反映
    A. 卵巢对使用垂体后叶素后的反应,协助诊断卵巢功能紊乱
    B. 肾上腺对使用垂体后叶素后的反应,协助诊断 Addison 病
    C. 甲状腺对使用垂体后叶素后的反应,协助诊断甲状腺功能减退症
    D. 肾小管对使用垂体后叶素后的反应,协助诊断尿崩症
    E. 睾丸对使用垂体后叶素后的反应,协助诊断睾丸功能紊乱

32. 垂体性侏儒的诊断依据是
    A. GHRH 兴奋试验,GH 峰值过低
    B. 左旋多巴兴奋试验,GH 峰值过高
    C. 可乐定激发试验,GH 峰值过高
    D. 血清 GH 测定,结果偏高
    E. GHRH 兴奋试验,GH 峰值过高

33. 血 IGF-1 测定,是反映
    A. 慢性 ACTH 过度分泌的指标
    B. 肾上腺皮质过度分泌的指标
    C. 慢性 GH 过度分泌的指标
    D. 慢性甲状腺激素过度分泌的指标
    E. 慢性下丘脑 TRH 过度分泌的指标

34. 血清 PRL 测定,是用于诊断
    A. 肾上腺皮质瘤
    B. 垂体泌乳素细胞瘤
    C. 甲状腺瘤
    D. 卵巢肿瘤
    E. 睾丸肿瘤

35. 大剂量 DXM 抑制试验,仍不能抑制垂体释放 ACTH,提示
    A. 有下丘脑肿瘤
    B. 有 Cushing 综合征
    C. 有嗜铬细胞瘤
    D. 肾上腺有自主分泌的皮质腺瘤或异位 ACTH 分泌综合征
    E. 有 Addison 病

36. 肾上腺自身抗体测定,用于
    A. 肢端肥大症病因诊断
    B. Cushing 综合征病因诊断
    C. 嗜铬细胞瘤病因诊断
    D. 尿崩症病因诊断
    E. Addison 病病因诊断

37. TRH 刺激试验,用于
    A. 确定垂体 TSH 细胞贮备量和对 TRH 的敏感性
    B. 确定下丘脑肿瘤
    C. 确定嗜铬细胞瘤
    D. 确定甲状腺对 TRH 的敏感性
    E. 确定甲状腺肿瘤

38. 尿碘测定,用于

A. 诊断甲状腺功能亢进症依据   B. 反映人体碘营养水平的指标

C. 诊断慢性甲状腺炎的依据   D. 诊断甲状腺癌的依据

E. 诊断甲状腺功能减退症依据

39. 下列激素分泌有昼夜节律，**除了**

    A. ACTH   B. 皮质醇

    C. FSH   D. GH

    E. TSH

40. 下列哪个推论是**不正确**的

    A. 皮质醇↑-库欣氏病   B. 生长激素↑-肢端肥大症

    C. 甲状腺激素↓-黏液水肿   D. 甲状旁腺素↑-血钙增高

    E. 醛固酮↑-嗜铬细胞瘤

41. 下列激素**不属于**肾上腺皮质分泌的是

    A. ACTH   B. 雄烯二酮

    C. 雌二醇   D. 醛固酮

    E. 皮质醇

42. 机体处于应激状态时，下列激素分泌会增加，**除了**

    A. 肾上腺素   B. 去甲肾上腺素

    C. 糖皮质激素   D. TSH

    E. 甲状腺激素

A2 型题

1. 患者男性，36 岁，主诉有渐进性乏力，体重减轻，食欲减退。体检：身高 1.86 米，皮肤呈黯黑色，呈消耗性疾病态。实验室检查：血 Na^+ 132mmol/L，血 K^+ 6.1mmol/L，空腹血糖 3.3mmol/L，血皮质醇（8：00AM）浓度降低，尿 17-OHCS 降低，血 ACTH 超过正常。下列最可能的初步诊断是什么？

    A. 甲状腺功能亢进症   B. Addison 病

    C. 嗜铬细胞瘤   D. 原发性醛固酮增多症

    E. 肢端肥大症

2. 患者女性，51 岁，主诉有头晕、嗜睡、渐进性乏力、体重增加、食欲减退二年。体检：表情淡漠，面色苍白，眼睑和颊部虚肿。实验室检查：血清 TSH 增高，FT4 减低。下列最可能的初步诊断是什么？

    A. 甲状腺功能减退症   B. Addison 病

    C. 库欣综合征   D. 原发性醛固酮增多症

    E. 肢端肥大症

3. 患者男性，56 岁，主诉有烦渴、口干、多饮、多尿 15 天。体检：皮肤干燥情绪低落，余未见异常。实验室检查：空腹血糖 5.3mmol/L，餐后 2 小时血糖 5.6mmol/L，血 Na^+ 142mmol/L，血 K^+ 4.1mmol/L，尿糖（-），尿比重 1.002，血浆渗透压 330mmol/L；血清抗利尿激素低于参考区间。下列最可能的初步诊断是什么？

    A. 甲状腺功能减退症   B. 糖尿病

    C. 库欣综合征   D. 原发性醛固酮增多症

    E. 尿崩症

4. 女，32岁，就诊时主诉近一年来易急躁，怕热多汗，易心悸，多食但易饥，体重减轻，吞咽障碍。体检：患者眼球突出，双侧甲状腺肿大，心动过速。进一步实验室检查：血清 FT_3 升高、血清 TSH 降低、TRH 兴奋试验阴性、该患者患何种疾病的可能性最大？

    A. 垂体腺瘤   B. 单纯性甲状腺肿

    C. 甲状腺癌   D. Graves 病

    E. 亚急性甲状腺炎

B 型题

（1～2 题共用备选答案）

    A. 甲状腺素   B. 生长激素

    C. 促肾上腺皮质激素   D. 糖皮质激素

    E. 肾上腺素

1. 尿液 VmA 试验是何种激素的代谢物？

2. 尿液 17-OH 是何种激素的代谢物？

（3～5 题共用备选答案）

    A. 卡托普利（开博通）抑制试验   B. CRH 兴奋试验

    C. DXM 抑制试验   D. TRH 兴奋试验

    E. ACTH 兴奋试验

3. 可用于区分原发性醛固酮增多症和原发性高血压的试验是

4. 反映垂体 TSH 细胞贮备量的试验是

5. 了解垂体的 ACTH 细胞贮备量

（四）简答题

1. 试述人体主要内分泌腺包括哪些？

2. 库欣综合征的病因有哪些？

3. 下丘脑 - 垂体 - 肾上腺轴（the hypothalamic-pituitary-adrenal axis，HPA）动态试验有哪些？

4. 地塞米松（dexamethasone，DXM）抑制试验常用哪些方法？

5. 卡托普利（开博通）抑制试验有何意义？

6. 简述 Addison 病的诊断标准。

7. 简述 Graves 病的诊断标准。

8. 试述甲状腺功能减退症的诊断流程。

9. 试述巨人症和肢端肥大症诊断中所需的内分泌检验指标有哪些。

10. 试述睾丸功能紊乱的实验诊断流程。

11. 简述下丘脑 - 腺垂体 - 甲状腺功能调节的相互关系。

四、参 考 答 案

（一）名词解释

1. 库欣综合征（cushing's syndrome，CS）：是机体组织长期暴露于异常增高糖皮质激素下引起的一系列临床症状和体征。因垂体病变导致 ACTH 过量分泌致病者称之为库欣病

（Cushing's Disease，CD）。

　　2. Addison 病：指因原发性肾上腺无法分泌足够的皮质醇所致的肾上腺皮质功能减退症。

　　3. 尿崩症：是指由于下丘脑 - 神经垂体功能低下，抗利尿激素分泌和释放不足，或者肾脏对 AVP 反应缺陷而引起的一组临床综合征，主要表现为多尿、烦渴、多饮、低比重尿和低渗透压尿。

　　4. 性早熟（precociouspuberty）：是指男童在 9 岁前，女童在 8 岁前呈现第二性征。

　　5. 青春期发育延迟：青春期发育延迟（delayedpuberty，latepuberty）可定义为至青春期发育平均年龄加 2 个标准差年龄以后尚未出现青春期发育者，一般男孩到 14 岁的睾丸容积 <4ml，女孩到 13 岁时仍无月经初潮可认为是青春期发育延迟。

（二）填空题

1. 中枢性性早熟　　外周性性早熟
2. 原发性　　继发性
3. 呆小病　　幼年型甲减　　成年型甲减
4. 地方性甲状腺肿　　散发性甲状腺肿
5. 体质性（特发性）青春期延迟　　低促性腺激素性青春期　　延迟性腺发育不全

（三）单项选择题

A1 型题

1. C　　2. C　　3. A　　4. E　　5. D　　6. E　　7. B　　8. C　　9. C　　10. D
11. C　　12. D　　13. E　　14. C　　15. C　　16. E　　17. C　　18. D　　19. A　　20. A
21. A　　22. B　　23. C　　24. B　　25. E　　26. A　　27. B　　28. A　　29. E　　30. C
31. D　　32. A　　33. C　　34. B　　35. D　　36. E　　37. A　　38. B　　39. C　　40. E
41. A　　42. D

A2 型题

1. B　　2. A　　3. E　　4. D

B 型题

1. E　　2. D　　3. A　　4. D　　5. B

（四）简答题

　　1. 试述人体主要内分泌腺包括哪些？

　　人体主要内分泌腺包括：下丘脑、垂体、甲状腺、甲状旁腺、肾上腺、胰岛、性腺、及其他分布在心血管、胃肠、肾、脂肪组织、脑（尤其下丘脑）的内分泌组织和细胞。

　　2. 库欣综合征的病因有哪些？

　　主要病因有垂体腺瘤、下丘脑 - 垂体功能紊乱、原发性肾上腺皮质肿瘤、异源性 ACTH 或 CRH 综合征等。

　　3. 下丘脑 - 垂体 - 肾上腺轴（the hypothalamic-pituitary-adrenal axis，HPA）动态试验有哪些？

　　（1）ACTH 兴奋试验利用外源性 ACTH 对肾上腺皮质的兴奋作用，测定尿和血中肾上腺皮质激素及其代谢产物的变化。

　　（2）CRH 兴奋试验应用 NAL 后，测定血浆 ACTH 可了解垂体的 ACTH 细胞贮备量及肾上腺皮质对垂体和下丘脑的反馈关系。

（3）地塞米松（dexamethasone，DXM）抑制试验：DXM 对垂体释放 ACTH 有抑制作用，使肾上腺 ACTH 分泌减少。

4. 地塞米松（dexamethasone，DXM）抑制试验常用哪些方法？

（1）小剂量 DXM 抑制试验正常人服 DXM 抑制下丘脑 - 垂体 - 肾上腺轴，血 ACTH 水平下降，Cushing 综合征患者血 ACTH 不出现反馈抑制，肾上腺肿瘤患者血 ACTH 明显下降。

（2）大剂量 DXM 抑制试验如果大剂量仍不能抑制，提示肾上腺有自主分泌的皮质腺瘤，或异位 ACTH 分泌综合征。

（3）午夜小剂量 DXM 抑制试验。正常人皮质醇分泌午夜以后上升，在血皮质醇未开始升高前，服用外源性 DXM，测最大抑制 ACTH。

5. 卡托普利（开博通）抑制试验有何意义？

高血压患者口服卡托普利后，抑制血管紧张素，从而抑制血清醛固酮分泌。但对于自主性分泌醛固酮的患者，无明显抑制作用，因此，该方法可用于区分原发性醛固酮增多症和原发性高血压。

6. 简述 Addison 病的诊断标准。

（1）筛查：①特征性皮肤色素沉着，全身虚弱，头晕，食欲减退，消瘦，低血压，直立性晕厥，心脏缩小，女性腋毛和阴毛稀少或脱落；②低血钠、高血钾、低血糖、葡萄糖耐量试验呈低平曲线。

（2）确诊试验：①血浆皮质醇及 24 小时尿游离皮质醇降低；② 24h 尿游离皮质醇可避免血皮质醇的昼夜节律及上下波动，可反映肾上腺皮质功能的实际情况；③血浆 ACTH 明显增高；④肾上腺 CT 可发现病变。

7. 简述 Graves 病的诊断标准。

①临床甲亢症状和体征；②甲状腺弥漫性肿大（触诊和 B 超证实），少数病例可以无甲状腺肿大；③血清 TSH 浓度降低，TH 浓度升高；④眼球突出和其他浸润性眼征；⑤胫前黏液性水肿；⑥甲状腺 TSH 受体抗体（TRAb 或 TSAb）阳性。以上标准中，①②③项为诊断必备条件，④⑤⑥项为诊断辅助条件。

8. 试述甲状腺功能减退症的诊断流程。

见图 14-1。

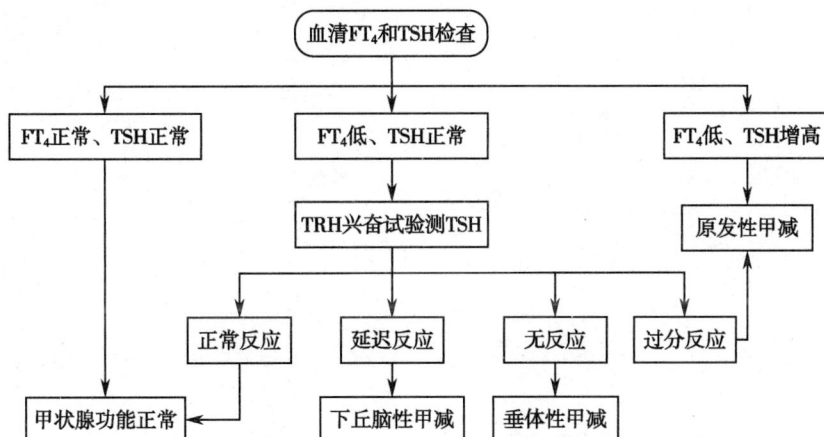

图 14-1 甲状腺功能减退症的诊断流程

9. 试述巨人症和肢端肥大症诊断中所需的内分泌检验指标有哪些。

内分泌检查有：①测定血浆生长激素（GH）水平，患者 GH 值一般 >20μg/L，甚至高达数百 μg/L；② GH 抑制试验（葡萄糖耐量试验）不能抑制患者的 GH 水平；③ TRH 或促性腺激素释放激素（GnRH）试验，正常人 GH 无反应，而患者却可明显升高；④血清 IGF-1 可明显升高。

10. 试述睾丸功能紊乱的实验诊断流程。

见图 14-2。

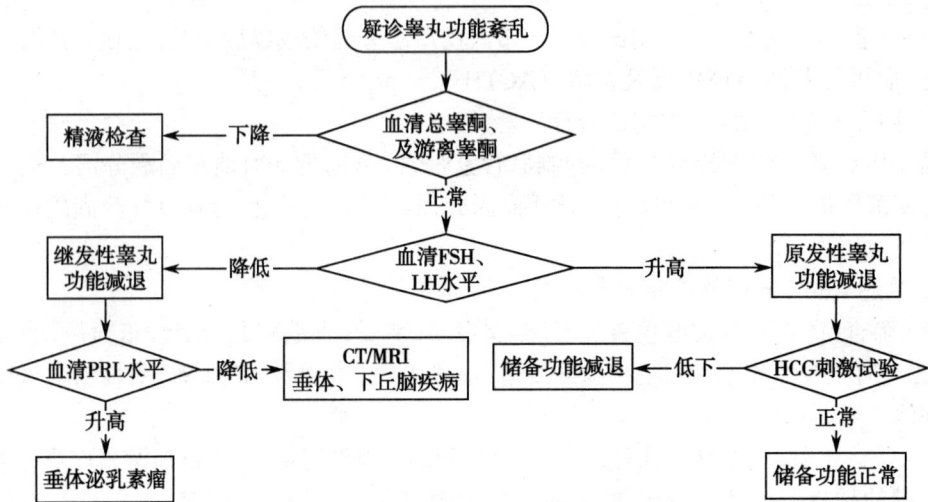

图 14-2 睾丸功能紊乱实验诊断流程

11. 简述下丘脑 - 腺垂体 - 甲状腺功能调节的相互关系。

TSH 是垂体前叶嗜碱细胞释放的一种糖蛋白，可促进甲状腺腺体增大，合成分泌 T_4，T_3 增加。下丘脑分泌的促甲状腺激素释放激素 TRH 可促进垂体释放 TSH；甲状腺激素对垂体及下丘脑的分泌功能均有反馈式调节作用。

（张朝霞　张　琼）

成不全、早熟性耳硬化，上述 4 项中出现 2 项特别是前 2 项，即可诊断。检验一般用于辅助诊断，少数患者 ALP 也可增高；尿羟脯氨酸增高；部分伴氨基酸尿和黏多糖尿；有 2/3 的患者血清 T_4 升高。

2. 肾性骨病　由慢性肾衰竭导致。患者除了具有血清尿素、肌酐升高等肾衰竭表现外，主要检测指标如下：①有骨软化症状者，血清总钙一般都低；有纤维骨炎者，一般为正常或较高；有严重肾衰者，血清的蛋白结合钙和离子钙均低。②血清无机磷一般都升高，甚至极高；③血清 ALP、血清镁和血尿素均升高；血浆的碳酸盐因酸中毒而降低，有蛋白尿和低尿钙。

3. 变形性骨炎　即 Paget 骨病，是仅次于骨质疏松症的第二个常见骨病。检验指标包括：① ALP 原因不明升高有助于本病的诊断，B-ALP 对 Paget 骨病的诊断特异性为 100%、灵敏度为 84%；②尿脱氧吡啶酚和尿羟脯氨酸二者均增加；③血钙、磷、镁和 PTH 通常正常，部分患者血钙升高，血磷稍低，PTH 上升。

三、习　题

（一）名词解释

1. 骨形成
2. 骨碱性磷酸酶
3. 抗酒石酸酸性磷酸酶
4. 甲状旁腺激素
5. 佝偻病
6. 骨质疏松症
7. 肾性骨营养不良
8. I 型前胶原前肽
9. 维生素 D 抵抗

（二）填空题

1. 血清中碱性磷酸酶主要来自肝和骨，来自于骨的 ALP 称为_____，由_____合成和分泌。

2. 人降钙素由_____合成、分泌，作用的靶器官主要是_____，其次是小肠，其主要作用是_____。

3. 成骨不全的特征为_____、_____、_____和_____，是由于间充质组织发育不全、胶原形成障碍造成的_____骨疾病。

4. 骨软化症是以_____的骨基质矿化障碍为特点的一种骨骼疾病。

（三）单项选择题

A1 型题

1. 骨有机质中含量最多的物质是
   A. 骨钙素
   B. 骨连接蛋白
   C. 胶原蛋白
   D. 骨涎蛋白
   E. 骨形态生成蛋白

2. 小儿佝偻病是下列哪种元素缺乏
   A. 铁
   B. 硒
   C. 锌
   D. 钙

E. 碘

3. 影响钙吸收的最重要因素是
　　A. 肠道 pH
　　B. 年龄
　　C. 活性维生素 D
　　D. 食物中钙的量
　　E. 肠蠕动加快

4. 下列哪个是鉴别营养不良性佝偻病和维生素 D 依赖性佝偻病 Ⅰ 型 /Ⅱ 型最好的指标
　　A. 血清 25-(OH)D₃
　　B. 血清 ALP
　　C. 血清 1,25-(OH)₂D₃
　　D. 血清 B-ALP
　　E. 尿 D-Pyr

5. PTH 对尿中钙磷排泄的影响是
　　A. 增加肾小管对磷的重吸收,减少对钙的重吸收
　　B. 增加肾小管对钙、磷的重吸收
　　C. 增加肾小管对钙的重吸收,减少对磷的重吸收
　　D. 减少肾小管对钙、磷的重吸收
　　E. 只调节钙的排泄

6. 能增强心肌兴奋性,又能降低神经肌肉兴奋性的离子是
　　A. 钾离子
　　B. 钠离子
　　C. 钙离子
　　D. 镁离子
　　E. 氯离子

7. 骨的三大主要功能是指
　　A. 制造血液、保护脏器、参与代谢
　　B. 保护脏器、参与代谢、免疫功能
　　C. 机械支撑、保护脏器、免疫功能
　　D. 制造血液、机械支撑、免疫功能
　　E. 机械支撑、保护脏器、参与代谢

8. 下列哪一项不是低钙血症常见的原因
　　A. 维生素 D 缺乏
　　B. 甲状旁腺功能亢进
　　C. 低清蛋白血症
　　D. 慢性肾衰竭
　　E. 输入大量枸橼酸盐抗凝血

9. 下列哪一项不是高磷血症常见的原因
　　A. 肾排泌磷酸盐的能力下降
　　B. 磷酸盐摄入过多
　　C. 磷向细胞外转移
　　D. 维生素 D 缺乏
　　E. 多发性骨髓瘤、淋巴瘤、白血病等

10. 维生素 D₃ 的主要活性形式是
　　A. 1-(OH)D₃
　　B. 25-(OH)D₃
　　C. 1,25-(OH)₂D₃
　　D. 24,25-(OH)₂D₃
　　E. 1,24,25-(OH)₃D₃

11. 对于 Ⅰ 型骨质疏松症患者,下列哪个指标会明显升高
　　A. 25-(OH)D₃
　　B. 1,25-(OH)₂D₃
　　C. 血清甲状旁腺激素(PTH)
　　D. 血清骨钙素(OC)

E. 以上均不正确

12. 下列生化指标中只反映骨形成状况的是

    A. 血清无机磷　　　　　　　　　　B. 血抗酒石酸酸性磷酸酶

    C. 血清骨源性碱性磷酸酶　　　　　D. 尿羟脯氨酸

    E. 尿羟赖氨酸糖甙

13. 下列哪一项**不是**反映骨吸收的生化指标

    A. 骨钙素（OC）　　　　　　　　　B. 尿羟脯氨酸（HOP）

    C. 血抗酒石酸酸性磷酸酶（TRAP）　D. 尿中胶原吡啶交联（Pyr）

    E. 尿羟赖氨酸糖甙（HOLG）

14. 以下哪项指标是反映骨吸收的标志物

    A. I 型胶原交联 C- 端肽和 N- 端肽

    B. I 型胶原 N- 端前肽和 N- 端肽

    C. I 型胶原 C- 端前肽和 N- 端前肽

    D. I 型胶原 C- 端前肽和 C- 端肽

    E. 以上均不是

15. I 型骨质疏松症的特点是

    A. 主要是生理性退行性病变

    B. 骨形成与骨吸收均增加，但骨吸收大于骨形成

    C. 骨转换有下降趋势

    D. 多见于 70 岁以上老年人

    E. 基于已知病因的骨量丢失

16. 骨骼中含量最多的最主要的一种非胶原蛋白质是

    A. 降钙素　　　　　　　　　　　　B. 骨碱性磷酸酶

    C. 抗酒石酸酸性磷酸酶　　　　　　D. 基质金属蛋白酶

    E. 骨钙素

17. 被国际骨质疏松基金会（IOF）推荐为监测骨质疏松症患者疗效和依从性的首选标志物是

    A. 尿羟脯氨酸　　　　　　　　　　B. 抗酒石酸酸性磷酸酶

    C. 血清骨碱性磷酸酶　　　　　　　D. 血清骨钙素

    E. 血清 CTX 和 PINP

18. 对于成人新形成的骨基质不能正常矿化的一种代谢性骨病称为

    A. 骨软化症　　　　　　　　　　　B. 佝偻病

    C. 肾性骨营养不良症　　　　　　　D. 变形性骨炎

    E. 骨质疏松症

19. 下列有关骨软化症和佝偻病的叙述哪项是错误的

    A. 骨有机质增多，但骨矿化发生障碍

    B. 维生素 D 缺乏是该病最常见的原因

    C. 磷酸盐缺乏也是一个较为常见的原因

    D. 骨有机质减少，骨矿化发生障碍

    E. 成人佝偻病称作骨软化症

20. 下列哪些因素可引起骨质疏松症
    A. 雌激素水平低下　　　　　　B. 遗传因素
    C. 甲状旁腺功能亢进　　　　　D. 蛋白质缺乏同时伴有钙缺乏
    E. 以上均是

21. 骨软化症几乎总是由哪些因素引起
    A. 磷酸盐缺乏　　　　　　　　B. 维生素 D 缺乏
    C. 高钙血症　　　　　　　　　D. 以上均是
    E. 仅 AB 正确

22. 来源于Ⅰ型前胶原蛋白的物质是
    A. Pyr　　　　　　　　　　　　B. PICP
    C. NTX　　　　　　　　　　　　D. D-Pyr
    E. CTX

23. 循环中的骨钙素水平受下列哪些因素的影响
    A. 肾功能状态　　　　　　　　B. 昼夜节律的变化
    C. 维生素 K　　　　　　　　　D. 维生素 D 状态
    E. 以上均是

24. 抗酒石酸酸性磷酸酶由什么细胞合成、分泌
    A. 成骨细胞　　　　　　　　　B. 骨原细胞
    C. 破骨细胞　　　　　　　　　D. 破骨细胞前体细胞
    E. 骨细胞

25. 下列哪个指标在肿瘤性骨软化症时会升高
    A. 血清成纤维生长因子 23（FGF23）
    B. 尿钙水平
    C. 血钙水平
    D. 血清 $1,25\text{-}(OH)_2D_3$
    E. 血 $25\text{-}(OH)D_3$

26. 下列关于肾性骨营养不良的描述正确的是
    A. 维生素 D_3 活化障碍　　　B. 钙磷代谢障碍
    C. 代谢性酸中毒及铝中毒等　　D. 甲状旁腺机能亢进
    E. 均正确

27. 破骨细胞可合成
    A. Ⅰ型胶原交联 N- 端肽　　　B. 碱性磷酸酶
    C. 抗酒石酸酸性磷酸酶　　　　D. 降钙素
    E. 骨钙素

28. 下列哪一种物质在骨基质中含量最多
    A. 胶原蛋白　　　　　　　　　B. 碳酸钙
    C. 羟脯氨酸　　　　　　　　　D. 羟磷灰石
    E. 柠檬酸钙

29. 骨碱性磷酸酶在血清中的半寿期为
    A. $1\sim2min$　　　　　　　　　B. $1\sim2h$

C. 1～2d

D. 1～2w

E. 1～2mon

30. 骨钙素由以下哪种细胞合成

A. 破骨细胞

B. 骨原细胞

C. 成骨细胞

D. 破骨细胞前体细胞

E. 骨细胞

31. 破骨细胞吸收骨基质时,胶原纤维降解产生的交联物是

A. 降钙素

B. Ⅰ型胶原交联 N- 端肽

C. PICP

D. 抗酒石酸酸性磷酸酶

E. 骨钙素

32. 血清碱性磷酸酶升高应考虑

A. 肝脏疾病

B. 骨疾病

C. 肝脏疾病和骨疾病

D. 肾脏疾病

E. 上述几种疾病都要考虑

33. 关于 PICP 下列哪些叙述是正确的

A. 由破骨细胞合成、分泌

B. 来源于Ⅰ型胶原蛋白

C. 是骨形成标志物

D. 是骨吸收标志物

E. 肾病时血清 PICP 水平升高

34. 下列哪种细菌是骨与关节感染最常见的致病菌

A. 肠杆菌科细菌

B. 金黄色葡萄球菌

C. 凝固酶阴性葡萄球菌

D. 链球菌

E. 真菌

35. 人体内调节血钙水平的主要器官是

A. 肝、肾、骨

B. 肠、肝、骨

C. 肠、肾、骨

D. 肠、肝、肾

E. 胃、骨、肾

36. 当酸中毒时,血浆中

A. 结合钙增加,游离钙减少

B. 结合钙和游离钙均增加

C. 结合钙和游离钙均不变

D. 结合钙减少,游离钙增加

E. 结合钙减少,游离钙不变

37. 骨与关节感染的疾病检验诊断内容包括

A. 白细胞计数与分类

B. 分子诊断和生物化学以及免疫学指标测定

C. 血沉测定

D. 病原生物鉴定

E. A+B+C+D

38. 常见的低磷血症病因**不包括**以下哪项

A. 磷向细胞外转移

B. 维生素 D 缺乏

C. 肠道磷酸盐的吸收减少

D. 细胞外磷酸盐丢失

E. 肾小管病变

149

39. 骨形成标志物**不包括**以下哪种
   A. 骨碱性磷酸酶
   B. Ⅰ型前胶原羧基端前肽
   C. 抗酒石酸酸性磷酸酶
   D. Ⅰ型前胶原氨基端前肽
   E. 骨钙素

40. 钙、磷及骨代谢的激素调节**不包括**以下哪项
   A. 甲状旁腺激素（PTH）
   B. $1,25-(OH)_2D_3$
   C. 甲状旁腺激素相关蛋白
   D. 降钙素
   E. 生长激素

41. 下列哪种成分中脱氧吡啶酚的含量最高
   A. 骨
   B. 韧带
   C. 软骨
   D. 牙齿
   E. 主动脉

42. 构成骨组织的主要成分包括
   A. 骨盐
   B. 骨有机质
   C. 成骨细胞
   D. 破骨细胞
   E. 以上全是

43. 下列关于骨质疏松症的描述**不正确**的是
   A. 骨密度降低
   B. 骨量减少，属于骨矿物质成分和骨有基质等比例减少类型
   C. Ⅰ型骨质疏松症发病的基本原因是雌激素分泌不足
   D. 老年性骨质疏松症骨转换有下降趋势
   E. 生化指标明显异常

44. 下列哪些是低钙血症的常见临床表现
   A. 神经肌肉兴奋性增高，出现肌肉痉挛和手足搐搦等
   B. 成人表现为骨软化和骨质疏松等
   C. 儿童表现为佝偻病
   D. 以上均是
   E. 仅 AB 正确

45. 在脱氧吡啶酚表现出更高骨吸收特异性和灵敏度的原因中，下列哪一条叙述**不正确**
   A. 由胶原自然形成，非生物合成
   B. 排出前不被代谢
   C. 不受饮食影响
   D. 软骨是主要来源
   E. 骨是脱氧吡啶酚主要来源

46. 关于钙磷的叙述哪项是**错误**的
   A. 钙盐是人体内含量最高的无机盐
   B. 降钙素可使血钙降低
   C. 佝偻病时血钙升高和血磷下降
   D. 甲状旁腺激素与血钙的测定主要用于高钙血症的鉴别诊断
   E. 甲状旁腺功能亢进时血钙可升高

47. 下列哪些物质是破骨细胞吸收骨基质时，胶原纤维降解产生的交联物

  A. 吡啶酚   B. 脱氧吡啶酚

  C. Ⅰ型胶原交联 N- 端肽   D. Ⅰ型胶原交联 C- 端肽

  E. 以上均是

A2 型题

1. 男性，60 岁，乏力、多尿半年余，实验室检查结果为：尿蛋白阳性，血清尿素 34.6mmol/L，Cr 为 478μmol/L，空腹血糖 5.5mmol/L，K^+ 5.3mmol/L，Na^+ 132mmol/L，TCO_2 14mmol/L。若进一步检查患者的血钙和血磷，最有可能出现下列哪项结果

  A. 高磷高钙血症   B. 高磷低钙血症

  C. 低磷低钙血症   D. 低磷高钙血症

  E. 血钙血磷正常

2. 6 个月婴儿，平时多汗、有夜惊、枕秃、四肢肌肉松弛、前囟增大、有颅骨软化，其血生化检查结果可能为

  A. 血钙、血磷及碱性磷酸酶均降低

  B. 血钙降低、血磷和碱性磷酸酶增高

  C. 血钙、血磷降低、血碱性磷酸酶增高

  D. 血钙正常、血磷和碱性磷酸酶均降低

  E. 血钙正常、血磷降低、血碱性磷酸酶增高

3. 女性，52 岁，10 年前患乳腺癌做过乳房切除术和放射治疗，现因背部疼痛就诊，实验室检查血钙浓度显著升高，引起该病人高钙血症的病因最有可能是

  A. 继发性甲状旁腺功能亢进   B. 甲状腺功能亢进

  C. 维生素 D 摄入过量   D. 乳腺癌骨转移

  E. 维生素 A 摄入过量

B 型题

（1～2 题共用备选答案）

  A. 心   B. 肺

  C. 肝   D. 肾

  E. 脾

1. 1,25-$(OH)_2$-D_3 的 1 位羟化反应发生在

2. 1,25-$(OH)_2$-D_3 的 25 位羟化反应发生在

（3～4 题共用备选答案）

  A. 骨软化症   B. 佝偻病

  C. 肾性骨营养不良症   D. 变形性骨炎

  E. 骨质疏松症

3. 与性激素缺乏直接相关

4. 由慢性肾衰竭引起

（5～7 题共用备选答案）

  A. 升高血钙、降低血磷   B. 升高血磷、降低血钙

  C. 血钙、血磷均升高   D. 血钙、血磷均降低

  E. 对血钙、血磷浓度无明显影响

5. 甲状旁腺激素的作用是

6. $1,25\text{-}(OH)_2\text{-}D_3$ 总的生理作用是

7. 降钙素总的生理作用是

(四) 简答题

1. 简述 PTH、CT 和 $1,25\text{-}(OH)_2D_3$ 对钙、磷代谢的调节作用。

2. 简述血液 pH 值和血浆蛋白浓度对血钙的影响。

3. 佝偻病的检验诊断与鉴别诊断。

4. 简述骨软化症的检验诊断。

5. 简述血钙的存在形式及不同形式之间转换的主要影响因素。

6. 简述骨与关节感染的疾病检验诊断内容与基本原则。

四、参考答案

(一) 名词解释

1. 骨形成 (bone formation)：是指由成骨细胞介导的新骨发生和成熟过程。包括骨的有机质形成和骨盐的沉积。

2. 骨碱性磷酸酶 (B-ALP)：来自于骨的 ALP 称为骨碱性磷酸酶，由成骨细胞合成和分泌。它在成骨过程中能水解多种磷酸酯，为羟磷灰石沉积提供所需磷酸，同时水解焦磷酸盐，解除其对骨盐形成的抑制作用，促进骨矿化。

3. 抗酒石酸酸性磷酸酶 (tartrate-resistant acid phosphatase, TRAP)：具有抗酒石酸的特性的酸性磷酸酶，称为抗酒石酸酸性磷酸酶，其主要来源于骨。

4. 甲状旁腺激素 (parathyroid hormone, PTH)：是由甲状旁腺主细胞合成和分泌的一种单链多肽激素，由 84 个氨基酸残基组成。PTH 是维持血钙正常水平最重要的激素，其合成与分泌主要受细胞外液中 Ca^{2+} 浓度的负反馈调节。PTH 作用的主要靶器官是骨骼和肾，其次是小肠。PTH 总的作用是升高血钙，降低血磷，升高血镁，酸化血液，促进骨吸收。

5. 佝偻病 (rickets)：发生于儿童骨骼生长期，由骨基质矿化缺陷引起。骨骼及软骨基质的生长板均钙化欠佳。骨骼钙化不足，故硬度不足，不能正常地承受体重而变形。

6. 骨质疏松症 (osteoporosis, OP)：是由多种原因引起的一种全身性骨代谢障碍疾病，在骨代谢疾病中最为常见，凡是骨吸收过多或骨形成不足而引起骨代谢平衡失调的因素都会造成骨质疏松。其特征是骨量减少和骨微细结构的变化。表现为骨质脆性增加，骨折危险增大。

7. 肾性骨营养不良 (renal osteodystrophy)：是指发生于终末期肾病时，由于钙、磷、维生素 D 代谢障碍，继发甲状旁腺机能亢进，酸碱平衡紊乱等因素而引起的代谢性骨病，简称肾性骨病 (renal osteopathy)。

8. I 型前胶原前肽：是由成骨细胞首先合成的 I 型前胶原分泌至细胞表面形成 I 型胶原时，在细胞外 Pr 水解酶作用下，水解掉的两端延伸肽段，分别称为 I 型前胶原羧基端前肽 (PICP) 和 I 型前胶原氨基端前肽 (PINP)，是反映骨形成的良好指标。

9. 维生素 D 抵抗：是指机体对正常剂量或大剂量的维生素 D 或 $1,25(OH)_2D_3$ 的低反应或无反应现象，主要是由于维生素 D 受体基因缺陷所致。

（二）填空题

1. 骨碱性磷酸酶　成骨细胞
2. 甲状腺滤泡旁细胞　骨骼和肾　降低血钙和血磷
3. 骨质脆弱　蓝巩膜　耳聋　关节松弛　先天性遗传性
4. 新近形成

（三）选择题

A1 型题

1. C　2. D　3. C　4. C　5. C　6. C　7. E　8. B　9. D　10. C
11. D　12. C　13. A　14. A　15. B　16. E　17. E　18. A　19. D　20. E
21. E　22. B　23. E　24. C　25. A　26. E　27. C　28. D　29. C　30. C
31. B　32. E　33. C　34. B　35. C　36. E　37. E　38. A　39. C　40. E
41. A　42. E　43. E　44. D　45. D　46. C　47. E

A2 型题

1. B　2. C　3. D

B 型题

1. D　2. C　3. E　4. C　5. A　6. C　7. D

（四）简答题

1. 简述 PTH、CT 和 1, 25-$(OH)_2D_3$ 对钙、磷代谢的调节作用。

①PTH 总的作用是升高血钙，降低血磷，升高血镁，酸化血液，促进骨吸收；②CT 主要作用是抑制骨吸收、促进骨形成，降低血钙和血磷；③1, 25-$(OH)_2D_3$ 总的调节作用是升高血钙和血磷，调节骨盐溶解和沉积，促进骨生长和更新。

2. 简述血液 pH 值和血浆蛋白浓度对血钙的影响。

①pH 降低，结合钙减少，离子钙增加；pH 升高，离子钙减少。当碱中毒时，血浆总钙无改变，血浆离子钙浓度降低，也可发生手足搐搦，测定离子钙应同时测定血液 pH 值；②血浆白蛋白浓度降低，结合钙降低，总钙浓度降低，但离子钙浓度一般正常。

3. 佝偻病的检验诊断与鉴别诊断。

佝偻病包括营养不良性佝偻病、维生素 D 依赖性佝偻病，而维生素 D 依赖性佝偻病包括Ⅰ型和Ⅱ型，诊断与鉴别诊断如下。

营养不良性佝偻病：血钙、血磷降低；血 ALP 升高；血清 25-$(OH)D_3$ 和 1, 25-$(OH)_2D_3$ 降低；通常剂量维生素 D 治疗有效。

维生素 D 依赖性佝偻病Ⅰ型：血钙、血磷降低；血 ALP 升高；血清 25-$(OH)D_3$ 正常或降低；1, 25-$(OH)_2D_3$ 显著降低；维生素 D 剂量为 1000～3000μg/d 治疗有效。维生素 D 依赖性佝偻病Ⅱ型：血钙、血磷降低；血 ALP 升高；血清 25-$(OH)D_3$ 和 1, 25-$(OH)_2D_3$ 正常或降低；大于 3000μg/d 剂量的维生素 D 治疗部分疗效。

4. 简述骨软化症的检验诊断。

①血清总 ALP、B-ALP 显著升高（肾小管源性除外的所有骨软化症）；HOP 轻、中度升高；②钙源性骨软化症：血钙水平明显降低、尿钙水平降低；血磷水平可降低；血 PTH 升高；

血 25-(OH)D$_3$ 降低（营养缺乏性）；1,25-(OH)$_2$D$_3$ 正常或减低；维生素代谢异常（1α 羟化酶缺乏）常会出现单纯 1,25-(OH)$_2$D$_3$ 减低；维生素 D 抵抗者 1,25-(OH)$_2$D$_3$ 升高；③磷源性骨软化症：血钙通常正常；血磷显著降低（为特征性）、尿磷水平升高；1,25-(OH)$_2$D$_3$ 可能正常；血 PTH 水平可能正常；④血清 FGF23 水平在肿瘤性骨软化症时升高。

5. 简述血钙的存在形式及不同形式之间转换的主要影响因素。

血钙以三种形式存在：①离子钙：约占 50%；②蛋白结合钙：与血浆蛋白（主要是清蛋白）结合，约占 40%；③小分子阴离子结合钙（复合钙）：约 10% 的血钙与有机酸根离子结合。离子钙与结合钙处于不断交换的动态平衡中，血液 pH 值是不同形式之间转换的主要影响因素。pH 降低时，结合钙减少，离子钙增加；pH 升高时，结合钙增加，离子钙减少，pH 每改变 0.1 单位，血清离子钙浓度改变 0.05mmol/L。

6. 简述骨与关节感染的疾病检验诊断内容与基本原则。

骨与关节感染的疾病检验诊断内容主要包括：血象检查，包括白细胞计数与分类；血沉测定；病原生物鉴定，包括染色、培养、鉴定、药敏实验等；分子诊断以及生物化学以及免疫学指标测定等。

最基本原则：一旦怀疑感染，在抗生素应用前先行培养，包括必要时的厌氧培养。

（贾天军　常晓彤）

第十六章
超敏反应性疾病检验

一、学习目标

掌握 超敏反应概念及分型；Ⅰ型超敏反应体外检测项目及检测方法，总 IgE 和 sIgE 检测方法及临床意义；新生儿溶血症不完全抗体检测方法及临床意义；循环免疫复合物检测及临床意义。

熟悉 Ⅰ～Ⅳ型超敏反应的发生机制；Ⅰ～Ⅳ型超敏反应的常见疾病及变应原。

了解 Ⅰ～Ⅳ型超敏反应的特点；Ⅰ型超敏反应体内检测方法；Ⅳ型超敏反应皮肤试验原理及结果判定。

二、重点和难点内容

（一）超敏反应的概念及分型

超敏反应是机体受到某些抗原持续刺激或再次受到相同抗原刺激后出现的以组织细胞损伤或生理功能紊乱为特征的异常免疫应答。根据超敏反应发生的速度、机制和所致疾病的临床特点，可分为Ⅰ、Ⅱ、Ⅲ、Ⅳ四型。Ⅰ型超敏反应主要由 IgE 类抗体介导，以肥大细胞和嗜碱性粒细胞释放生物活性介质导致机体生理功能紊乱为主。Ⅱ型超敏反应主要由 IgG 或 IgM 类抗体直接与靶细胞表面结合，在补体、吞噬细胞和 NK 细胞参与下，导致靶细胞溶解。Ⅲ型超敏反应因抗原与相应抗体结合，形成中等大小可溶性免疫复合物，沉积于血管基底膜，激活补体，活化血小板，使中性粒细胞聚集，引起以小血管为中心的炎症反应。Ⅳ型超敏反应相对发生迟缓，由致敏的 Th1 和 CTL 再次接触相同抗原后释放细胞因子和发挥杀伤作用所致，表现为以单个核细胞浸润为主的炎性损伤。

（二）超敏反应性疾病

常见的超敏反应疾病有过敏性哮喘、过敏性鼻炎、食物过敏症、急性输血反应、新生儿溶血症、系统性红斑狼疮、类风湿性关节炎等。同一种抗原物质，如青霉素可引起Ⅰ、Ⅱ、Ⅲ、Ⅳ型超敏反应。同一种疾病，如链球菌感染后肾小球肾炎和系统性红斑狼疮均可通过Ⅱ、Ⅲ型超敏反应引起。因此，在临床上遇到具体病例时，应结合具体情况进行分析判断。

（三）超敏反应性疾病的检测

Ⅰ型超敏反应性疾病检测主要包括血清 tIgE 测定、血清 sIgE 测定及细胞脱颗粒测定。Ⅱ型超敏反应性疾病检测主要有抗血细胞抗体、自身抗体检测。Ⅲ型超敏反应性疾病检测主要是循环免疫复合物测定。Ⅳ型超敏反应常用检测主要是Ⅳ型超敏反应皮肤试验,用以判断机体是否对变应原过敏,或反映机体的细胞免疫功能状态。

三、习　题

(一) 名词解释

1. 超敏反应　　　　　　　　　　　　2. CIC(循环免疫复合物)
3. Ⅳ型超敏反应　　　　　　　　　　4. 新生儿溶血症
5. 激发试验　　　　　　　　　　　　6. tIgE

(二) 填空题

1. 超敏反应是机体接受某些抗原刺激时,出现_____或_____等异常的适应性免疫应答。可经血清被动转移的超敏反应类型为_____,可经细胞被动转移的超敏反应类型为_____。

2. Ⅰ型超敏反应体内检测方法包括_____和_____。

3. Ⅰ型超敏反应体外检测方法包括_____、_____、_____和_____。

4. 嗜碱性粒细胞计数,目前多采用_____。

5. _____试验可用于检测抗红细胞抗原的不完全抗体。

6. 在 Rh 血型不合所致的新生儿溶血症中,母亲为 Rh_____血型,但体内产生了抗 Rh 抗体。

(三) 单项选择题

A1 型题

1. 下列哪型超敏反应又称为速发型超敏反应
   A. Ⅰ型　　　　　　　　　　　　B. Ⅱ型
   C. Ⅲ型　　　　　　　　　　　　D. Ⅳ型
   E. Ⅵ型

2. 下列哪型超敏反应又称为细胞毒型超敏反应
   A. Ⅰ型　　　　　　　　　　　　B. Ⅱ型
   C. Ⅲ型　　　　　　　　　　　　D. Ⅳ型
   E. Ⅵ型

3. 下列哪型超敏反应又称免疫复合物型或血管炎型超敏反应
   A. Ⅰ型　　　　　　　　　　　　B. Ⅱ型
   C. Ⅲ型　　　　　　　　　　　　D. Ⅳ型
   E. Ⅵ型

4. 下列哪型超敏反应又称为迟发型超敏反应
   A. Ⅰ型　　　　　　　　　　　　B. Ⅱ型
   C. Ⅲ型　　　　　　　　　　　　D. Ⅳ型
   E. Ⅵ型

5. 青霉素过敏属于哪一型变态反应
    A. Ⅰ型   B. Ⅱ型
    C. Ⅲ型   D. Ⅳ型
    E. Ⅵ型

6. 溶血反应属于哪一型变态反应
    A. Ⅰ型   B. Ⅱ型
    C. Ⅲ型   D. Ⅳ型
    E. Ⅵ型

7. 下列哪种抗体的产生是引起Ⅰ型变态反应的重要因素
    A. IgG   B. IgM
    C. IgE   D. IgD
    E. IgA

8. Ⅲ型超敏反应当抗体远多于抗原时易形成何种免疫复合物,它能通过肾小球滤过膜被排出体外
    A. 大分子可溶性   B. 小分子可溶性
    C. 大分子不溶性   D. 小分子不溶性
    E. 大分子和小分子

9. Arthus 反应是一种什么超敏反应
    A. 局部的Ⅲ型   B. 全身的Ⅲ型
    C. 局部的Ⅱ型   D. 全身的Ⅱ型
    E. 局部的Ⅳ型

10. 血清病通常发生在一次大量注射抗血清(马血清)后几周
    A. 0~1 周   B. 1~2 周
    C. 2~3 周   D. 3~4 周
    E. 4~5 周

11. 下列哪种疾病**不属于**Ⅰ型变态反应
    A. 过敏性休克   B. 皮肤过敏反应
    C. 过敏性皮炎   D. 消化道过敏反应
    E. 呼吸道过敏反应

12. **不属于**Ⅰ型变态反应特点的是
    A. 由抗体 IgE 引起
    B. 发生快,消失也快
    C. 引起效应器官的功能紊乱,无实质性病理损害
    D. 具有明显的个体差异和遗传趋向
    E. 由抗体 IgM 引起

13. 下列哪项**不属于**全身性免疫复合物病
    A. 血清病   B. 链球菌感染后肾小球肾炎
    C. 静脉炎   D. 类风湿性关节炎
    E. 系统性红斑狼疮

14. 下列哪项**不属于**Ⅱ型变态反应的特点

　　A. 抗原抗体复合物存在于细胞膜上

　　B. 后果是靶细胞表面破坏

　　C. 介导的抗体是 IgG 和 IgM

　　D. 有补体、吞噬细胞、MK 细胞参与

　　E. 具有明显的个体差异和遗传趋向

15. 系统性红斑狼疮

　　A. 原发病变在皮肤　　　　　　　　B. 与抗核酸抗体有关

　　C. 与免疫复合物病无关　　　　　　D. 主要由细胞膜抗体引起

　　E. 以上都不是

16. 类风湿因子（RF）是

　　A. 感染的细菌　　　　　　　　　　B. 自身变性的 IgG

　　C. 变性的 DNA　　　　　　　　　　D. 抗变性 IgG 的抗体

　　E. 细胞因子

A2 型题

1. 患者，女，21 岁。不规则发热 1 年余，颜面部红斑 1 月，伴疲倦、膝关节疼痛、体重下降。查体：颜面部可见蝶形红斑，表面有鳞屑，略凸出于皮肤表面，边缘不清楚。肝大，右锁骨中线肋缘下可触及。免疫学检查：抗核抗体（ANA）阳性（均质性）。抗脱氧核糖核酸（dsDNA）阳性。抗 Sm 抗体阳性。最可能的诊断是：

　　A. 结节性多动脉炎　　　　　　　　B. 风湿性关节炎

　　C. 系统性红斑狼疮　　　　　　　　D. 血小板减少性紫癜

　　E. 溶血性贫血

2. 患儿，男，16 岁，主因咳嗽半月、喘息 10 天入院。患儿半月前受凉后出现咳嗽，呈阵发性，以夜间、干咳为主，运动后加重，10 天前出现喘息，在当地予以静滴抗生素和地塞米松，喘息稍减轻，但咳嗽仍然不见好转。患儿既往有反复咳嗽、喘息史，尤以冬春季节多发。其母亲有支气管哮喘病史，其父亲有过敏性鼻炎病史。该病初度诊断应为

　　A. 支气管哮喘　　　　　　　　　　B. 心源性哮喘

　　C. 喘息型支气管炎　　　　　　　　D. 慢性支气管炎

　　E. 肺曲霉病

3. 患儿，女，生后 3 小时，主因："发现皮肤黄染 2 小时"收住。患儿系 G5P3 孕 38 周 3 天顺产于产科，出生体重 3180g，羊水、脐带、胎盘无异常，Apgar 评分正常。生后 1 小时发现皮肤黄染，经皮测胆红素 6.8mg/dl，2 小时经皮测胆红素 9mg/dl，其母血型为：Rh 阴性 O 型血。初步考虑新生儿 Rh 溶血病。请问：新生儿溶血病属于哪一型超敏反应？

　　A. Ⅰ　　　　　　　　　　　　　　B. Ⅱ

　　C. Ⅲ　　　　　　　　　　　　　　D. Ⅳ

　　E. Ⅵ

B 型题

（1～5 题备选答案）

　　A. 无反应（−）　　　　　　　　　　B. 弱阳性（+）

　　C. 阳性（++）　　　　　　　　　　D. 强阳性（+++）

　　E. 强阳性（++++）

1. 迟发型皮内试验无反应或小于对照为

2. 迟发型皮内试验仅出现红肿为

3. 迟发型皮内试验出现红肿伴硬结为

4. 迟发型皮内试验出现红肿、硬结、水疱为

5. 迟发型皮内试验出现大疱或（和）溃疡为

（6～10题备选答案）

　　A. Ⅰ型超敏反应皮内试验强度为 −　　B. Ⅰ型超敏反应皮内试验强度为 ±

　　C. Ⅰ型超敏反应皮内试验强度为 +　　D. Ⅰ型超敏反应皮内试验强度为 ++

　　E. Ⅰ型超敏反应皮内试验强度为 +++

6. 红晕＜0.5cm，风团＜0.5cm

7. 红晕 2.1～3.0cm，风团 0.5～1.0cm

8. 红晕 0.5～1.0cm，风团 0.5～1.0cm

9. 红晕 1.1～2.0cm，风团 0.5～1.0cm

10. 红晕 3.1～4.0cm，风团大 1.1～1.5cm，或有伪足

（11～12题备选答案）

　　A. 单核细胞　　　　　　　　　　　B. 淋巴细胞

　　C. 肥大细胞　　　　　　　　　　　D. 中性粒细胞

　　E. 嗜酸性粒细胞

11. 在Ⅲ型超敏反应中浸润的细胞主要是

12. IgE 型变态反应时，数量增多的是

（四）简答题

1. 试述Ⅰ型超敏反应的发生机制。

2. 常见的Ⅱ型超敏反应性疾病有哪些？

3. 试述Ⅰ型、Ⅱ型、Ⅲ型、Ⅳ型超敏反应的特点。

四、参 考 答 案

（一）名词解释

1. 超敏反应：又称变态反应，是指已被某些抗原致敏的机体再次接触相同抗原时出现的以组织细胞损伤或生理功能紊乱为特征的异常适应性免疫应答。

2. CIC（循环免疫复合物）：当循环中的抗原略多于抗体时，可形成中等大小分子的可溶性免疫复合物，它长期存在于循环中，故又称循环免疫复合物，简称 CIC。

3. Ⅳ型超敏反应：是由效应 T 细胞与相应抗原作用后，引起的以单个核细胞浸润和组织细胞损伤为主要特征的炎症反应。此种超敏反应发生较慢，当同种抗原再次刺激后，通常需 24～72h 才可出现炎症反应，因此又称迟发型超敏反应。

4. 新生儿溶血症：是指由于母婴血型不合引起的胎儿或新生儿同族免疫性溶血性疾病。其中 ABO 血型不合是引起新生儿溶血病的最常见原因，其次为 Rh 血型不合。

5. 激发试验：是模拟自然发病途径，以少量致敏原引起一次较轻微的变态反应发作，从

而判定是否过敏。激发试验可分为特异性激发试验和非特异性激发试验。特异性激发试验是用特定抗原做试验，根据患者发病部位的不同，可以进行不同器官的激发试验。非特异性激发试验是用组胺或甲基胆碱做雾化吸入，以观察病人对Ⅰ型超敏反应的敏感性，从而进行病因分析或疗效判定。

6. tIgE：tIgE（total IgE，tIgE）是血清中各种抗原特异性 IgE 的总和。正常成人 tIgE 含量极少，约为 $20\sim200IU/ml$，一般认为大于 $333IU/ml$ 时为异常升高。

（二）填空题

1. 生理功能紊乱　组织细胞损伤　Ⅰ～Ⅲ型　Ⅳ型
2. 皮肤试验　激发试验
3. 总 IgE 检测　特异性 IgE 检测　IgG4 检测　细胞脱颗粒测定
4. 直接计数法
5. 直接 Coombs
6. 阴性

（三）选择题

A1 型题

1. A　2. B　3. C　4. D　5. A　6. B　7. C　8. B　9. A　10. B
11. C　12. E　13. C　14. E　15. B　16. D

A2 型题

1. C　2. A　3. B

B 型题

1. A　2. D　3. C　4. B　5. D　6. A　7. D　8. B　9. C　10. E
11. D　12. E

（四）简答题

1. 试述Ⅰ型超敏反应的发生机制。

Ⅰ型超敏反应是由于变应原再次进入体内后引发的超敏反应，其发生通常分两个阶段：

（1）致敏阶段：在此阶段，变应原进入机体，刺激机体特异的 B 淋巴细胞，使其增殖分化为浆细胞，浆细胞分泌产生针对特异变应原的 IgE 抗体，此抗体吸附于肥大细胞和嗜碱性粒细胞上，使机体处于致敏状态。常见的变应原有：鱼虾、蟹贝、牛奶、鸡蛋；花粉、尘螨及其排泄物；动物皮毛或羽毛；真菌或其孢子；昆虫或其毒液；青霉素、磺胺类及化学物品等。

（2）发敏阶段：当有相同变应原再次进入机体时，与致敏靶细胞表面的 IgE Fab 段超变区特异性结合，触发靶细胞的细胞膜活化，使其脱颗粒及合成新的生物活性介质。颗粒中的生物活性介质及新合成的生物活性介质作用于相应的效应器官，引起效应器官病理改变。

2. 常见的Ⅱ型超敏反应性疾病有哪些？

①输血反应；②新生儿溶血；③药物过敏性血细胞减少症；④自身免疫性溶血性贫血。

3. 试述Ⅰ型、Ⅱ型、Ⅲ型、Ⅳ型超敏反应的特点。

Ⅰ型超敏反应的特点：①由 IgE 抗体引起；②反应迅速、强烈，发生快，消失快，为可逆性；③引起效应器官功能紊乱，无实质性病理损害；④具有明显的个体差异和遗传倾向。

Ⅱ型超敏反应的特点：①抗原或抗原抗体复合物存在于细胞膜上；②介导的抗体是 IgG 和 IgM；③有补体、吞噬细胞、NK 细胞参与；④结果是靶细胞被破坏。

Ⅲ型超敏反应的特点：①介导的抗体是 IgG IgM、IgA；②中等大小的 IC 的形成并沉积与小血管基底膜是诱发Ⅲ型超敏反应的关键；③有补体系统、中性粒细胞、嗜碱性粒细胞、血小板参与反应；④以中性粒细胞浸润、释放溶酶体酶为主要损伤机制。

Ⅳ型超敏反应的特点：①其过程与细胞免疫过程基本一致；②无抗体、补体参与；③由效应 T 细胞及其产生的细胞因子或细胞毒性介质引起；④病理损害是以单核细胞、淋巴细胞浸润为主的炎症反应。

（徐广贤　丁淑琴）

第十七章
移植排斥反应检验

一、学 习 目 标

掌握 器官移植前的组织配型检验,移植排斥反应的免疫学检验。

熟悉 移植排斥反应的类型,移植排斥反应的发生机制,移植排斥反应的防治策略。

了解 常见的器官移植种类。

二、重点和难点内容

(一) 移植排斥反应的发生机制

移植是指用自体或异体的正常细胞、组织或器官替代或补偿机体已经丧失的结构或功能。被移植的细胞、组织或器官称为移植物,提供移植物的个体称为供者,接受移植物的个体称为受者。移植排斥反应是移植后受者免疫系统对移植物抗原产生的免疫应答或移植物中免疫细胞对受者组织抗原产生的免疫应答,前者称为宿主抗移植物反应(HVGR),后者称为移植物抗宿主反应(GVHR)。HVGR 多见于实质器官移植,如心、肝、肾的移植,GVHR主要发生于骨髓移植或其他免疫细胞移植。

1. 引起同种异体移植排斥反应的抗原 包括主要组织相容性抗原、次要组织相容性抗原、ABO 血型抗原以及组织特异性抗原等,其中主要组织相容性抗原是引起移植排斥反应的主要成分。编码主要组织相容性抗原的基因称为主要组织相容性复合体(MHC),人类MHC 又称为 HLA 基因。

2. 受者免疫细胞对移植物 HLA 分子的识别 主要有两种方式:直接识别和间接识别。直接识别是指受者的免疫细胞(T 细胞)无须经自身 APC 处理,直接识别移植物 APC 表面的抗原肽 - MHC 分子复合物(pMHC)。间接识别是指供者移植物脱落细胞或可溶性同种异型 MHC 抗原经受者 APC 加工处理后,以供者抗原肽 - 受者 MHC 分子复合物的形式提呈给受者 T 细胞。急性排斥反应早期,直接识别和间接识别均发挥作用,急性排斥反应中晚期和慢性排斥反应中间接识别更为重要。

3. 移植排斥反应的效应机制 T 细胞在移植排斥反应中起关键作用,其损伤机制主要是:① Th1 细胞通过分泌 IL-2、IFN-γ 和 TNF-α 等细胞因子,介导迟发型超敏反应(造成移植物损伤的主要机制);②同种抗原特异性 CTL 直接杀伤移植物血管内皮细胞和实质细胞。B 细胞可以产生特异性抗体,通过调理作用、免疫黏附、ADCC、CDC 和补体激活等,导致血管内皮损伤、移植物细胞溶解和炎症介质释放。抗体是参与超急性移植排斥反应的主要效应分子。

（二）移植排斥反应的类型

移植排斥反应包括 HVGR 和 GVHR 两类。HVGR 根据发作时间和病理特征等又可分为超急性、急性和慢性排斥反应。

1. 超急性排斥反应　指移植器官与受者血管接通后数分钟至 24 小时内发生的排斥反应。发生迅速、反应强烈、不可逆转、无有效的治疗手段，一旦发现立即切除移植物，多见于反复输血、多次妊娠、长期血液透析或再次移植的受者，原因是受者体内预先存在抗供者的抗体。

2. 急性排斥反应　一般发生在移植后数天至两周左右，80%～90% 发生于术后一个月内。是同种异型器官移植中最常见的排斥反应。细胞免疫发挥主要作用：Th1 细胞介导迟发型超敏反应（主要损伤机制）、CTL 直接杀伤表达异型抗原的移植物细胞。同时受者可产生针对供者血管内皮细胞的 IgG 类抗体，通过补体依赖的细胞毒作用导致移植物血管坏死，称为急性脉管排斥反应。

3. 慢性排斥反应　发生于移植后数月甚至数年，病程进展缓慢，往往是急性排斥反应反复发作的结果。除免疫因素外还有免疫抑制剂的毒副作用、微生物感染等非免疫相关因素。

4. 移植物抗宿主反应　是由移植物中的抗原特异性淋巴细胞识别受者组织抗原所致的排斥反应。主要见于骨髓移植。机制：①供受者的 HLA 型别不合；②移植物中含有足够数量的免疫活性细胞；③受者免疫功能低下。

（三）器官移植前的组织配型

组织配型检验或称组织相容性试验，是检验供受者的 HLA 匹配程度，进而选择合适的供者，减少移植排斥反应。至少包括：①受者血清中预存的 HLA 抗体检测；②对受者和供者作 HLA 分型；③供受者之间 HLA 交叉配型。

1. 群体反应性抗体检测　群体反应性抗体是由 HLA 同种异基因免疫诱导产生的抗 HLA 抗体，输血、妊娠和器官移植等都能导致 PRA 产生。PRA 百分比可判断器官移植时受者敏感程度。PRA < 10% 时为未致敏，PRA = 11%～50% 时为轻度致敏，PRA = 50%～80% 时为中度致敏，PRA > 80% 时为高度致敏。PRA 越高，移植器官的存活率越低。

2. HLA 抗体检测　首先进行抗体筛选，一般采用双盲法，被筛选血清分别与 40 人份以上随机淋巴细胞作补体依赖的淋巴细胞毒试验，凡有阳性反应的血清便进一步作抗体特异性鉴定。

3. HLA 分型　主要有三种方法：血清学方法、细胞学方法和 DNA 方法。DNA 方法是主要方法。

4. 交叉配型　检验供受者的 HLA 匹配程度的试验，可用供者的淋巴细胞作靶细胞，与受者的血清进行补体依赖的淋巴细胞毒试验（CDC）进行检验，阳性说明受者体内含有抗供者的特异性抗体，移植后很有可能发生超急性排斥反应。

（四）常见组织器官移植及 HLA 配型原则

1. HLA 配型原则　HLA 各个位点对于临床器官移植的意义不同。其中 HLA -A、-B 位点与移植后的急性排斥反应有关，B 位点的重要性大于 A；HLA-DR、-DQ 位点与慢性排斥反应有关，DR 位点相对更重要。各种移植对 HLA 配型要求从高到低的排序为：骨髓移植、脐血移植、肺移植、肾移植、肝移植、心脏移植等。

2. 常见的组织器官移植有　角膜移植、皮肤移植、肾移植、肝移植、肺移植、心脏移植及骨髓移植等。肾脏移植是临床开展最早、最多和效果最佳的器官移植。肝移植很少发生超急性排斥反应，称为"免疫特惠现象"。肺移植是目前治疗终末期肺病的唯一有效方法，主要适应证为慢性阻塞性肺病/肺气肿、特发性肺纤维化、囊性纤维化和α1 抗胰蛋白酶缺乏症。心脏移植手术多属紧急移植手术，受者年龄(> 50 岁是早期死亡的主要危险因素)、器官保存时间(器官冷缺血时间 < 4 小时)等非免疫性因素影响较大。骨髓移植物中含有大量的免疫细胞，HLA 基因位点的不相配可导致强烈的 GVHR，故对 HLA 配型的要求很高，目前对供、受者 5 个基因位点(HLA-A、-B、-C、-DR、-DQ)进行配型。

(五)移植排斥反应的防治策略

器官移植的成败在很大程度上取决于移植排斥反应的防治，其主要防治策略是：①严格选择供者；②抑制受者免疫应答；③诱导移植耐受；④加强移植后的免疫监测等。

1. 选择合适的供者　对移植物和受者进行适当预处理。

2. 常用免疫抑制剂　免疫抑制剂是指可以降低机体对抗原物质反应性的化学或生物制剂。①化学类免疫抑制剂：糖皮质激素(甲泼尼龙、泼尼松龙、泼尼松)、抗增殖类药物(环磷酰胺、霉酚酸酯、硫唑嘌呤)、钙调神经蛋白抑制剂(环孢素 A、他克莫司)和靶抑制剂西罗莫司等；②生物性免疫抑制剂：多克隆抗体、单克隆抗体和某些融合蛋白；③中草药：雷公藤、冬虫夏草。

3. 免疫抑制剂血药浓度检测　目的是检测受者的血药浓度以便随时调整给药剂量。常用检测指标：谷浓度(C-0)、峰浓度(Cmax)、药物浓度 - 时间曲线下面积(AUC)。C-0 是指服药后最低的血药浓度；Cmax 是指给药后达到的最高血药浓度；AUC 代表药物的生物利用度(药物活性成分从制剂释放吸收进入全身循环的程度和速度)，AUC 大则生物利用度高，反之则低。

4. 移植后的免疫检测　①体液免疫水平：特异性抗体(ABO 血型抗体、HLA 抗体、抗供者组织细胞抗体、血管内皮细胞抗体、冷凝集素等)、补体；②细胞免疫水平：T 细胞及其亚群 $CD4^+$、$CD8^+$ T 细胞数量和比值、NK 细胞、血清细胞因子；③急性时相反应物质检测：C反应蛋白、IL-1、IL-6、肿瘤坏死因子 -α、高迁移率族蛋白 -1 以及热休克蛋白等。

三、习　　题

(一)名词解释

1. 移植
2. 移植排斥反应
3. 组织相容性抗原
4. 主要组织相容性复合体
5. 直接识别
6. 间接识别
7. 宿主抗移植物反应
8. 移植物抗宿主反应
9. 超急性排斥反应
10. 急性排斥反应
11. 慢性排斥反应
12. 组织配型检验
13. 群体反应性抗体
14. HLA 交叉配型

15. 肝脏"免疫特惠现象"　　　16. 免疫抑制剂
17. 治疗药物监测

（二）填空题

1. 被移植的细胞、组织或器官称为_____，提供移植物的个体称为_____，接受移植物的个体称为_____。

2. 根据移植物来源及其遗传背景不同，移植可分为_____、_____、_____和_____；根据移植部位不同，可分为_____和_____；根据移植物种类不同，又可分为_____、_____和_____。

3. HVGR 多见于_____，GVHR 主要发生于_____。

4. 同种异基因移植排斥反应的本质是一种_____，它是由针对同种异型抗原的受者的_____细胞介导的。

5. 引起同种异体移植排斥反应的抗原包括：_____、_____、_____以及_____等。

6. 受者 T 细胞主要通过_____和_____两种方式对移植物细胞表面的同种异型 MHC 分子进行识别。

7. 参与直接识别的抗原提呈细胞是_____，参与间接识别的抗原提呈细胞是_____。

8. HVGR 根据排斥反应的快慢和病理特点，可分为_____、_____和_____。

9. 介导超急性排斥反应的主要分子是_____；急性排斥反应的主要作用细胞是_____；慢性排斥反应往往是_____的结果。

10. GVHR 发生的主要因素有：①_____；②_____；③_____。

11. _____是引起同种移植排斥反应最强烈的抗原。

12. 根据国际上常规的器官移植前检验原则，有三个重要的基因位点_____、_____、_____与器官移植效果密切相关，其中_____是最重要的，其次是_____、_____。

13. 用_____水平，判断器官移植时受体的敏感程度。

14. HLA 分型主要有三种方法：_____、_____和_____。目前主要方法是_____。

15. HLA 各个位点对于临床器官移植的意义不同，_____、_____位点与移植后的急性排斥反应有关；_____、_____位点与慢性排斥反应有关。

16. _____是临床开展最早、最多和效果最佳的一种器官移植。

17. 造血干细胞主要有三种来源：_____、_____、_____。

18. 常用糖皮质激素类免疫抑制剂有_____、_____、_____，常用钙调神经蛋白抑制剂类免疫抑制剂有_____、_____。

19. 免疫抑制剂的监测指标_____、_____、_____。

（三）单项选择题

A1 型题

1. 临床上最常见的移植类型
　A. 自体移植　　　　　　　　B. 同种同基因移植

C. 同种异基因移植   D. 异种移植

E. 以上均不是

2. 移植物抗宿主反应多见于

A. 肾移植   B. 肺移植

C. 心肺联合移植   D. 骨髓移植

E. 肝移植

3. 引起移植排斥反应最主要的抗原

A. ABO 血型抗原   B. mH 抗原

C. 异嗜性抗原   D. 组织特异性抗原

E. HLA 抗原

4. **不会**引起移植排斥反应的抗原

A. 主要组织相容性抗原   B. 次要组织相容性抗原

C. 红细胞血型抗原   D. 异嗜性抗原

E. 组织特异性抗原

5. 属于组织特异性抗原的是

A. MHC-Ⅰ类分子   B. H-Y 抗原

C. ABO 血型系统   D. 血管内皮细胞特异性抗原

E. RH 抗原

6. HLA 基因位于第几号染色体上

A. 第 6 号染色体   B. 第 5 号染色体

C. 第 7 号染色体   D. 第 8 号染色体

E. 以上都不是

7. 以下哪个**不是** HLA-Ⅰ类基因

A. HLA-A   B. HLA-B

C. HLA-DR   D. HLA-E

E. HLA-C

8. 与移植排斥反应**无关**的是

A. 细胞免疫   B. Ⅲ型超敏反应

C. 补体依赖性细胞毒反应   D. IFN-γ 的释放

E. 自身变态反应

9. 介导移植排斥反应最主要的免疫细胞是

A. 受者 T 细胞   B. 供者 T 细胞

C. 受者 B 细胞   D. 供者 B 细胞

E. 受者 NK 细胞

10. 下列哪种器官移植尚**未发现**超急性排斥反应

A. 皮肤移植   B. 肾脏移植

C. 肝脏移植   D. 心脏移植

E. 骨髓移植

11. 排斥反应中受损的靶器官主要是

A. 移植物的实质细胞   B. 移植物的内皮细胞

C. 宿主的免疫系统
D. 移植物内微血管

E. 宿主的供血微血管

12. 以下哪一种移植无需免疫抑制剂

A. 同种肝移植
B. 异种肾移植

C. 同种异基因骨髓移植
D. 同卵双生心脏移植

E. 以上均不是

13. 关于次要组织相容性抗原**不正确**的是

A. H-Y 抗原属于次要组织相容性抗原

B. 同卵双胞胎之间的移植不引起移植排斥反应

C. 引起慢而强的排斥反应

D. 供受者 HLA 完全相同时也可引发排斥反应

E. 鉴定次要组织相容性抗原有利于骨髓移植

14. 下列属于慢性移植反应病理特征的是

A. 坏死性血管炎

B. 大动脉壁上出现急性纤维素样炎症

C. 间质水肿

D. 间质纤维化和血管破坏

E. 单个核细胞为主的细胞浸润

15. 环孢素 A 最常见的副作用是

A. 继发免疫缺陷病
B. 自身免疫病发病率增高

C. 过敏反应
D. 肝脏毒性

E. 肾功能损伤

16. 超急性排斥反应主要是由什么引起的

A. NK 细胞
B. 中性粒细胞浸润

C. 移植物供血不足
D. Th1 和 Tc

E. ABO 血型抗体或 HLA 抗体

17. 骨髓移植时避免 GVHR 的方法是

A. ABO 血型配型
B. 使用免疫抑制剂

C. HLA 配型
D. 过季输注未成熟 DC

E. 选择性除去移植物中针对受者的 T 细胞

18. 对移植物存活影响最大的 HLA 位点是

A. HLA-DR
B. HLA-DP

C. HLA-DQ
D. HLA-A

E. HLA-B

19. 对移植物存活无明显影响的 HLA 位点是

A. HLA-A
B. HLA-B

C. HLA-C
D. HLA-DP

E. HLA-DQ

20. 以下哪种移植排斥反应最为严重

A. 超急性排斥反应
B. 急性排斥反应

C. 速发性排斥反应　　　　　　　　D. 慢性排斥反应

E. 亚急性排斥反应

21. 同种异基因移植中发生移植排斥反应的主要原因是

A. 感染　　　　　　　　　　　　　B. 移植物供血不足

C. 受者免疫功能紊乱　　　　　　　D. 受者体内有自身反应性 T 细胞

E. MHC 多态性

22. 哪种情况与超急性排斥反应无关

A. 反复输血　　　　　　　　　　　B. 多次妊娠

C. 细菌感染　　　　　　　　　　　D. 再次移植

E. 长期血液透析

23. 环孢素 A 主要抑制哪种细胞功能

A. B 淋巴细胞　　　　　　　　　　B. T 淋巴细胞

C. NK 细胞　　　　　　　　　　　D. 树突状细胞

E. 巨噬细胞

24. 超级性排斥反应可出现哪种病理特征

A. 急性血管炎　　　　　　　　　　B. 急性间质炎

C. 血管硬化　　　　　　　　　　　D. 血管内血栓

E. 间质纤维化

25. 对组织配型要求最严格的器官移植是

A. 心脏移植　　　　　　　　　　　B. 肝脏移植

C. 骨髓移植　　　　　　　　　　　D. 肺移植

E. 肾脏移植

26. 造成急性排斥反应中移植物损伤的最主要机制

A. Ⅰ型超敏反应　　　　　　　　　B. ADCC

C. Ⅲ型超敏反应　　　　　　　　　D. Ⅳ型超敏反应

E. CDC

27. 淋巴细胞交叉配型的主要目的是

A. 检测供者血清中有无抗受者淋巴细胞抗体

B. 检测受者血清中有无抗供者淋巴细胞抗体

C. 检测供者 HLA 抗原

D. 检测受者 HLA 抗原

E. 检测供者 ABO 抗原

28. 目前临床器官移植面临的最大困难是

A. 组织配型的方法难以掌握　　　　B. 受者排异应答状态难以控制

C. 手术技巧尚未掌握　　　　　　　D. 器官来源困难

E. 没有有效的免疫抑制剂

29. 在小鼠骨髓移植模型中,输入下列哪种 T 细胞会明显推迟 GVHR 的发生

A. $CD4^+CD25^+Foxp3^+$　　　　　　B. $CD4^+CD25^-Foxp3^-$

C. $CD4^-CD25^+Foxp3^-$　　　　　　D. $CD4^-CD25^-Foxp3^-$

E. $CD8^+CD25^+Foxp3^-$

30. 肾移植时,HLA 配型最为重要的位点是
    A. HLA-DP、HLA-C
    B. HLA-DR、HLA-A、B
    C. HLA-DR、HLA-C
    D. HLA-DR、DP
    E. HLA-A、B

31. 器官移植失败的原因除排斥反应外,其次是
    A. 手术引起的应激性溃疡
    B. 手术操作失败
    C. 药物的毒副作用
    D. 免疫功能低下导致的感染
    E. 术后营养不良

32. 人类主要组织相容性抗原是
    A. H-2
    B. HLA
    C. RLA
    D. ChLA
    E. DLA

33. 通过补体参与移植排斥反应的抗体主要是
    A. IgA
    B. IgG
    C. IgM
    D. IgE
    E. IgD

34. 异种移植最大的障碍是
    A. 超急性排斥反应
    B. 感染动物的微生物
    C. I 型超敏反应
    D. 急性排斥反应
    E. 迟发型异种移植排斥反应

35. 关于移植物抗宿主反应描述**不正确**的是
    A. 宿主与移植物之间组织不相容
    B. 宿主处于免疫无能或免疫严重缺陷
    C. 移植物中含有足够多的免疫细胞
    D. 多发于骨髓移植
    E. 多为慢性排斥反应

36. 关于 PRA 的描述正确的是
    A. 判断器官移植时移植物的敏感程度
    B. 输血、妊娠和感染都是 PRA 产生的重要原因
    C. PRA＜50% 为未致敏
    D. PRA 越高,移植物存活率越低
    E. 长期血液透析不会导致 PRA 产生

37. 淋巴细胞交叉配型的主要目的是
    A. 检测供者血清中有无抗受者淋巴细胞抗体
    B. 检测受者血清中有无抗供者淋巴细胞抗体
    C. 检测供者 HLA 抗原
    D. 检测受者 HLA 抗原
    E. 检测供者 ABO 抗原

38. 关于 HLA 分型描述**不正确**的是
    A. HLA 分型主要有三种方法:血清学方法、细胞学方法和 DNA 方法

B. 血清学方法可能出现血清学表型相同但 DNA 核苷酸序列不完全相同的现象

C. 细胞学方法所用的分型细胞来源困难

D. DNA 方法最可靠

E. 目前临床仍采用血清学方法

39. 关于免疫抑制剂血药浓度监测指标**不正确**的是

A. 主要采用 C-0、Cmax、AUC 三项指标。

B. C-0 是指服药后最低的血药浓度

C. Cmax 是指给药后达到的最高血药浓度

D. AUC 越小则生物利用度越高,反之则低

E. AUC 代表的是药物浓度 - 时间曲线下面积

40. FK-506 免疫抑制作用的可能机制是

A. 干扰 T 细胞 IL-2 基因的表达　　B. T 细胞活化的共刺激分子

C. 影响 T 细胞内钙调蛋白的作用　　D. 抑制 B 细胞产生抗体

E. 抑制 NK 细胞活性

A2 型题

1. 肾脏移植患者术后 3 个月后出现体温升高,肾移植侧胀痛,尿量减少,原因可能是

A. 迟发排斥反应　　　　　　B. 急性排斥反应

C. 超急性排斥反应　　　　　D. 慢性排斥反应

E. 以上均不是

2. IL-2 和 IL-2 受体的检测可用于对某些疾病的监测,一肾移植患者,术后排斥反应明显,检测 IL-2、IL-2 受体结果为

A. IL-2 水平升高,IL-2 受体水平也升高

B. IL-2 水平下降,IL-2 受体水平也下降

C. IL-2 水平升高,IL-2 受体水平下降

D. IL-2 水平下降,IL-2 受体水平升高

E. IL-2 水平升高,IL-2 受体水平无变化

3. 某患者,男,50 岁,慢性肾衰竭,肾移植术后 8h 尿量突然锐减并肉眼血尿,输注血小板 4 个单位,症状未见改善。患者体内可能存在

A. 血小板自身抗体　　　　　B. 血小板同种抗体

C. HLA 自身抗体　　　　　　D. HLA 同种抗体

E. 红细胞自身抗体

4. 某患者肝移植术后,ALT、AST、总胆红素、直接胆红素、GGT 及 ALP 均持续性增高,白细胞增多,同时排除感染灶存在,考虑可能是

A. 超急性排斥反应　　　　　B. 急性排斥反应

C. 慢性排斥反应　　　　　　D. 迟发性排斥反应

E. 亚急性排斥反应

B 型题

(1～3 题共用备选答案)

A. HLA 抗原　　　　　　　　B. H-Y 抗原

C. ABO 血型抗原　　　　　　D. 组织特异性抗原

E. mH 抗原

1. 引起移植排斥反应最强烈的抗原

2. 诱发超急性排斥反应

3. 与性别相关的移植抗原

（4～7 题共用备选答案）

    A. 超急性排斥反应　　　　　　B. 急性排斥反应

    C. 慢性排斥反应　　　　　　　D. HVGR

    E. GVHR

4. 受者免疫系统对移植物抗原产生的免疫应答

5. 移植物中免疫细胞对受者组织抗原产生的免疫应答

6. 因受者体内预先存在抗供者组织抗原的抗体而引发

7. 血管平滑肌增生和纤维化改变

（8～10 题共用备选答案）

    A. Th2 细胞　　　　　　　　　B. Tc 细胞

    C. B 细胞　　　　　　　　　　D. Th1 细胞

    E. APC

8. 超急性排斥反应的主要效应细胞

9. 急性排斥反应的主要效应细胞

10. 慢性排斥反应的主要效应细胞

（11～13 题共用备选答案）

    A. 肾移植　　　　　　　　　　B. 肝移植

    C. 肺移植　　　　　　　　　　D. 心脏移植

    E. 造血干细胞移植

11. 临床开展最早、最多和效果最佳的器官移植是

12. 存在"免疫特惠现象"的器官移植是

13. 非免疫性因素影响较大的是

（14～17 题共用备选答案）

    A. 糖皮质激素　　　　　　　　B. CsA

    C. 霉酚酸酯　　　　　　　　　D. 雷公藤

    E. 依维莫司

14. 具有抗炎作用的免疫抑制药物为

15. 可抑制 IL-2 合成的免疫抑制药物为

16. 主要抑制促 T、B 细胞增殖的生长因子基因转录的免疫抑制剂是

17. 哪种免疫抑制剂属于抗代谢类药物

（四）简答题

1. 引起移植排斥反应的组织相容性抗原有哪些？

2. 简述受者免疫细胞对移植物细胞表面抗原的两种识别方式。

3. 移植排斥反应的效应机制。

4. 移植排斥反应分类及其发生机制。

5. 组织相容性试验的内容。

6. 群体反应性抗体检测的临床意义。

7. 简述 HLA 配型原则。

8. 移植排斥反应的防治策略。

9. 移植后免疫检测内容。

10. 简述防治器官移植排斥反应的免疫抑制剂种类。

四、参考答案

(一)名词解释

1. 移植：临床上是用自体或异体的健康细胞、组织或器官替代或补偿机体已丧失的结构和/或功能的一种治疗方法。

2. 移植排斥反应：是指移植后受者免疫系统对移植物抗原产生的免疫应答或移植物中免疫细胞对受者组织抗原产生的免疫应答。

3. 组织相容性抗原：引起移植排斥反应的抗原，包括主要组织相容性抗原（MHC 抗原）、次要组织相容性抗原（mH 抗原）、ABO 血型抗原及组织特异性抗原。

4. 主要组织相容性复合体：是编码主要组织相容性抗原的一组紧密连锁的基因群。人类 MHC 称为 *HLA* 基因，位于第 6 号染色体短臂上。

5. 直接识别：是指受者的免疫细胞（T 细胞）无须经自身 APC 处理，直接识别移植物 APC 表面的抗原肽 - MHC 分子复合物（pMHC），并产生免疫应答。

6. 间接识别：是指供者移植物脱落细胞或可溶性同种异型 MHC 抗原经受者 APC 加工处理后，以供者抗原肽 - 受者 MHC 分子复合物的形式提呈给受者 T 细胞，使之活化进而产生免疫应答。

7. 宿主抗移植物反应：受者免疫系统对移植物抗原产生的免疫应答。

8. 移植物抗宿主反应：移植物中免疫细胞对受者组织抗原产生的免疫应答。

9. 超急性排斥反应：移植物与受者血管接通后数分钟至 24 小时内发生的排斥反应。原因是受者体内预先存在抗供者的抗体，见于反复输血、多次妊娠、长期血液透析或再次移植的受者。

10. 急性排斥反应：是同种异型器官移植中最常见的一类排斥反应，主要由 T 细胞介导。多发生在移植后数天至两周，80%～90% 发生于术后一个月内。

11. 慢性排斥反应：发生于移植后数月甚至数年，病程进展缓慢，往往是急性排斥反应反复发作的结果。

12. 组织配型检验：或称组织相容性试验，即检验供受者的 HLA 相容程度，通常包括 HLA 抗体检测、HLA 分型和 HLA 交叉配型。

13. 群体反应性抗体：是由 HLA 同种异基因免疫诱导产生的抗 HLA 抗体，输血、妊娠和器官移植等都能导致 PRA 产生。

14. HLA 交叉配型：是检验供受者的 HLA 匹配程度的试验，可用供者的淋巴细胞作靶细胞，与受者的血清进行补体依赖的淋巴细胞毒试验（CDC）进行检验，阳性说明受者体内含有抗供者的特异性抗体，移植后很有可能发生超急性排斥反应。

15. 肝脏"免疫特惠现象"：肝脏移植很少发生由受者体内预存群体反应性抗体（PRA）介导的超急性排斥反应，称为"免疫特惠现象"

16. 免疫抑制剂：可以降低机体对抗原物质反应性的化学或生物制剂。

17. 治疗药物监测：采用现代分析测试技术定量检测生物样品中药物及代谢物浓度，并利用药代动力学原理和公式推算出个体化给药方案。

（二）填空题

1. 移植物　供者　受者

2. 自体移植　同系移植　同种异体移植　异种移植　原位移植　异位移植　器官移植　组织移植　细胞移植

3. 实质器官移植　骨髓移植

4. 免疫应答　T

5. 主要组织相容性抗原　次要组织相容性抗原　ABO 血型抗原　组织特异性抗原

6. 直接识别　间接识别

7. 供者 APC　受者 APC

8. 超急性排斥反应　急性排斥反应　慢性排斥反应

9. 受者体内预存的抗供者抗体　T 细胞　急性排斥反应反复发作

10. 供受者的 HLA 型别不合　移植物中含有足够数量的免疫活性细胞　受者免疫功能低下

11. 主要组织相容性抗原（HLA 分子）

12. HLA-A　HLA-B　HLA-DR　HLA-DR　HLA-A　HLA-B

13. 群体反应性抗体（PRA）

14. 血清学方法　细胞学方法　DNA 方法　DNA 方法

15. HLA-A　HLA-B　HLA-DR　HLA-DQ

16. 肾移植

17. 骨髓　外周血　脐血

18. 甲泼尼龙　泼尼松龙　泼尼松　环孢素 A　他克莫司

19. 谷浓度（C-0）　峰浓度（Cmax）　药物浓度 - 时间曲线下面积（AUC）

（三）选择题

A1 型题

1. C　2. D　3. E　4. D　5. D　6. A　7. C　8. E　9. A　10. C
11. D　12. D　13. C　14. D　15. E　16. E　17. E　18. A　19. C　20. A
21.　22. C　23. B　24. D　25. C　26. D　27. B　28. D　29. A　30. B
31. D　32. B　33. C　34. A　35. E　36. D　37. B　38. E　39. D　40. C

A2 型题

1. B　2. A　3. D　4. B

B 型题

1. A　2. C　3. B　4. D　5. E　6. A　7. C　8. C　9. D　10. D
11. A　12. B　13. D　14. A　15. B　16. E　17. C

（四）简答题

1. 引起移植排斥反应的组织相容性抗原有哪些？

引起同种异体移植排斥反应的抗原包括：主要组织相容性抗原、次要组织相容性抗原（性别相关的 mH 抗原、常染色体编码的 mH 抗原）、ABO 血型抗原以及组织特异性抗原等，其中主要组织相容性抗原是引起移植排斥反应的主要成分。

2. 简述受者免疫细胞对移植物细胞表面抗原的两种识别方式。

①直接识别是指受者的免疫细胞（T 细胞）无须经自身 APC 处理，直接识别移植物 APC 表面的抗原肽 - MHC 分子复合物（pMHC）；②间接识别是指供者移植物脱落细胞或可溶性同种异型 MHC 抗原经受者 APC 加工处理后，以供者抗原肽 - 受者 MHC 分子复合物的形式提呈给受者 T 细胞。在急性排斥反应早期，直接识别和间接识别均发挥作用，在急性排斥反应中晚期和慢性排斥反应中间接识别更为重要。

3. 移植排斥反应的效应机制。

① T 细胞的效应机制：T 细胞在移植排斥反应中起关键作用，Th1 细胞通过分泌 IL-2、IFN-γ 和 TNF-α 等细胞因子，介导迟发型超敏反应（造成移植物损伤的主要机制）；同种抗原特异性 CTL 直接杀伤移植物血管内皮细胞和实质细胞。② B 细胞的效应机制：移植抗原激发 B 细胞产生特异性抗体，通过调理作用、免疫黏附、ADCC、CDC 和补体激活等，导致血管内皮损伤、移植物细胞溶解和炎症介质释放。

4. 移植排斥反应分类及其发生机制。

移植排斥反应包括 HVGR 和 GVHR 两类，HVGR 又可分为超急性排斥反应、急性排斥反应和慢性排斥反应。

①超急性排斥反应：受者体内预存的抗供者抗体与移植物中抗原结合，激活补体系统，使移植物发生不可逆性缺血、变性和坏死；②急性排斥反应：Th1 细胞介导迟发型超敏反应（主要损伤机制）、CTL 直接杀伤表达异型抗原的移植物细胞、受者产生针对供者血管内皮细胞的 IgG 类抗体致使移植物血管坏死；③慢性排斥反应：Th1 介导迟发型超敏反应、Th2 细胞辅助 B 细胞产生抗体致使移植物血管内皮细胞损伤、急性排斥反应反复发作、非免疫相关因素；④ GVHR：供受者的 HLA 型别不合、移植物中含有足够数量的免疫活性细胞、受者免疫功能低下。

5. 组织相容性试验的内容

组织相容性试验至少包括：①受者血清中预存的 HLA 抗体检测；②对受者和供者作 HLA 分型；③供受者之间 HLA 交叉配型。此外还应该进行红细胞血型鉴定、次要组织相容性抗原鉴定等。

6. 群体反应性抗体检测的临床意义。

群体反应性抗体即抗 HLA 抗体，其水平可预示受者的敏感程度。PRA < 10% 时为未致敏，PRA = 11%～50% 时为轻度致敏，PRA = 50%～80% 时为中度致敏，PRA > 80% 时为高度致敏。PRA 越高，移植器官的存活率越低。致敏的常见原因有输血、妊娠和移植。

7. 简述 HLA 配型原则。

HLA 各个位点对于临床器官移植的意义是不一样的。一般来说，HLA-A、-B 位点与移植后的急性排斥反应有关，B 位点的重要性大于 A 位点；HLA-DR、-DQ 位点与慢性排斥反应有关，DR 位点相对重要一些。因为 *HLA-DR* 和 *DQ* 基因有很强的连锁不平衡，DR 位点相匹配的个体,通常 DQ 位点也相匹配。

8.移植排斥反应的防治策略。

①严格选择供者;②抑制受者免疫应答;③诱导移植耐受;④加强移植后的免疫监测等。

9.移植后免疫监测内容。

①体液免疫水平:特异性抗体(ABO 血型抗体、HLA 抗体、抗供者组织细胞抗体、血管内皮细胞抗体、冷凝集素等)、补体;②细胞免疫水平:T 细胞及其亚群 CD4$^+$、CD8$^+$ T 细胞数量和比值、NK 细胞、血清细胞因子;③急性时相反应物质检测:C 反应蛋白、IL-1、IL-6、肿瘤坏死因子 -α、高迁移率族蛋白 -1 以及热休克蛋白等。

10.简述防治器官移植排斥反应的免疫抑制剂种类。

①化学类免疫抑制剂:糖皮质激素(甲泼尼龙、泼尼松龙、泼尼松)、抗增殖类药物(环磷酰胺、霉酚酸酯、硫唑嘌呤)、钙调神经蛋白抑制剂(环孢素 A、他克莫司)和靶抑制剂西罗莫司等;②生物性免疫抑制剂:多克隆抗体、单克隆抗体和某些融合蛋白;③中草药:雷公藤、冬虫夏草。

(杜晶春 刘 辉)

第十八章
输血不良反应与输血传播疾病检验

一、学习目标

掌握 合理用血和成分输血的概念,成分输血的优点、种类;输血不良反应的实验室检查。

熟悉 各种输血不良反应的发病机制及临床表现;艾滋病、乙型肝炎、丙型肝炎、梅毒、HTLV 和 CMV 感染的实验室检查。

了解 艾滋病、乙型肝炎、丙型肝炎、梅毒、HTLV 和 CMV 感染的临床表现。

二、重点和难点内容

(一)血液成分的临床应用

输血是临床上的重要治疗手段,但任何血液成分都可能引起输血不良反应和输血传播疾病,因此要合理用血。要做到合理用血,在临床输血前一定要明确输血适应证,可输可不输的,坚决不输;对于确实需要输异体血的患者,进行输血必要的综合评价和风险评估,充分权衡输血利弊,严格掌握输血指征,在恰当的时机选择正确的血液制品和合适的剂量输注给患者;应积极开展围术期血液保护、术前储备自体血、术中急性等容血液稀释、术中 / 术后血液回收等措施,大力推广各种自体输血技术,不断加强患者血液管理。

成分输血是把血液中各种细胞成分、血浆和血浆蛋白成分用物理或化学的方法加以分离、提纯,分别制成高浓度、高纯度、低容量的制剂,临床根据病情需要,按照缺什么补什么的原则输用,来达到治疗患者的目的。成分输血的主要优点是:第一,血液成分制剂的容量小、浓度和纯度高,能够有效提供相关血液成分的生物功能,改善病情;第二,避免需要改善缺氧时大量全血输注带来的循环血量过多、心脏负荷过重的系列并发症;第三,血液成分的输注治疗效果普遍好于全血的治疗效果,使用血液成分制剂治疗可以减低对血液输注数量的需求,实现最大限度地节约血液资源;第四,成分输血为对各种血液成分制剂进行病毒灭活和白细胞去除创造了条件,可以有效降低经血液传播病毒的几率和避免发热等同种免疫性输血不良反应的发生率。

血液成分中红细胞的用量最大,红细胞输注适用于循环红细胞总量减少致运氧能力不足或组织缺氧而有症状的患者。血小板输注主要用于预防和治疗血小板数量或功能异常所致出血,以恢复和维持机体正常止血和凝血功能。血浆主要用于补充先天性或获得性凝血因子缺乏。冷沉淀主要含有纤维蛋白原、FⅧ、FⅩⅢ、纤连蛋白、血管性血友病因子五种成分,可用于治疗相应凝血因子缺乏症。白蛋白、免疫球蛋白、凝血因子Ⅷ浓缩剂分别用于相应疾病的治疗。

（二）输血不良反应检验

输血不良反应指输血过程中或输血后，受血者发生了不能用原来的疾病解释的新的症状或体征。输血不良反应临床上常见的有发热性非溶血性输血反应、过敏性输血反应、溶血性输血反应、大量输血的不良反应、细菌性输血不良反应、TA-GVHD 等，其中以红细胞血型不合导致的溶血性输血反应尤为严重，主要有 ABO 血型不合导致的急性溶血性输血反应和 Rh 等血型不合导致的迟发性溶血性输血反应。发热性非溶血性输血反应（FNHTR）是最常见的输血不良反应，约占总输血不良反应的 52.1%，一半以上的 FNHTR 由 HLA 抗体或抗血小板抗体引起，其中又以 HLA 抗体最为多见。

（三）输血传播疾病检验

输血传播疾病是指输入携带病原体的血液而感染的疾病，常见的有艾滋病、乙型肝炎、丙型肝炎、巨细胞病毒感染、梅毒、疟疾、弓形虫病及人类 T 淋巴细胞病毒感染等。此外，对当前国内外已知可能通过输血传播的疾病或新发现的输血相关传染病应高度重视。

HIV 感染时的实验室检查主要包括 HIV 病原学检查和 HIV 抗体检测，其中 HIV-1/HIV-2 抗体检测是诊断 HIV 感染的金标准。HIV 抗体包括初筛试验和确认实验，初筛试验包括 ELISA 法、化学发光法、胶体金快速试验及颗粒凝集法等初筛/复检血清 gp24 及 gp120 抗体，灵敏度可高达 99%；免疫印迹法是 HIV 抗体检测的确认试验。

乙型肝炎感染时的实验室检查包括：①肝功能检查；② HBV 抗原、抗体检测；③ HBV-DNA 检测：是 HBV 复制和传染性的最直接证据；④其他检查：包括凝血酶原时间、尿常规及血氨检测等对其诊断均有一定指导意义。

丙型肝炎实验室检查指标：① HCV 抗原检测；②抗-HCV IgM 和抗 HCV IgG 检测：HCV 抗体不是保护性抗体，是 HCV 感染的标志；③ HCV-RNA 检测：检测血清 HCV-RNA 已成为早期 HCV 病毒血症的"金指标"；④其他实验室检查包括肝功能、尿常规及血氨检测等。巨细胞病毒感染、梅毒、疟疾、弓形虫病及人类 T 淋巴细胞病毒感染等亦有其相应的检测指标。

要减少因输血而引起传播疾病的危险性，应当严格筛选献血者、严格进行血液病毒标志物的筛选检测、加强采血和血液制品制备的无菌技术操作、对血液制品进行病毒灭活、合理用血，大力提倡成分输血和自体输血等有效对策积极预防和控制输血传播疾病的发生，以保障临床输血安全。

三、习　题

（一）名词解释

1. 合理用血   2. 全血

3. 成分输血   4. 冷沉淀

5. 发热性非溶血性输血反应   6. 溶血性输血反应

7. 输血相关性移植物抗宿主病   8. 输血传播疾病

（二）填空题

1. 采用血细胞分离机在全封闭条件下从单个献血者采集的血小板规定为 1 个单位（袋）单采血小板，所含血小板数量应_____。单采血小板于（22±2）℃振荡条件下可保存_____天。

2. 常用的免疫球蛋白制品主要有_____、_____和_____。

3. 大多数严重 AHTR 是由_____血型系统不相容输血引起，人为差错是其主要原因，引起 AHTH 的抗体大多为_____，少数为补体结合性 IgG。

4. 检测血清_____是早期 HCV 感染的"金指标"。

5. HIV 抗体检测包括初筛试验和确认实验，初筛试验包括 ELISA 法、化学发光法、胶体金快速试验及颗粒凝集法等初筛 / 复检血清_____及_____抗体，灵敏度可高达 99%；_____是 HIV 抗体检测的确认试验。

（三）单项选择题

A1 型题

1. 冷沉淀制剂中不含有
   A. vWF
   B. FⅧ
   C. FV
   D. FⅩⅢ
   E. 纤维蛋白原

2. 预防 TA-GVHD 发生，输注细胞制剂宜首选
   A. 悬浮红细胞
   B. 洗涤红细胞
   C. 少白细胞红细胞
   D. 辐照红细胞
   E. 年轻红细胞

3. 全血采集后制备新鲜冰冻血浆，应在采血后
   A. 10～12 小时内
   B. 6～8 小时内
   C. 24 小时内
   D. 48 小时内
   E. 72 小时内

4. 目前我国临床上使用最广泛的红细胞制剂是
   A. 浓缩红细胞
   B. 悬浮红细胞
   C. 洗涤红细胞
   D. 少白细胞红细胞
   E. 年轻红细胞

5. 新鲜冰冻血浆变为普通冰冻血浆，是指其在 −20℃ 以下保存超过
   A. 1 年
   B. 6 个月
   C. 2 年
   D. 5 年
   E. 8 年

6. 对于有免疫抑制或缺陷患者贫血需输注红细胞制剂，首选
   A. 浓缩红细胞
   B. 悬浮红细胞
   C. 洗涤红细胞
   D. 辐照红细胞
   E. 年轻红细胞

7. 关于成分输血的叙述，**不正确**的是
   A. 其原则就是只给患者输注其需要的血液成分
   B. 能提高输血治疗效果
   C. 可以节约血液资源
   D. 减少输血传播病毒的危险
   E. 不利于选择各种血液成分的保存条件

8. 机器单采血小板需要保存的应采集容量及血小板含量为
   A. 250～300ml 含血小板量应≥2.5×10^{11}
   B. 125～200ml 含血小板量 2.5×10^{11}
   C. 125～200ml 含血小板量 2.5×10^{10}
   D. 150～300ml 含血小板量 2.5×10^{11}
   E. 150～300ml 含血小板量应≥2.5×10^{10}

9. 临床输血的原则是
   A. 输新鲜血
   B. ABO 同型输注，患者缺什么成分输什么成分血
   C. 全血比较全，输全血
   D. 依患者的要求
   E. 输红细胞

10. 制备辐照红细胞，γ射线剂量应为
    A. 25～30Gy
    B. 20～25Gy
    C. 15～20Gy
    D. 10～15Gy
    E. 15Gy

11. 引起输血相关移植物抗宿主病（TA-GVHD）的主要效应细胞是
    A. 红细胞
    B. 淋巴细胞
    C. 单核细胞
    D. 粒细胞
    E. 血小板

12. 临床输血中增加 TA-GVHD 风险的是
    A. 红细胞输注前用射线辐照
    B. 输注冷沉淀
    C. 丈夫的血输注给妻子
    D. 母亲的血输注给儿子
    E. 输注新鲜冰冻血浆

13. 输注4℃保存3天以上的血液制品，一般**不会**传播
    A. 艾滋病
    B. 梅毒
    C. 乙型肝炎
    D. 丙型肝炎
    E. 戊型肝炎

14. 冰冻红细胞解冻后应及时输注，保存时间**不得超过**
    A. 4 小时
    B. 6 小时
    C. 8 小时
    D. 24 小时
    E. 48 小时

15. 冷沉淀保存温度应为
    A. 22℃±2℃
    B. 4℃±2℃

C. -20℃以下　　　　　　　　　　D. -50℃以下

E. -40℃以下

16. 关于红细胞输注原则的叙述,**不正确**的是

A. 由于不同患者对氧的需求存在显著个体差异,应根据患者具体情况具体分析

B. 选择合适类型的红细胞制剂

C. 充分权衡输血利弊

D. 血红蛋白浓度在决定是否需要输注红细胞时是决定性指标

E. 综合考虑患者一般情况和创伤程度、手术、预计失血量及速度、贫血原因及其严重程度、急缓、代偿能力等因素

17. 不同血液成分传播巨细胞病毒的危险性大小依次为

A. 白细胞>血浆>血小板>红细胞

B. 血浆>白细胞>血小板>红细胞

C. 白细胞>血小板>血浆>红细胞

D. 红细胞>血浆>白细胞>血小板

E. 血小板>白细胞>血浆>红细胞

18. 输注新鲜冰冻血浆的适应证**不包括**

A. 肝病患者获得性凝血功能障碍　　　B. 大量输血伴发的凝血功能障碍

C. 口服抗凝剂过量引起的出血　　　　D. 补充患者营养

E. DIC

19. 输注洗涤红细胞的适应证**不包括**

A. 对血浆蛋白有过敏反应的患者　　　B. 高钾血症患者需要输血

C. 肝、肾功能障碍需要输血的患者　　D. 自身免疫性溶血性贫血患者

E. 急性外伤大失血患者

20. 关于输注血小板的叙述,**不正确**的是

A. 输注前要轻摇血袋,混匀

B. 因故未输注要及时放入冰箱

C. 以患者可以耐受的最快速度输注

D. Rh 阴性患者最好输注 Rh 阴性血小板

E. 严禁向血小板中添加任何溶液和药物

21. 输注血小板的适应证**不包括**

A. 不同病因引起的血小板计数低于$20×10^9$/L并伴有严重出血者

B. 血小板计数不低但功能异常所致严重出血者

C. 大量输血所致的血小板稀释性减少,计数低于$50×10^9$/L伴有严重出血

D. 血小板计数≤$50×10^9$/L且需要进行脑部手术患者

E. 血小板计数低于$50×10^9$/L无明显出血的白血病患者

22. 输注细菌污染的血液可以引起输血不良反应,最常见的细菌是

A. G^+球菌　　　　　　　　　　　B. G^+杆菌

C. G^-球菌　　　　　　　　　　　D. G^-杆菌

E. G^-球菌和杆菌

23. 通过输血传播的疾病**不包括**

A. HBV
B. 风疹病毒
C. HCV
D. 梅毒
E. HIV

24. **不属于**输血适应证的是
A. 贫血或低蛋白血症
B. 急性出血
C. 消瘦
D. 重症感染
E. 凝血机制障碍

25. 属于输血传播疾病的是
A. 疟疾
B. 输血相关性急性肺损伤
C. 脾功能亢进
D. 低镁血症
E. 低钾血症

26. **不属于**HIV 高危人群的是
A. 血友病患者
B. 静脉吸毒者
C. HIV 感染者所生婴儿
D. 自由职业者
E. 同性恋者

27. 目前的研究表明,为了有效防止 FNHTR 的发生,血液成分中白细胞含量应低于
A. 1×10^6
B. 1×10^7
C. 5×10^6
D. 5×10^7
E. 5×10^8

28. 输血引起过敏反应的常见症状是
A. 咳嗽、气促、胸闷伴粉红色泡沫样痰
B. 手足抽搐、心律缓慢、血压下降
C. 皮肤瘙痒、荨麻疹、眼睑水肿
D. 寒战、高热、头部胀痛
E. 腰背痛、少尿

29. 最常引起急性溶血性输血反应的抗体为
A. 抗 -A 或抗 -B
B. 抗 -JB^a
C. 抗 -E
D. 抗 -Fy^a
E. 抗 -P1

30. 在下列输血反应中,最严重的输血不良反应是
A. 发热反应
B. 过敏性皮疹反应
C. 溶血反应
D. 非溶血反应
E. 输血后紫癜

31. 目前常用的梅毒血清学试验**不包括**
A. ELISA 法
B. 金标法
C. 明胶凝集试验
D. 蛋白印迹试验
E. 荧光螺旋体放散试验

32. 能有效预防发热性非溶血性输血反应的方法是
A. 输同型血
B. 白细胞过滤
C. 减慢输血速度
D. 增大输血间隔

E. 输血前输液

33. 输血时需要对输注的血液制品事先进行 γ 射线照射来预防 TA-GVHD 的患者是

A. 心脏手术患者   B. 严重外伤患者

C. 产科大出血患者   D. 上消化道大出血患者

E. 免疫功能受损或抑制的患者

34. HIV 感染者体内含 HIV 浓度高的是

A. 血液   B. 唾液

C. 尿液   D. 汗液

E. 乳汁

35. 与 HTLV-1 感染关系密切的肿瘤是

A. 鼻咽癌   B. 食管癌

C. T 淋巴细胞白血病   D. 子宫颈癌

E. 直肠癌

36. 弓形虫感染的中间宿主**不包括**

A. 猫科动物   B. 人

C. 鸟类   D. 青蛙

E. 羊

A2 型题

1. 患者,女,有输血史和妊娠史,因重度贫血再次输注红细胞的过程中,出现发热,体温从输血前的 36.8℃ 上升到 38.3℃,为初步查明发热反应的原因可检测

A. 白细胞抗体   B. 红细胞自身抗体

C. 红细胞同种抗体   D. 血小板抗体

E. 血浆蛋白抗体

2. 男性,70 岁。输血后 30 分钟突发呼吸急促、发绀、咳血性泡沫痰,颈静脉怒张,肺内可闻及大量湿性啰音,心率 130 次 / 分。临床最可能的诊断是

A. 溶血反应   B. 过敏反应

C. 细菌污染反应   D. 心功能衰竭

E. TA-GVHD

3. 女性,36 岁。输血开始后 1 小时出现畏寒、寒战高热、头痛、出汗、恶心呕吐,皮肤潮红,体温 40.2℃。临床最可能的诊断是

A. 溶血反应   B. TRALI

C. 过敏反应   D. 细菌污染反应

E. FNHTR

B 型题

(1～3 题共用备选答案)

A. 悬浮红细胞   B. 洗涤红细胞

C. 少白细胞红细胞   D. 浓缩红细胞

E. 冰冻解冻去甘油红细胞

1. 目前临床应用最多的红细胞制剂是

2. 对血浆蛋白过敏的贫血患者宜输注

3. 需要反复输血的贫血患者宜输注

(4～6题共用备选答案)

    A. 凝血因子Ⅷ浓缩剂　　　　　　B. 单采血小板

    C. 少白细胞红细胞　　　　　　　D. 冷沉淀

    E. 新鲜冰冻血浆

4. 血友病A患者出血首选

5. 血栓性血小板减少性紫癜(TTP)患者治疗可输注

6. 有HLA抗体的重度贫血患者宜输注

(7～9题共用备选答案)

    A. 凝血因子Ⅷ浓缩剂　　　　　　B. 少白细胞红细胞

    C. 洗涤红细胞　　　　　　　　　D. 冷沉淀

    E. 普通冰冻血浆

7. 严重贫血患者伴高钾血症需输注

8. DIC患者纤维蛋白原低于1g/L宜输注

9. 自身免疫性溶血性贫血患者输注

(10～11题共用备选答案)

    A. 凝血因子Ⅷ浓缩剂　　　　　　B. 少白细胞红细胞

    C. 单采血小板　　　　　　　　　D. 白蛋白制品

    E. 新鲜冰冻血浆

10. 治疗血友病B患者出血首选

11. 治疗重型肝炎患者出血可输注

(12～14题共用备选答案)

    A. 悬浮红细胞　　　　　　　　　B. 单采血小板

    C. 冷沉淀　　　　　　　　　　　D. 新鲜冰冻血浆

    E. 重组活化凝血因子Ⅶ(rFⅦa)

12. 当失血量为自身血容量的30%～40%时,在立即输注晶体液和胶体液的同时,应输注

13. 在大量输血过程中,当PT和APTT超过正常对照的1.5倍时,应输注

14. 在大量输血过程中,当纤维蛋白原浓度<1.0g/L时,可输注

(15～16题共用备选答案)

    A. HBV　　　　　　　　　　　　B. HIV

    C. WNV　　　　　　　　　　　　D. CMV

    E. EBV

15. 经输血引起巨细胞病毒感染的病原体是

16. 经输血引起艾滋病的病原体是

(17～18题共用备选答案)

    A. 握手传播　　　　　　　　　　B. 消化道传播

    C. 经血传播　　　　　　　　　　D. 共餐

    E. 一般生活接触

17. 乙型肝炎的传播途径是

18. 丙型肝炎的传播途径是

（19～20题共用备选答案）

　　A. 溶血反应　　　　　　　　　B. 发热反应

　　C. 细菌污染反应　　　　　　　D. 出血倾向

　　E. 酸中毒

19. 最常见的早期输血并发症是

20. 输血后患者出现酱油色尿，意味着可能出现

（21～22题共用备选答案）

　　A. 细菌污染　　　　　　　　　B. 致热原

　　C. 血型不合　　　　　　　　　D. 红细胞破坏

　　E. 过敏物质

21. 引起输血发热反应，最常见的原因是

22. 引起溶血反应的原因是

（23～24题共用备选答案）

　　A. 输血期间或输血后1～2小时内　　B. 输血开始后3小时内

　　C. 输血后1周内　　　　　　　　　　D. 输血后1天内

　　E. 输血后3～10天

23. 迟发性溶血性输血反应发生时间一般在

24. 发热性非溶血性输血反应发生时间一般在

（四）简答题

1. 成分输血的主要优点有哪些？
2. 简述红细胞制品的种类及红细胞输注的适应证。
3. 发热性非溶血性输血反应时需做的实验室检查有哪些？
4. 试述过敏性输血反应的实验室检查。
5. 试述HTR实验室检查的结果判断。
6. 试述细菌性输血反应时需要做哪些实验室检查？
7. 如何预防和控制输血传播疾病的发生？

四、参 考 答 案

（一）名词解释

1. 合理用血：是指输注安全的血液制品，仅用于治疗引起患者死亡或处于严重情况，而又不能用其他方法有效预防和治疗的疾病。

2. 全血：是指将人体一定量的血液采集入含有抗凝保存液的血袋中，不作任何加工的一种血液制剂。

3. 成分输血：是把血液中各种细胞成分、血浆和血浆蛋白成分用物理或化学的方法加以分离、提纯，分别制成高浓度、高纯度、低容量的制剂，临床根据病情需要，按照缺什么补什么的原则输用，来达到治疗患者的目的。

4. 冷沉淀：是新鲜冰冻血浆在 2～4℃解冻后沉淀的白色絮状物,含有新鲜冰冻血浆的大部分凝血因子。

5. 发热性非溶血性输血反应：是指在输血中或输血后体温升高≥1℃,并以发热、寒战等为主要临床表现,且能排除溶血、细菌污染、严重过敏等引起发热的一类输血反应。

6. 溶血性输血反应：受血者输入不相容红细胞或存在同种抗体的供者血浆,使供者红细胞或自身红细胞在体内发生破坏而引起的反应称为溶血性输血反应。

7. 输血相关性移植物抗宿主病：是输血最严重的并发症之一,是指受者输入含有供者免疫活性淋巴细胞(主要是 T 淋巴细胞)的血液或血液成分后,不被受者免疫系统识别和排斥,供者淋巴细胞在受者体内植活、增殖并攻击破坏受者体内的组织器官及造血系统,是致命性的免疫性输血并发症。

8. 输血传播疾病：是指输入携带病原体的血液而感染的疾病,常见的有艾滋病、乙型肝炎、丙型肝炎、巨细胞病毒感染、梅毒、疟疾、弓形虫病及人类 T 淋巴细胞病毒感染等。

(二)填空题

1. $\geq 2.5 \times 10^{11}$　5
2. 丙种球蛋白　静脉注射免疫球蛋白　特异性免疫球蛋白
3. ABO　IgM
4. HCV-RNA
5. gp24　gp120　免疫印迹法

(三)选择题

A1 型题

1. C　2. D　3. B　4. B　5. A　6. D　7. E　8. A　9. B　10. A
11. B　12. D　13. B　14. D　15. C　16. D　17. A　18. D　19. E　20. B
21. E　22. D　23. B　24. C　25. A　26. D　27. C　28. C　29. A　30. C
31. E　32. B　33. E　34. A　35. C　36. A

A2 型题

1. A　2. D　3. E

B 型题

1. A　2. B　3. C　4. A　5. E　6. C　7. C　8. D　9. B　10. A
11. E　12. A　13. D　14. C　15. B　16. B　17. C　18. C　19. B　20. A
21. B　22. C　23. E　24. A

(四)简答题

1. 成分输血的主要优点有哪些?
(1)血液成分制剂的容量小、浓度和纯度高,能够有效提供相关血液成分的生物功能,改善病情;
(2)避免需要改善缺氧时大量全血输注带来的循环血量过多、心脏负荷过重的系列并发症;
(3)血液成分的输注治疗效果普遍好于全血的治疗效果,使用血液成分制剂治疗可以减

低对血液输注数量的需求,实现最大限度地节约血液资源;

(4) 成分输血为对各种血液成分制剂进行病毒灭活和白细胞去除创造了条件,可以有效降低经血液传播病毒的几率和避免发热等同种免疫性输血不良反应的发生率。

2. 简述红细胞制品的种类及红细胞输注的适应证。

红细胞制品的种类较多,包括悬浮红细胞、浓缩红细胞、少白细胞红细胞、洗涤红细胞、冰冻红细胞、辐照红细胞、年轻红细胞等。红细胞输注适用于循环红细胞总量减少致运氧能力不足或组织缺氧而有临床症状的患者,也可用于输注晶体液/胶体液无效的急性失血患者。

3. 发热性非溶血性输血反应时需做的实验室检查有哪些?

(1) 检测受血者血浆中 HLA 抗体、抗血小板抗体、抗单核细胞抗体、抗粒细胞特异性抗体及致热原性细胞因子,其中以 HLA 抗体异常多见。

(2) 检测受血者血浆中血红蛋白浓度排除溶血性发热反应,FNHTR 时血红蛋白浓度不变而溶血性发热反应时升高。

4. 试述过敏性输血反应的实验室检查。

(1) 血小板计数、功能及凝血相关检查:除出血时间可能延长外,其他均为正常。

(2) IgA 和抗 IgA 抗体检测:速率散射免疫比浊法检测 IgA,ELISA 法检测抗 IgA 抗体。

5. 试述 HTR 实验室检查的结果判断。

血液储存条件不当、血型错误、交叉配合试验不合、意外抗体存在等均可发生 HTR。另外发生 AHTR 时,实验室检查可能发现血细胞比容下降、受血者血涂片镜下可见破碎红细胞、血浆结合珠蛋白降低、乳酸脱氢酶增高、血浆中出现游离血红蛋白,直接抗人球蛋白试验阳性,6～8 小时后血清胆红素可能增高。发生 DHTR 时,随着被抗体致敏的红细胞从循环中清除,DAT 转为阴性,故即使 DAT 阴性也不能排除 DHTR 可能。

6. 试述细菌性输血反应时需要做哪些实验室检查?

(1) 检测血红蛋白:取患者抗凝血标本,离心后检测血浆血红蛋白浓度,排除 HTR。

(2) 直接涂片:取疑为污染的血液制剂直接涂片或离心后涂片,找到细菌则可直接诊断为细菌污染性输血反应。

(3) 细菌培养:对直接涂片阴性的标本,需分别在 4℃、22℃、37℃ 条件下做厌氧和需氧培养,结果阳性即可诊断。

7. 如何预防和控制输血传播疾病的发生?

高度重视输血可能传播疾病的危险性,严格筛选献血者、严格进行血液病毒标志物的筛选检测、加强采血和血液制品制备的无菌技术操作、对血液制品进行病毒灭活、合理用血,大力提倡成分输血和自体输血等有效对策积极预防和控制输血传播疾病的发生,以保障临床输血安全。

(武文娟 李玉云)

第十九章
风湿性疾病检验

一、学 习 目 标

掌握 类风湿关节炎、系统性红斑狼疮、强直性脊柱炎、干燥综合征和血管炎等检验的特点。

熟悉 上述风湿性疾病的分类（诊断）标准，以及相关检验指标在疾病诊断中的作用与应用原则。

了解 上述风湿性疾病的发病机制及临床表现。

二、重点和难点内容

（一）类风湿关节炎检验

RA 的诊断主要依据病史和临床表现，结合实验室检查及影像学检查，一般不难做出诊断。实验室检查有助于 RA 的诊断、疾病活动度的评价以及预后。

1. RF　患者血清中存在高效价的自身抗体是临床确诊的重要依据。类风湿因子（RF）是以变性 IgG 为靶抗原产生的多种抗变性 IgG Fc 片段的自身抗体，IgM 型 RF 被认为是 RF 的主要类型，其滴度与 RA 活动性和严重性呈比例。RF 的检测方法包括：乳胶颗粒凝集实验、速率散射比浊法及 ELISA 法。

2. 抗瓜氨酸化蛋白抗体（ACPA）　是一类针对含有瓜氨酸化表位的自身抗体总称。ACPA 可以在 RA 早期出现，对 RA 的诊断具有很高的敏感性和特异性，并与 RA 的病情和预后密切相关。目前最常用的检测方法是 ELISA 法。

3. 急性时相反应蛋白　RA 活动期可有 C- 反应蛋白、血沉、淀粉样蛋白 A 等急性时相蛋白升高。但仍有 5% 的 RA 患者在活动期时 ESR 并不增快。

4. 滑液检查　RA 患者关节出现炎症时可加重关节积液。滑液多呈炎性特点，白细胞总数升高，以中性粒细胞为主。滑液中可测出 RF、抗 II 型胶原抗体和免疫复合物。补体水平可以升高，尤其是 C3a 和 C5a。

5. *HLA-DRB1* 基因　HLA-DR4 和 / 或 HLA-DR1 可见于 48%～87% 的 RA 患者，依种族不同而异。该基因在国内 RA 患者的携带率约为 50%。患者的骨质破坏、类风湿结节以血管炎等表现与 *HLA-DR4/DR1* 基因密切相关。

6. 相关实验室检测项目　①血常规：有轻至中度贫血，一般是正细胞正色素的贫血。活动期患者可有血小板增高，病情缓解后将至正常；②补体：在活动期，RA 患者的血清补体均有升高，只有在少数有血管炎者可出现低补体血症；③免疫球蛋白：可以有免疫球蛋白如

IgG、IgA、IgM、γ-球蛋白等水平增高。

RA 并无绝对特异的检验指标。因此，在诊断时需要对实验室结果综合分析并结合患者的临床特点才能得出正确的结论。

RF 在 RA 患者中的阳性检出率很高，高效价 RF 支持早期 RA 诊断，其效价与临床症状呈正相关。各种类型 RF 提示不同的临床意义。RF 在临床上常作为 RA 与脊椎性关节炎的鉴别试验，前者 RF 阳性，后者阴性。RF 并非 RA 的特异性抗体，因此 RF 对 RA 并不具有严格的特异性，RF 阳性不能作为诊断 RA 的唯一标准。抗瓜氨酸化蛋白抗体（ACPA）在 RA 发病早期甚至发病前多年就可以出现，对 RA 的诊断具有很高的敏感性和特异性，与 RA 的疾病活动度和预后密切相关。

（二）系统性红斑狼疮的检验特点

SLE 的实验室检验项目，包括临床常用的特异性检验如自身抗体和补体检验；其他检验包括血尿常规检查、血清生化检查和 C 反应蛋白等。

1. 抗核抗体　是指抗细胞内所有抗原成分的自身抗体的总称。无器官和种属特异性。临床常用间接免疫荧光试验检测 ANA。

2. 抗双链脱氧核糖核酸抗体（anti-dsDNA）　出现在 SLE 的活动期，是 SLE 的特征性标志抗体，该抗体阳性是 SLE 的重要诊断标准之一。其效价与疾病活动性密切相关，随疾病的活动与缓解而升降。因此，抗 dsDNA 抗体常被作为 SLE 诊断及活动度的指标。常用检测方法为间接免疫荧光法（IIF）。

3. 抗可提取核抗原抗体　可提取核抗原（ENA）是核物质中一类蛋白的总称。抗 Sm 抗体阳性对于 SLE 诊断有高度特异性，属于 SLE 血清标志抗体。临床最常用的检测方法为免疫印迹技术（IBT）和斑点酶免疫技术（dot-ELISA）。

4. 抗核小体抗体（AnuA）　是 SLE 发病过程中重要的自身抗体，形成抗原抗体复合物参与 SLE 发病。AnuA 阳性对于 SLE 的诊断有重要意义，特异性高。AnuA 在早期 SLE 中的出现时间早于 dsDNA 抗体及抗组蛋白抗体，它还是 SLE 病情恶化的早期标志。

5. 抗磷脂抗体（APLA）　是一组抗磷脂结构抗原的自身抗体，主要包括抗心磷脂抗体（ACLA）、抗磷脂酸抗体（APAA）和抗磷脂酰丝氨酸抗体（APSA）。ACLA 是 APLA 中与自身免疫性疾病关系最为密切的一种。SLE 患者 ACLA 阳性率可达 70%～80%，SLE 患者 ACLA 阳性预示其血管炎、溶血性贫血、血栓形成的发病率较高。

6. 相关实验室检测项目　①血液学检查：活动期 SLE 的血细胞三系中可有一系或多系减少（除外药物所致的骨髓抑制）；②尿液常规检查：尿常规的异常代表肾受损；③生化检查：SLE 活动期可出现血清 CRP 增高，血浆中球蛋白增高，血清胆固醇增高；④补体：补体低下尤其是 C3、C4 低下，常提示有 SLE 活动。

7. 各种 SLE 临床表现　可提示 SLE 活动性表现与 SLE 相关的多数实验室指标也与疾病的活动有关。提示 SLE 活动的主要指标包括：抗 DNA 抗体滴度增高，血细胞三系减少，血沉增高，出现管型尿、血尿、蛋白尿及非感染性白细胞尿，甚至肾功能异常，低补体血症。

ANA 见于几乎所有的 SLE 患者，对于活动性 SLE 诊断高度敏感，ANA 阴性可以除外活动性 SLE，但 ANA 阳性不一定患有自身免疫性疾病。抗 dsDNA 抗体诊断 SLE 的特异性高，但其敏感性仅为较低，因此，抗 dsDNA 抗体阴性不能排除 SLE 的诊断。不同的自身免疫性疾病可产生不同抗 ENA 抗体，其在各种自身免疫性疾病中的阳性率有明显差异，有些具有较高的特异性，但灵敏度并不高，阴性结果时常不能除外诊断，可动态观察。

（三）强直性脊柱炎检验

强直性脊柱炎（AS）是脊柱关节炎中主要和常见的临床类型，因患者 ANA 和 RF 均为阴性被称为血清阴性脊柱关节病，好发于 20～30 岁男性，男女发病比例约为 10:1。骶髂关节是其最具标志性的病变部位，引起脊柱畸形和强直，最终导致患者运动功能丧失。

1. 辅助诊断指标　约 90% AS 患者人类白细胞抗原 B27（HLA-B27）阳性，是 AS 重要的辅助诊断指标。骶髂关节病变早期的患者检测 HLA-B27 尤为重要。

2. 鉴别诊断指标　部分 AS 患者以外周关节炎为首发症状，特别是膝、踝关节损害者，需要与 RA 鉴别，RF、抗 -CCP 抗体和 AKA 是常用的鉴别诊断指标。

3. 活动性判断指标　ESR 和 CRP 增高表明 AS 处于活动期。

（四）干燥综合征检验

干燥综合征（Sjögren syndrome，SS）是一种以淋巴细胞浸润泪腺和唾液腺等外分泌腺体、伴多种自身抗体产生为特征的弥漫性结缔组织病，主要累及由柱状上皮细胞构成的外分泌腺体，以唾液腺和泪腺受累最为典型。本病分为原发性和继发性。该病多发于女性，男女比为 1:9～10。

1. 发病机制　SS 是一种多基因遗传病，目前较为明确的易感基因有 *HLA-B8、DR3* 和 *DRw52*，这些 *HLA* 基因与抗干燥综合征抗原 A（Sjogren's syndrome antigen A，SSA 或 Ro）和抗干燥综合征抗原 B（Sjogren's syndrome antigen B，SSB 或 La）的产生和 SS 临床表现相关。

2. 原发性干燥综合征的分类（诊断）标准　2012 年美国风湿病学会将实验室诊断指标纳入原发性干燥综合征的分类（诊断）标准：血清抗 SSA 和（或）抗 SSB 抗体（+），或 RF（+）同时伴 ANA≥1:320。

3. 抗 α-fodrin 抗体和抗 M3 抗体　二者是与 SS 相关的新指标，其特异性和敏感性均高于抗 SSA 和抗 SSB。

（五）血管炎检验

血管炎（vasculitides）是由血管壁炎症和坏死导致机体多系统损害的一组自身免疫性疾病，因受累血管大小、类型、部位和病理特点的不同，血管炎的种类非常复杂。

1. 引起血管炎的重要自身抗体　包括抗中性粒细胞胞浆抗体（anti-neutrophil cytoplasmic antibody，ANCA）和抗内皮细胞抗体（anti-endothelial cell antibody，AECA）。但二者阳性多见于显微镜下多血管炎、肉芽肿性多血管炎和嗜酸性肉芽肿性多血管炎等类型中，而大部分血管炎却没有发现与之确切相关的自身抗体。

2. 抗中性粒细胞胞浆抗体　ANCA 的靶抗原为中性粒细胞丝氨酸蛋白酶 3（neutrophil serine proteases-3，NSP_3）、髓过氧化物酶（myeloperoxidase，MPO）、弹性蛋白酶、乳铁蛋白等各种成分。间接免疫荧光法（indirect immunofluorescence technique，IIF）可将其分为胞浆型（c-ANCA）和核周型（p-ANCA）。c-ANCA 的靶抗原主要是 NSP_3，p-ANCA 的靶抗原主要是 MPO。

3. 大动脉炎血清抗主动脉抗体阳性率可达 90% 以上，具有较高的诊断价值　血沉和 C- 反应蛋白为血管炎病情活动性指标。绝大多数未经治疗的患者 ESR>50mm/h。

4. 结节性多动脉炎无特异的实验室检查项目　ANCA 一般为阴性，偶可见 p-ANCA 阳性；ANA 和 RF 常呈阴性或低滴度阳性，但肾功能异常和乙肝病毒感染指标被列入 1990 年美国 ACR 关于结节性多动脉炎的分类诊断标准中。

5. 显微镜下多血管炎是一种 ANCA 相关的小血管炎　约 80% 患者 ANCA 呈阳性，是 MPA 的重要诊断依据。其中 p-ANCA 约占 60%，c-ANCA 约占 20%。另有 40% 患者抗心磷脂抗体（anti-cardiolipin antibody，ACA）阳性。

三、习　题

（一）名词解释

1. 类风湿关节炎　　　　　　　　　2. 类风湿因子
3. 系统性红斑狼疮　　　　　　　　4. ANA
5. ENA　　　　　　　　　　　　　6. 抗磷脂抗体
7. 强直性脊柱炎　　　　　　　　　8. 抗毒蕈碱受体 3 抗体
9. 抗中性粒细胞胞浆抗体

（二）填空题

1. 类风湿关节炎的临床表现多样，包括从最初的_____、_____，到随后出现的_____，以及关节外的_____。

2. 各种抗瓜氨酸化蛋白抗体包括_____、_____、_____、_____等。其中，_____与 RF 敏感性相当，但特异性明显高于 RF。目前最常用的检测方法是_____法。

3. 各种类型 RF 提示不同的临床意义。_____型 RF 高滴度并伴有严重关节功能障碍时，通常提示预后不良。_____型 RF 在正常人及非 RA 患者中很难检测出，滑膜中检测出比在血清中检出更具病理诊断意义。_____型 RF 升高常提示病情严重预后不良，且与骨侵蚀密切相关。高滴度的_____型 RF 在 RA 病人往往提示病情已属晚期。

4. 系统性红斑狼疮免疫荧光核型中，均质型核质染色，中期细胞染色质。相关自身抗体主要有_____、_____、_____、_____等。

5. 狼疮性肾病时，有不同程度的_____、_____或_____。

6. 强直性脊柱炎属于血清阴性脊柱关节病，即患者_____和_____为阴性。

7. 2012 年美国风湿病学会将实验室诊断指标纳入原发性干燥综合征的分类（诊断）标准：血清_____和（或）_____抗体（+），或 RF（+）同时伴 ANA≥1∶320。

8. 约 80% 显微镜下多血管炎患者呈_____阳性，是 MPA 的重要诊断依据。

（三）单项选择题

A1 型题

1. 下列疾病**不属于**弥漫性结缔组织病的是
　　A. 系统性红斑狼疮　　　　　　　B. 干燥综合征
　　C. 类风湿关节炎　　　　　　　　D. 骨性关节炎
　　E. 多肌炎和皮肌炎

2. 关于风湿性疾病的概念,说法正确的是
  A. 风湿性疾病就是自身免疫病
  B. 风湿性疾病就是指风湿性关节炎和类风湿关节炎
  C. 结缔组织病是风湿性疾病的一部分
  D. 风湿性疾病是结缔组织病的一部分
  E. 风湿性疾病就是结缔组织病

3. 以滑膜炎为基本病理改变的风湿病是
  A. 强直性脊柱炎   B. 类风湿关节炎
  C. 风湿性关节炎   D. 骨性关节炎
  E. 痛风关节炎

4. 类风湿关节炎的主要表现是
  A. 游走性大关节肿痛   B. 全身关节肿痛伴发热、皮疹
  C. 对称性小关节肿痛伴晨僵 D. 腰骶痛伴晨僵
  E. 多关节肿痛伴四肢末梢感觉障碍

5. 与类风湿性关节炎诊断无关的检查结果是
  A. 抗链"O"增高   B. 类风湿因子阳性
  C. 血红蛋白降低   D. 血沉增快
  E. 反应蛋白增高

6. 下列关节中,类风湿关节炎最常见累及的是
  A. 髋关节   B. 肘关节
  C. 膝关节   D. 肩关节
  E. 四肢小关节

7. 有晨僵的是
  A. 骨性关节炎   B. 痛风
  C. 银屑病关节炎   D. 类风湿关节炎
  E. 风湿性关节炎

8. 类风湿关节炎(RA)病人中可以查到类风湿因子(RF),因此 RF
  A. 是诊断 RA 的必备条件 B. 一旦出现,将不会发生改变
  C. 可随疾病的变化而变化 D. 正常人不会出现
  E. 在其他自身免疫病中不会出现

9. 下列关于类风湿因子(RF)与类风湿关节炎(RA)的描述,不正确的是
  A. 高滴度 RF 阳性对诊断 RA 有意义
  B. RF 高滴度是 RA 预后不良的指标之一
  C. RF 阳性可见于 RA 以外的其他疾病
  D. 部分 RA 患者血清 RF 阴性
  E. RF 阳性是诊断 RA 的必备条件

10. 在常规临床工作中测得的 RF 类型是
  A. IgG   B. IgA
  C. IgM   D. IgD
  E. IgE

11. 关于风湿性疾病的概念,说法正确的是
    A. 关节肿痛>6周
    B. 对称性关节肿
    C. 腕、掌指、指间关节肿
    D. 关节畸形
    E. 晨僵

12. 不属于抗核抗体谱的抗体是
    A. 抗 dsDNA 抗体
    B. 抗组蛋白抗体
    C. 抗 ENA 抗体
    D. 抗核周因子抗体
    E. 抗核仁抗体

13. 确诊系统性红斑狼疮最有价值的自身抗体是
    A. 抗 SSA 抗体
    B. 抗 RNP 抗体
    C. 抗 dsDNA 抗体
    D. ANA
    E. 抗 SSB 抗体

14. 与系统性红斑狼疮发病有关的因素不包括
    A. 遗传
    B. 病毒感染
    C. 紫外线照射
    D. 雌激素
    E. 胰岛素

15. 系统性红斑狼疮的实验室检测项目一般不包括
    A. 抗核抗体
    B. 抗核小体抗体
    C. 抗 ENA 抗体
    D. 抗 CCP 抗体
    E. 抗磷脂抗体

16. 常用的检测抗核抗体的免疫学方法是
    A. 间接免疫荧光试验
    B. ELISA
    C. 免疫组织化学技术
    D. 免疫印迹
    E. 斑点酶免疫技术

17. 系统性红斑狼疮最常累及
    A. 肝
    B. 脾
    C. 肾
    D. 肺
    E. 结缔组织

18. 关于诊断类风湿关节炎多关节炎描述正确的是
    A. 14 个关节区中至少 2 个以上部位关节炎
    B. 14 个关节区中至少 3 个以上部位关节炎
    C. 14 个关节区中至少 4 个以上部位关节炎
    D. 14 个关节区中至少 5 个以上部位关节炎
    E. 14 个关节区中至少 6 个以上部位关节炎

19. 下列自身免疫病 RF 检出率最高的是
    A. 类风湿关节炎
    B. 硬皮病
    C. 干燥综合征
    D. 混合性结缔组织疾病
    E. 系统性红斑狼疮

20. 狼疮性肾病尿常规检验一般不会出现的结果是
    A. 蛋白尿
    B. 血尿

C. 尿中结晶强阳性　　　　　　　　　D. 管型尿

E. 尿隐血

21. 关于 ANA 的叙述**不正确**的是

A. 可见于正常人　　　　　　　　　　B. 血 ANA 阳性即为自身免疫性疾病

C. 见于 SLE　　　　　　　　　　　　D. 可见于自身免疫性肝炎

E. 其效价与病情活动程度不平行

22. 用乳胶凝集法速率散射比浊法测定的 RF 类型是

A. IgM-RF　　　　　　　　　　　　　B. IgG-RF

C. IgA-RF　　　　　　　　　　　　　D. IgD-RF

E. IgE-RF

23. 下列各种自身抗体对诊断 SLE 的特异性最高的是

A. 抗 Sm 抗体　　　　　　　　　　　B. 抗 ds-DNA 抗体

C. ANA　　　　　　　　　　　　　　D. 抗 U1RNP 抗体

E. 抗 Scl-70 抗体

24. 属于抗 ENA 抗体谱的是

A. 抗磷脂抗体　　　　　　　　　　　B. 抗单链 DNA 抗体

C. 抗 JO-1 抗体　　　　　　　　　　D. 抗 RNP 抗体

E. 以上 C＋D

25. **不属于** ENA 检测的试验方法为

A. ELISA　　　　　　　　　　　　　B. 双向免疫扩散

C. 对流免疫电泳　　　　　　　　　　D. 免疫印迹法

E. 间接免疫荧光法

26. 强直性脊柱炎中阳性率最高的实验室指标为

A. RF　　　　　　　　　　　　　　　B. ANA

C. AKA　　　　　　　　　　　　　　D. HLA-B27

E. 抗 -CCP 抗体

27. AS 与 RA 鉴别的要点为

A. RA 患者 RF 普遍增高　　　　　　B. 大多数 AS 患者 RF 为阳性

C. AKA 为 AS 的特异性抗体　　　　　D. ACPA 为 AS 的特异性抗体

E. 多数 AS 患者 RF 为低滴度阳性

28. AS 活动性判断指标**不包括**

A. ESR　　　　　　　　　　　　　　B. CRP

C. IgA　　　　　　　　　　　　　　D. CK

E. RF

29. 关于 AS 实验室检验说法正确的是

A. HLA-B27 是 AS 的早期诊断指标

B. 大多数 AS 患者血常规异常

C. 目前实验室尚无特异性 AS 诊断指标

D. AS 患者不会出现尿液常规异常

E. HLA-B27 阳性仅见于 AS 患者

30. 关于干燥综合征描述**错误**的是
    A. 以唾液腺和泪腺受累最为典型
    B. 该病多发于男性，男女比为 10∶1
    C. 伴多种自身抗体产生 CRP
    D. 是一种多基因遗传病
    E. 雌激素在发病中可能具有一定作用

31. 写入原发性干燥综合征分类（诊断）标准的实验室诊断指标**不包括**
    A. 抗 SSA 抗体   B. 抗 SSB 抗体
    C. CRP   D. ANA
    E. RF

32. 关于抗 SSA 抗体说法正确的是
    A. 在 SS 的诊断中敏感性较低，但特异性较高
    B. 在 SS 的诊断中特异性较抗 SSB 高
    C. 在 SS 的诊断中敏感性较抗 SSB 低
    D. 不是 SS 的实验室诊断指标
    E. SLE 和 RA 患者可阳性

33. SS 患者一般**不会**产生哪种自身抗体
    A. 抗 CCP 抗体   B. 抗 SSA 抗体
    C. 抗 SSB 抗体   D. 抗毒蕈碱受体 3 抗体
    E. 抗 α- 胞衬蛋白抗体

34. 抗 α- 胞衬蛋白抗体
    A. 对 SS 诊断的特异性高   B. 对 SS 诊断的敏感性很低
    C. SLE 患者为阴性   D. RA 患者为阴性
    E. 对 SS 诊断特异性低于抗 SSA 抗体

35. RF 在 SS 中的特点为
    A. 多为 IgA 型   B. 阳性率约为 50%～70%
    C. 与 SS 的活动性相关   D. 阳性率高于 RA 患者
    E. 阳性患者多有肾脏损伤的表现

36. 抗中性粒细胞胞浆抗体的靶抗原**不包括**
    A. 中性粒细胞丝氨酸蛋白酶 3   B. 髓过氧化物酶
    C. 乳铁蛋白   D. 双链 DNA
    E. 弹性蛋白酶

37. 关于大动脉炎说法正确的是
    A. ANCA 阳性   B. AECA 阴性
    C. ESR 明显升高   D. CRP 不增高
    E. 抗主动脉抗体阴性

38. 关于显微镜下多血管炎说法正确的是
    A. ANCA 阳性率高   B. ACA 阴性
    C. ESR 不升高   D. ANA 阴性
    E. RF 阴性

A2 型题

1. 女性,35 岁。双手第 2、3、5 近端指间关节、双腕和双肘关节肿痛一年,伴晨僵 1 小时。查体:上述关节肿胀压痛。实验室检查:ESR 48mm/h,CRP 升高。双手 X 线片:双手骨质疏松,第 2 近端指间关节可见骨质破坏,对诊断最有意义的实验室检查是

  A. 血尿酸   B. 抗核抗体

  C. 抗环瓜氨酸肽抗体   D. 类风湿因子

  E. 抗链"O"

2. 女性,22 岁。关节肿痛 7 个月,累及双手近端指间关节、双腕及双踝关节,晨僵大于 1 小时。无发热、皮疹。实验室检查:血沉 46mm/h,抗核抗体阴性。双手 X 线片:骨质疏松,近端指间关节间隙狭窄,可见囊性变。最可能的诊断是

  A. 系统性红斑狼疮   B. 类风湿关节炎

  C. 脊柱关节炎   D. 骨性关节炎

  E. 风湿性关节炎

3. 女性,32 岁。发热,多关节疼痛、双侧胸腔积液,尿蛋白阳性半年。实验室检查发现 ANA 阳性,抗 SSA 阳性,抗 Sm 阳性。最有可能的诊断是

  A. 原发性干燥综合征   B. 类风湿关节炎

  C. 系统性红斑狼疮   D. 结核性胸膜炎

  E. 硬皮病

4. 男性,21 岁。间歇性臀区及腰背部疼痛 3 年余,脊柱前屈、后伸及侧弯活动受限,最近半年加重。查体有骶髂关节处压痛(+),骨盆挤压分离试验(+);双下肢 4 字试验(+);Schober 试验(+)。免疫指标 HLA-B27(+),RF(−),ANA(−),ASO(−),CRP 33.1mg/L。该患者最有可能的疾病是

  A. 强直性脊柱炎   B. 类风湿关节炎

  C. 系统性红斑狼疮   D. 硬皮病

  E. 骨关节炎

5. 女性,45 岁。6 年前出现口干,需频繁饮水。最近一年反复四肢无力、关节痛,部分牙齿呈小片状脱落,反复口腔感染。皮肤干燥,反复腮腺肿大。1 月前无明显诱因下肢出现皮疹。自身抗体:ANA(1:320+),抗 SSA(+++),U1RNP(++)。最有可能的疾病是

  A. 类风湿关节炎   B. 硬皮病

  C. 多发性硬化症   D. 干燥综合征

  E. 系统性红斑狼疮

B 型题

(1~2 题共用备选答案)

  A. 抗 Sm 抗体   B. ACPA

  C. APAA   D. ACLA

  E. APSA

1. 属于临床常用诊断 RA 的自身抗体是

2. 属于 SLE 血清标志抗体的是

(3~5 题共用备选答案)

  A. IgM 型   B. IgG 型

C. IA 型　　　　　　　　　　D. IgE 型

E. IgD 型

3. 伴有严重关节功能障碍时，通常提示 RA 预后不良的 RF 亚型是

4. 提示 RA 病情已属晚期的 RF 亚型是

5. 与 RA 骨侵蚀密切相关的 RF 亚型是

（6～8 题共用备选答案）

A. 抗 SSA 抗体　　　　　　　B. AKA

C. CRP　　　　　　　　　　　D. ANA

E. ANCA

6. 强直性脊柱炎患者为阴性的是

7. 干燥综合征的实验室诊断指标有

8. 显微镜下多血管炎的实验室诊断指标有

（四）简答题

1. RA 早期诊断的主要途径是什么？

2. 简述各种类型 RF 对 RA 病情判断的意义。

3. SLE 的临床表现主要有哪些？

4. 抗核抗体对 SLE 诊断的意义如何？

5. 试述 HLA-B27 与强直性脊柱炎的相关性。

6. 简述干燥综合征自身抗体的种类。

四、参 考 答 案

（一）名词解释

1. 类风湿关节炎：是一种以慢性、进行性、侵袭性关节病变为特征的全身性自身免疫性疾病。

2. 类风湿因子：是以变性 IgG 为靶抗原产生的多种抗变性 IgG Fc 片段的自身抗体，可分为 IgM、IgA、IgG 和 IgE 四型。

3. 系统性红斑狼疮：是一种免疫复合物介导的、以免疫性炎症为突出表现的、累及多脏器的弥漫性结缔组织病。

4. ANA：是指抗细胞内所有抗原成分的自身抗体的总称。ANA 分为四大类：抗 DNA 抗体、抗组蛋白抗体、抗非组蛋白抗体和抗核仁抗体。

5. ENA：是核物质中一类蛋白的总称。ENA 抗原主要包括 Smith、SS-A、Scl-70、Jo-1、PM-1 等。

6. 抗磷脂抗体：是一组抗磷脂结构抗原的自身抗体，主要包括抗心磷脂抗体、抗磷脂酸抗体和抗磷脂酰丝氨酸抗体。

7. 强直性脊柱炎：是脊柱关节炎中主要和常见的临床类型，因患者 ANA 和 RF 均为阴性被称为血清阴性脊柱关节病，好发于 20～30 岁男性，男女发病比例约为 10：1。骶髂关节是其最具标志性的病变部位，引起脊柱畸形和强直，最终导致患者运动功能丧失。

8. 抗毒蕈碱受体 3 抗体：主要分布在外分泌腺和平滑肌，其功能为介导腺体的分泌，在 SS 的诊断中具有很高特异性（95%）和敏感性（80%～90%）。

9. 抗中性粒细胞胞浆抗体：ANCA 是第一个被证实与血管炎相关的自身抗体，并参与血管损伤，靶抗原为中性粒细胞丝氨酸蛋白酶 3（NSP_3）、髓过氧化物酶（MPO）、弹性蛋白酶、乳铁蛋白等各种成分。间接免疫荧光法（IIF）可将其分为胞浆型（c-ANCA）和核周型（p-ANCA）。c-ANCA 的靶抗原主要是 NSP_3，p-ANCA 的靶抗原主要是 MPO。

（二）填空题

1. 关节不适 肿痛 关节功能障碍 多系统表现
2. 抗环瓜氨酸肽抗体 抗核周因子抗体 抗角蛋白抗体 抗聚丝蛋白抗体 抗环瓜氨酸肽抗体 ELISA
3. IgM IgG IgA IgE
4. 均匀一致阳性抗 dsDNA 抗体 抗 ssDNA 抗体 抗核小体抗体 抗组蛋白抗体
5. 蛋白尿 血尿 管型尿
6. ANA RF
7. SSA SSB
8. ANCA

（三）选择题

A1 型题

1. D　2. C　3. B　4. C　5. A　6. E　7. D　8. C　9. E　10. C
11. D　12. D　13. C　14. E　15. D　16. A　17. E　18. B　19. C　20. C
21. B　22. A　23. A　24. E　25. D　26. D　27. A　28. E　29. C　30. B
31. C　32. E　33. A　34. A　35. B　36. D　37. C　38. A

A2 型题

1. C　2. B　3. C　4. A　5. D

B 型题

1. B　2. A　3. A　4. D　5. C　6. D　7. A　8. E

（四）简答题

1. RA 早期诊断的主要途径是什么？

RA 的诊断主要依据病史和临床表现结合实验室检查及影像学检查，实验室检查有助于 RA 的诊断、疾病活动度的评价以及预后。①RF 在 RA 中阳性率约为 60%～78%，其滴度与 RA 活动性和严重性呈比例；②ACPA 可以在 RA 早期出现，对 RA 的诊断具有很高的敏感性和特异性，并与 RA 的病情和预后密切相关；③急性时相反应蛋白 CRP、ESR、SAA 在 RA 活动期可升高；④滑液检查中 RF、抗Ⅱ型胶原抗体、免疫复合物和补体水平可以升高；⑤血常规有轻至中度贫血，一般是正细胞正色素的贫血。

2. 简述各种类型 RF 对 RA 病情判断的意义。

①IgM 型 RF 高滴度并伴有严重关节功能障碍时，通常提示预后不良；②IgG 型 RF 在正常人及非 RA 患者中很难检测出，滑膜中检测出 IgG 型 RF 比在血清中检出更具病理诊断

意义；③IgA 型 RF 升高常提示病情严重预后不良，且与骨侵蚀密切相关；④高滴度的 IgE 型 RF 在 RA 病人往往提示病情已属晚期。

3．SLE 的临床表现主要有哪些？

SLE 的临床表现可涉及全身各个系统，自然病程多表现为病情的缓解与加重交替。活动期患者大多数有全身症状：各种热型的发热、疲倦、乏力、体重下降等。SLE 其他症状主要表现为：①皮肤黏膜出现皮疹，以颊部蝶形红斑最具特征性；②关节肌肉常出现对称性多关节疼痛、肿胀；③可出现蛋白尿、血尿、管型尿，乃至肾衰竭；④有偏头痛或轻度认知障碍，甚至脑血管意外、昏迷等；⑤肾性贫血、自身免疫性溶血性贫血等；⑥狼疮肺炎、肺间质性病变；⑦心脏各部位均可受累，常出现心包炎、心内膜炎、冠状动脉受累甚至急性心肌梗死；⑧可有食欲减退、腹痛、呕吐、腹泻或腹水等，少数可并发急腹症，如胰腺炎、肠梗阻，这些往往与 SLE 活动性相关。

4．抗核抗体对 SLE 诊断的意义如何？

ANA 对于活动性 SLE 诊断高度敏感，ANA 阴性可以除外活动性 SLE，但由于 ANA 特异性低，ANA 阳性不能作为 SLE 与其他结缔组织病的鉴别。正常老年人也可有低效价 ANA，故 ANA 阳性不一定患有自身免疫性疾病。ANA 检测在临床诊断与鉴别诊断中是一个极为重要的筛选试验，ANA 阳性者进一步检测各亚类 ANA 抗体，对自身免疫性疾病的明确诊断、分型、病情观察、预后及治疗评价都具有重要意义。

5．试述 HLA-B27 与强直性脊柱炎的相关性。

约 90% AS 患者 HLA-B27 为阳性，被认为与该病直接相关。因此，HLA-B27 阳性是 AS 重要的辅助诊断指标。但是，虽然 90% 以上的患者血清 HLA-B27 阳性，但仍有约 10%AS 患者呈阴性，而 4%～5% 的正常人 HLA-B27 呈阳性，故不能单凭 HLA-B27 阳性诊断本病。另外，对于临床表现很典型的病例则不需要检测 HLA-B27。

6．简述干燥综合征自身抗体的种类。

①抗 SSA 和抗 SSB 抗体 SS 患者抗 SSA 阳性率为 50%～70%，其敏感性较高，但特异性较差，SLE 和 RA 患者也可阳性；抗 SSB 特异性较高，但阳性率为 30%～60%，低于抗 SSA；②抗核抗体 90% 以上 SS 患者 ANA 阳性，核型为斑点型或均质型，其中斑点型 ANA 常见于抗 SSA、抗 SSB 抗体阳性；③抗 α- 胞衬蛋白抗体对 SS 的诊断特异性为 93%，敏感性为 67%，但部分 SLE、RA 患者也为阳性；④抗毒蕈碱受体 3 抗体在 SS 的诊断中具有很高特异性（95%）和敏感性（80%～90%）；⑤类风湿因子 SS 患者 RF 阳性率约为 50%～70%，多为 IgM 型，RF 阳性的患者多有口干和腮腺肿大的临床表现。

（郑　芳　邢　艳）

第二十章
感染性疾病检验

一、学习目标

掌握 各类感染性疾病的诊断标准及相关实验室检验方法。

熟悉 发热性疾病的分类与不明原因发热的检验。

了解 各类感染性发热疾病发病机制与病理。

二、重点和难点内容

(一)发热检验

发热(fever)是指机体在致热原的作用下或各种原因引起体温调节中枢功能障碍时,体温升高超出了正常范围。引起发热的原因很多,按体温变动特点,可分为不同的热型,不同的发热性疾病各具有相应的热型,根据不同的热型,以及实验室检验有助于发热病因的诊断和鉴别诊断。

1. 发热性疾病的分类 按照病因一般将发热性疾病分为感染性疾病发热和非感染性疾病发热两大类。感染性疾病临床多见,占发热性疾病的40%~50%。引起感染性疾病的病原体种类繁多,有病毒、细菌、支原体、立克次体、衣原体、螺旋体、真菌或寄生虫等。非感染性发热疾病约占发热性疾病的50%~60%。主要包括:肿瘤性疾病、结缔组织病和血管性疾病及其他疾病。感染性发热与非感染性发热患者,在就诊时往往不能确定发热原因,需要根据其临床表现、流行病学资料、实验室检验和其他辅助检查进行确诊。

2. 不明原因发热 对不明原因发热的诊断,在强调详细询问病史的前提下,进行全面细致的体格检查、常规化验及必要的辅助检查,然后进行综合分析,结合观察病情变化,做出初步诊断,并在病程演变中不断发现新资料,对初步诊断进行修正并及时指导诊治方案。不明原因发热的检验对于其正确、快速的诊断具有极其重要价值。其检验主要包括血液、尿液、粪便标本的常规检验、病原学检验、肿瘤标志物检验、特异性抗体检验、风湿免疫相关检验、特殊体液检验及活检。

(二)感染性腹泻检验

1. 细菌性痢疾检验 细菌性痢疾根据流行病史、症状、体征及实验室检验进行初步诊断,确诊有赖于病原学检验。粪便镜检有大量白细胞、红细胞、脓细胞即可诊断,粪便培养出志贺菌可确诊。细菌性痢疾检验包括常规检验(主要是血常规检验和粪便常规检验)、病原学检验、免疫学检验、分子生物学检验。另外,肠镜检查和X线钡餐检查有时也用于慢性菌痢患者的诊断。

2.病毒感染性腹泻检验　引起感染性腹泻的病毒中研究较多且较为重要的是轮状病毒和诺罗病毒,其次有肠腺病毒和星状病毒,此外还有柯萨奇病毒、埃可病毒和嵌杯病毒等。本病主要依据流行病学资料、临床表现及相关检验进行诊断。粪便标本电镜下找到病毒或检出特异性抗原,或血清中检出特异性抗体,可确诊。其他检验主要有:血常规检验和粪便常规检验、免疫学检验、分子生物学检验等。

(三)生殖泌尿道感染检验

1.尿路感染　尿路感染(urinary tract infections,UTIs)又称泌尿系统感染,大约80%的尿路感染是由肠道的大肠埃希菌、变形杆菌和粪链球菌引起的。尿路感染可根据临床症状与相关病史资料进行初步诊断,但确诊有赖于尿液培养,尿路感染诊断的金标准是在尿路中找到明确的致病菌。尿路感染检验包括常规检验、免疫学检验、病原学检验及化学检验。

2.盆腔炎　盆腔炎即盆腔炎性疾病(pelvic inflammatory disease,PID),是多种不同病原微生物共同作用的结果,主要有淋病奈瑟菌、生殖道支原体、沙眼衣原体及从阴道菌群中分离出来的需氧或厌氧菌。PID的临床表现各异,其诊断有赖于临床症状、体征和实验室检验。

盆腔炎最低诊断标准:子宫压痛,或宫颈举痛,或附件压痛。下腹压痛同时伴有下生殖道感染征象的,诊断PID的可能性大幅增加。

盆腔炎支持诊断的附加条件:若同时具有以下表现,则有助于诊断:①体温≥38.3℃(口腔温度);②宫颈或者阴道有黏液脓性分泌物;③阴道分泌物0.9% NaCl涂片显微镜检查可见大量白细胞;④红细胞沉降率加快;⑤血CRP升高;⑥实验室证实的宫颈淋病奈瑟菌或衣原体阳性。

盆腔炎诊断的特异标准:①子宫内膜活检发现子宫内膜炎的病理组织学证据;②经阴道超声或磁共振显像检查显示输卵管管壁增厚、管腔积液、可并发盆腔积液或输卵管卵巢包块;③腹腔镜检查符合PID临床特征。

3.性传播疾病　性传播疾病(sexually transmitted disease,STD)简称性病,其病原体种类繁多,有细菌、病毒、支原体、衣原体、螺旋体、真菌和原虫等。STD的检验,尤其是其病原体的检验,对其监测、诊断、血液筛查、控制流行及确保优生优育等均极其重要。AIDS检验包括机体免疫功能检验、AIDS病原体检验及其他机会性感染病原体及其抗体的检验。梅毒检验包括暗视野显微镜检验、梅毒血清学试验、脑脊液检验及基因诊断技术检测梅毒螺旋体(TP-PCR)。淋病检验包括涂片检验、培养及PCR技术。非淋菌性尿道炎检验包括涂片检验、培养、免疫学检验及分子生物学检验。

(四)皮肤和软组织感染检验

皮肤和软组织感染分类包括浅表型皮肤感染、溃疡和结节、窦道感染、烧伤感染、手术部位感染等。浅表型皮肤感染致病菌多为金黄色葡萄球菌和表皮葡萄球菌,主要有疖、痈、丹毒、蜂窝织炎、脓疱病、毛囊炎及甲沟炎。皮肤溃疡或结节可由多种细菌和真菌引起,重要病原体有炭疽杆菌、白喉棒状杆菌和奴卡菌属等。窦道感染是由多种病原体引起的复合感染。不同病原体感染形成的窦道具有各自特征性表现。烧伤感染常见病原菌为金黄色葡萄球菌、铜绿假单胞菌及弗氏枸橼酸杆菌等。严重烧伤还可能有厌氧菌和病毒的感染。引起手术部位感染（surgical site infection，SSI）的病原菌中最常见的是葡萄球菌（金黄色葡萄球菌及凝固酶阴性葡萄球菌），其次为肠杆菌科细菌，此外还有 A 组链球菌、肠球菌属及厌氧球菌等。

皮肤和软组织感染检验诊断需由临床表现、实验室检验和其他检查结果进行综合分析。实验室检验一般包括病原学检验、免疫学检验、分子生物学检验及组织病理学检验等，实验结果阳性可确诊或有重要诊断价值。但皮肤和软组织感染有其特殊性和复杂性，许多病例需要做专科检查。

皮肤和软组织感染检验诊断流程如下：

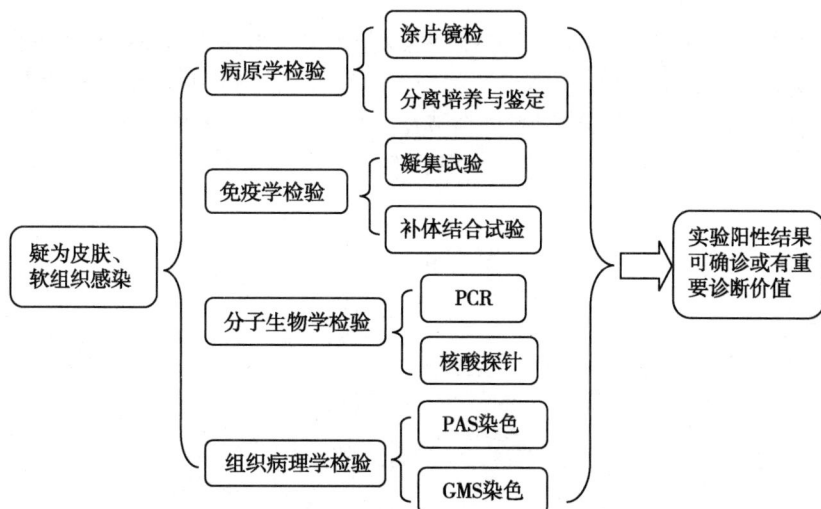

图 20-1 皮肤和软组织感染检验诊断流程

（五）医院内感染检验

医院内感染病原体广泛，包括各种细菌、病毒、真菌、支原体、衣原体等。主要包括医院获得性肺炎（hospital-acquired pneumonia，HAP）、新生儿医院感染（newborn's hospital infection）、社区获得性肺炎（community acquired pneumonia，CAP）。引起 HAP 的主要病原体中 60% 以上是 G^- 杆菌，常见病原体为铜绿假单胞菌、克雷伯菌属、金黄色葡萄球菌、肺炎链球菌及流感嗜血杆菌等。引起新生儿医院感染的病原体以大肠杆菌、肠球菌及 B 族溶血性链球菌较多见。引起社区获得性肺炎的病原体主要有细菌、支原体、衣原体和病毒等，其中细菌主要以 G^+ 菌为主（与医院内获得性肺炎相反），以肺炎链球菌最为常见，其次为结核杆菌和金黄色葡萄球菌。病毒主要有甲（或乙）型流感病毒、1（或 2、3）型类流感病毒、呼吸道合胞病毒及腺病毒等。医院内感染检验包括血液一般检验、病原学检验、组织学检验及其他检验。医院内感染的诊断需结合临床，其检验应根据不同病原体选择相应合适的方法。

新生儿败血症诊断标准：

（1）确定诊断：具有临床表现并符合以下任一条：①血培养或无菌体腔内培养出致病菌；②如果血培养有条件致病菌，则须在另份血或无菌体腔内或导管内培养出同种细菌。

（2）临床诊断：具有临床表现且具备以下任一条：①非特异性检查≥2 条；②血标本病原体抗原或 DNA 检验阳性。

（六）人畜共患疾病检验

人畜共患疾病包括由细菌、病毒、衣原体、支原体、立克次体、螺旋体、真菌、原虫和蠕虫等病原体所引起的各种人类和脊椎动物之间自然感染与传播的疾病。临床常见人畜共患疾病包括布鲁菌病（Brucellosis）、炭疽（anthrax）、狂犬病（rabies）等。流行病学资料对本病的诊断有非常重要参考价值。患者血液、分泌物、排泄物、脑脊液等实验室检验可帮助确诊。

（七）发热伴血小板减少综合征检验

发热伴血小板减少综合征（severe fever with thrombocytopenia syndrome，SFTS）是由一种新型布尼亚病毒引起的急性传染病，是一种自然疫源性疾病，目前认为蜱为其传播媒介。SFTS 的诊断有赖于流行病学资料（流行季节在丘陵、山地、林区等地工作、生活或旅游史，或发病前 2 周内有被蜱叮咬史等）、临床表现和实验室检验。

三、习　　题

（一）名词解释

1. 发热	2. 菌痢
3. 尿路感染	4. 脓尿
5. STD	6. AIDS
7. 内基小体	8. 淋病
9. 丹毒	10. 脓疱病
11. 医院获得性肺炎	12. 发热伴血小板减少综合征

（二）填空题

1. 引起发热的原因很多，最常见的是_____，其次是_____、_____等。

2. 一般将发热性疾病按病因分为_____和_____。

3. 细菌性痢疾（bacillary dysentery）简称_____，是由_____引起的肠道传染病。

4. 细菌性痢疾常规检验主要是指_____和_____。

5. 引起感染性腹泻的病毒中研究较多且较为重要的是_____和_____。

6. 尿路感染（urinary tract infections，UTIs）又称_____，大约 80% 的尿路感染是由肠道的_____、变形杆菌和粪链球菌引起的。

7. 盆腔炎性疾病是一大类女性生殖道常见的感染性疾病，以_____和_____最为常见。

8. STD 的检验尤其是_____的检验，对其监测、_____、血液筛查、控制流行及确保优生优育等均极其重要。

9. 引起非淋菌性尿道炎的病原体主要有_____、_____、滴虫和疱疹病毒等。

10. _____是检验 HIV 感染最精确的方法，特异性强，一般无假阳性，但_____、操作复杂、费用较高，不适用于临床常规应用。

11. 浅表型皮肤感染致病菌多为_____和_____。

12. 临床病原学检验的方法有多种，主要包括_____和_____。

（三）单项选择题

A1 型题

1. 发热的病因最多见者为
   - A. 感染
   - B. 变态反应
   - C. 内分泌功能紊乱
   - D. 体温调节中枢功能障碍
   - E. 肿瘤

2. 非感染性发热的原因**不包括**
   - A. 肿瘤性疾病
   - B. 甲亢
   - C. 系统性红斑狼疮
   - D. 大量失血
   - E. 大叶性肺炎

3. 发热原因由于产热过多所致，可见于
   - A. 甲状腺功能亢进症
   - B. 血清病
   - C. 风湿热
   - D. 重度脱水
   - E. 心肌梗死

4. 下列关于发热的叙述**不正确**的是
   - A. 腋窝测温 5 分钟～10 分钟 37℃以上
   - B. 舌下测温 3 分钟 37.3℃以上
   - C. 直肠内测温 3 分钟 37.5℃以上
   - D. 任何部位测温 3 分钟 37℃以上
   - E. 一昼夜体温波动在 1℃以上

5. 下列感染性疾病的病原体均为病毒，**除外**
   - A. 艾滋病
   - B. 流行性腮腺炎
   - C. 败血症
   - D. 流行性乙型脑炎
   - E. 严重急性呼吸综合征

6. 引起下列感染性疾病的病原体均为细菌，**除外**
   - A. 疟疾
   - B. 伤寒
   - C. 败血症
   - D. 丹毒
   - E. 结核病

7. 下列血液常规检验项目中，哪一个是具有创新意义的诊断细菌感染的指标
   - A. 红细胞沉降率
   - B. 降钙素原
   - C. C-反应蛋白
   - D. 肌酸磷酸激酶
   - E. 类风湿因子

8. 细菌性痢疾的病原体是
   - A. 沙门菌属
   - B. 螺旋菌属
   - C. 志贺菌属
   - D. 弯曲菌属
   - E. 弧菌属

9. 痢疾杆菌的主要致病因素是
   A. 侵袭力和内毒素
   B. 吞入细菌数量
   C. 外毒素
   D. 肠毒素
   E. 神经毒素

10. 细菌性痢疾的确诊依据是
   A. 粪便镜检有大量白细胞
   B. 粪便镜检有大量脓细胞
   C. 里急后重及黏液脓血便等典型临床症状
   D. 粪便培养出志贺菌
   E. 免疫学检验抗原阳性

11. 病毒感染性腹泻的确诊依据是
   A. 便常规可见少量白细胞
   B. 粪便镜检有大量脓细胞
   C. 典型临床症状
   D. 粪便标本电镜下找到病毒或检出特异性抗原
   E. 免疫学检验抗原阳性

12. 尿路感染诊断的金标准是
   A. 外周血白细胞计数增高
   B. 白细胞管型尿
   C. 在尿路中找到明确的致病菌
   D. 血清抗体水平升高
   E. 镜下血尿或肉眼血尿

13. 盆腔炎性疾病最低诊断标准正确的是
   A. 下腹压痛
   B. 下腹疼痛
   C. 下腹反跳痛
   D. 体温升高
   E. 子宫颈举痛

14. 下列引起盆腔炎性疾病的病原体哪项**不正确**
   A. 主要为性传播疾病的病原体
   B. 可为单纯厌氧菌
   C. 可为单纯需氧菌
   D. 主要为厌氧菌
   E. 可为厌氧菌混合需氧菌

15. 下列哪项**不是**由盆腔炎性疾病引起的后遗症
   A. 卵巢巧克力囊肿
   B. 不孕
   C. 异位妊娠
   D. 慢性盆腔痛
   E. 炎症反复发作

16. 下列关于盆腔炎性疾病的特异诊断依据**不正确**的是
   A. 子宫内膜活检发现子宫内膜炎的病理组织学证据
   B. 血 CRP 升高
   C. 经阴道超声检查显示输卵管管壁增厚
   D. 磁共振显像检查显示管腔积液
   E. 腹腔镜检查符合 PID 临床特征

17. 下列哪项**不是**引起性传播疾病的病原体
   A. 淋病奈瑟菌
   B. 解脲支原体

    C. 梅毒螺旋体　　　　　　　　　D. 人类免疫缺陷病毒

    E. 需氧链球菌

18. 阴道毛滴虫的传播途径是

    A. 血液传播　　　　　　　　　　B. 经口误食

    C. 直接和间接接触感染　　　　　D. 昆虫叮咬

    E. 经空气传播

19. 引起猩红热的主要病原菌为

    A. A 群链球菌　　　　　　　　　B. C 群链球菌

    C. D 群链球菌　　　　　　　　　D. 肺炎链球菌

    E. 无乳链球菌

20. 肥达反应用于哪种疾病的诊断

    A. 猩红热　　　　　　　　　　　B. 伤寒

    C. 斑疹伤寒　　　　　　　　　　D. 支原体肺炎

    E. 白喉

21. 人类原发性非典型肺炎的主要病原体是

    A. 肺炎支原体　　　　　　　　　B. 呼吸道合胞病毒

    C. 肺炎链球菌　　　　　　　　　D. 肺炎衣原体

    E. 肺炎克雷伯菌

22. 下列可引起性传播疾病的是

    A. 肺炎衣原体　　　　　　　　　B. 鹦鹉热衣原体

    C. 沙眼衣原体　　　　　　　　　D. 钩端螺旋体

    E. 立克次体

23. HIV 抗体阳性主要提示下列哪种疾病

    A. 艾滋病　　　　　　　　　　　B. 多发性骨髓瘤

    C. 梅毒　　　　　　　　　　　　D. 移植物抗宿主病

    E. 白血病

24. 淋病诊断的金标准是

    A. 涂片检验　　　　　　　　　　B. 培养

    C. PCR　　　　　　　　　　　　D. 基因诊断技术

    E. 血清抗体检测

25. 浅表型皮肤感染致病菌多为

    A. 立克次体　　　　　　　　　　B. 溶血链球菌

    C. 金黄色葡萄球菌　　　　　　　D. 淋球菌

    E. 无乳链球菌

26. 丹毒的主要致病菌为

    A. 立克次体　　　　　　　　　　B. 表皮葡萄球菌

    C. 金黄色葡萄球菌　　　　　　　D. A 组 β 溶血性链球菌

    E. 链球菌

27. 下列均为能引起皮肤溃疡或结节的重要病原体，除外

    A. 立克次体　　　　　　　　　　B. 炭疽杆菌

C. 白喉棒状杆菌　　　　　　　　D. 海分枝杆菌

E. 申克孢子丝菌

28. 下列为烧伤后感染的常见病原菌，**除外**

A. 金黄色葡萄球菌　　　　　　　B. 铜绿假单胞菌

C. 弗氏枸橼酸杆菌　　　　　　　D. 硝酸盐阴性杆菌

E. 厌氧菌

29. 引起手术部位感染的病原菌中最常见的是

A. 金黄色葡萄球菌　　　　　　　B. 大肠埃希菌

C. A组链球菌　　　　　　　　　D. 类杆菌属

E. 厌氧球菌

30. 下列关于医院获得性肺炎叙述正确的是

A. 入院时处于感染潜伏期

B. 入院48小时后发生

C. 入院24小时后发生

D. 也称医院内肺炎

E. 由细菌、真菌、病毒、支原体或原虫等病原体引起

31. 下列为常见的新生儿医院感染，**除外**

A. 新生儿败血症　　　　　　　　B. 新生儿肺炎

C. 新生儿化脓性脑膜炎　　　　　D. 新生儿布鲁菌病

E. 乙型肝炎

32. 布鲁菌病患者发热的热型多为

A. 波状热　　　　　　　　　　　B. 稽留热

C. 回归热　　　　　　　　　　　D. 间歇热

E. 不规则热

33. 用于布鲁菌病实验室初筛的试验为

A. 试管凝集试验（SAT）　　　　 B. 抗人免疫球蛋白试验

C. 平板凝集试验（PAT）　　　　 D. 补体结合试验

E. 亲和素酶联试验

34. 《中华人民共和国传染病防治法》将布病列为哪类传染病

A. 甲类　　　　　　　　　　　　B. 乙类

C. 丙类　　　　　　　　　　　　D. 丁类

E. 以上均不是

35. 布鲁菌病血清试管凝集实验对人的阳性判定标准是大于或等于

A. 1∶50＋　　　　　　　　　　 B. 1∶50＋＋

C. 1∶100＋　　　　　　　　　　D. 1∶100＋＋

E. 1∶200＋＋

36. 下列哪一种不属于人畜共患疾病

A. 炭疽　　　　　　　　　　　　B. 布鲁菌病

C. 狂犬病　　　　　　　　　　　D. 艾滋病

E. 弓形虫病

37. 按临床表现分类,哪一类炭疽为最常见类型

　　A. 皮肤炭疽　　　　　　　　　　B. 肺炭疽

　　C. 肠炭疽　　　　　　　　　　　D. 炭疽杆菌败血症

　　E. 炭疽脑膜炎

38. 狂犬病不可能通过下列哪种方式传染

　　A. 伤口接触患病动物的分泌物　　B. 被家禽啄伤

　　C. 被病犬抓伤　　　　　　　　　D. 被狗舔舐

　　E. 被猫抓伤

39. 狂犬病临床表现有

　　A. 有恐水、恐光、恐声的症状　　B. 咽肌痉挛

　　C. 唾液分泌增加　　　　　　　　D. 呼吸困难、出汗

　　E. 以上全是

40. 下列关于发热伴血小板减少综合征的叙述**不正确**的是

　　A. 是由一种新型布尼亚病毒引起的急性传染病

　　B. 是一种人兽共患疾病

　　C. 是一种自然疫源性疾病

　　D. 目前认为蜱为其传播媒介

　　E. 临床表现以发热伴血小板减少为主要特征

A2 型题

1. 患者男性,33 岁,间歇发热 2 周,食欲缺乏,大便 3～4 次 / 日。查体:前胸可见红色斑丘疹,左肋缘下可触及脾脏。其最可靠的诊断方法是

　　A. 直接镜检　　　　　　　　　　B. 分离培养

　　C. 生化鉴定　　　　　　　　　　D. 血清学诊断

　　E. 肠毒素鉴定

2. 某中年妇女于 3 天前出现无明显诱因的持续性下腹疼痛,1 天前下腹痛进行性加重,伴发热,无恶心、呕吐、腹泻,无尿频、尿急、尿痛。妇科检查见阴道内有较多黄白色分泌物,宫颈举痛(+),子宫压痛明显,双侧宫旁增厚且压痛明显。该患者初步诊断为

　　A. 急性阑尾炎　　　　　　　　　B. 卵巢囊肿蒂扭转

　　C. 急性盆腔炎　　　　　　　　　D. 输卵管妊娠流产

　　E. 急性胃肠炎

3. 某患者以发热伴左侧小腿皮肤红肿疼痛 2 天入院。查血常规:WBC 13.8×10⁹/L,N 83%,血糖 8.6 mmol/L;查体:皮损表现为肿胀,皮肤发热、发红,疼痛,不高出皮面,境界清楚,体温 38.1℃,左侧腹股沟及腘窝可触及肿大的淋巴结。该患者可能的诊断是

　　A. 接触性皮炎　　　　　　　　　B. 蜂窝组织炎

　　C. 过敏性皮炎　　　　　　　　　D. 丹毒

　　E. 皮肤炭疽

4. 患者于 6 天前外出受凉后出现发热、头痛、畏寒等症状,最高体温达 39.3℃,同时伴有咳嗽、咳痰,痰量多,易咳出,为黄色黏痰;血常规:WBC 11.0×10⁹/L,N 78%。胸部 CT:右肺大片阴影。为明确诊断需进一步检查的项目有

　　A. 取痰标本涂片　　　　　　　　B. 痰培养

C. PPD 试验　　　　　　　　　　D. 查支原体抗体

E. 以上都是

5. 某老年患者突然发生高热、寒战、咳嗽、咳痰，痰砖红色，黏稠，胶冻状，引起感染最可能的病原菌是

A. 克雷白杆菌　　　　　　　　　B. A 组溶血链球菌

C. 结核杆菌　　　　　　　　　　D. 葡萄球菌

E. 支原体

6. 某男，30 岁，平素体健。淋雨后出现发热，咳嗽 2 天，右上腹痛伴气急、恶心 1 天。对该患者的诊断除考虑急腹症外，重点应鉴别的疾病是

A. 肺结核　　　　　　　　　　　B. 自发性气胸

C. 链球菌感染性肺炎　　　　　　D. 肺梗死

E. 心肌梗死

7. 男性，26 岁，未婚。患者因阴茎部出现浅表溃疡 20 余天而入院就诊，无其他不适，曾自服抗生素，外涂百多邦等治疗无效。体检：阴茎部见钱币大小浅表溃疡，表面湿润且有少许分泌物，无脓。其余未见异常。该患者最可能的初步诊断是

A. 艾滋病　　　　　　　　　　　B. 早期梅毒

C. 淋病　　　　　　　　　　　　D. 生殖器疱疹

E. 生殖器念珠菌病

8. 女性，25 岁，已婚。患者因发热伴尿痛、尿频、尿急 2 天入院就诊。为明确诊断，最简便且可靠的检验方法是

A. 尿液常规检查　　　　　　　　B. 血液常规检查

C. 血清抗体检验　　　　　　　　D. 药物敏感试验

E. 血 CRP 检查

9. 中年男性，多汗、乏力，高热 1 月余，伴头痛、腰痛、大关节痛；有牛、羊屠宰接触史；外周血白细胞不高，血培养阴性。为明确诊断，下列哪项检查最为重要

A. 尿液常规检查

B. 血液常规检查与胸部 X 线检查

C. 虎红平板凝集试验与试管凝集试验

D. 药物敏感试验

E. 血 CRP 检查与血清肥达反应

10. 某乡中学 3 日内陆续发生 30 例以发热、头痛头昏、呕吐、腹痛腹泻、里急后重及脓血便为主症状的病例。经询问，所有病例均有在同一家学校食堂的用餐史。以上病例最可能的诊断是

A. 病毒性胃肠炎　　　　　　　　B. 细菌性痢疾

C. 伤寒　　　　　　　　　　　　D. 副伤寒

E. 细菌性腹膜炎

B 型题

（1～3 题共用备选答案）

A. 子宫内膜异位症　　　　　　　B. 异位妊娠

C. 盆腔炎性疾病　　　　　　　　D. 卵巢肿瘤

E. 生殖道炎症

1. 某女,23 岁,已婚 2 年,婚后第一年内人工流产两次后出现进行性痛经,经量多且经期延长。体检:发育良好,子宫后位,大小正常,但活动欠佳,后方可触及散在小结节,有触痛(+),右侧附件区可触及一囊性肿块,直径约 3~4cm,活动受限。该女最可能的诊断是

2. 某 24 岁已婚妇女,人工流产后 1 周出现发热、右下腹痛。查体:体温 39.0℃,心率 102 次/分,血压 90/60mmHg,右下腹有压痛、反跳痛;妇检:阴道内有少量粉红色液体,宫颈举痛(+),宫口闭,子宫大小正常且压痛明显,双侧附件稍增厚,轻度压痛。该女最可能的诊断是

3. 某 30 岁已婚妇女,停经 5 周后突然出现发热、下腹疼痛、阴道流血,但不超过月经量,且伴有恶心呕吐、肛门坠胀感。查体:下腹有明显压痛及反跳痛;妇检:阴道后穹窿饱满,有触痛,宫颈举痛明显;在子宫一侧可触及形状、边界不清楚的肿块。该女最可能的诊断是

(4~5 题共用备选答案)

A. 麦康凯平板培养	B. 沙氏琼脂培养
C. 亚碲酸盐血平板	D. 伊红美兰培养基
E. 罗文斯坦培养基	

4. 皮肤溃疡和结节怀疑真菌感染时常规进行哪一种分离培养

5. 怀疑白喉感染时则接种的培养基是

(6~8 题共用备选答案)

A. 细菌性疾病	B. 病毒性疾病
C. 寄生虫感染	D. 真菌性疾病
E. 内分泌系统疾病	

6. 大部分感染并引起发热的疾病是

7. 由于使用抗生素或免疫抑制剂后引起二重感染的疾病主要是

8. 属于非感染性发热疾病的是

(9~10 题共用备选答案)

A. 疖	B. 痈
C. 丹毒	D. 蜂窝织炎
E. 脓疱病	

9. 由 A 组 β 溶血性链球菌引起的累及真皮浅层淋巴管感染的是

10. 由金黄色葡萄球菌引起的多个邻近毛囊及其皮脂腺急性化脓性感染的是

(四) 简答题

1. 布病与风湿热均有发热、游走性关节痛相同的临床表现,试述如何对两者进行鉴别诊断。

2. 何为医院获得性肺炎(HAP)和社区获得性肺炎(CAP)?引起这两种肺炎的病原体有何不同?

3. 简述细菌性痢疾的诊断及相关实验室检验方法。

4. 简述病毒性胃肠炎的诊断及相关实验室检验方法。

5. 简述医院获得性肺炎的诊断标准。

四、参 考 答 案

（一）名词解释

1. 发热：是指机体在致热原的作用下或各种原因引起体温调节中枢功能障碍时，体温升高超出了正常范围。

2. 菌痢：细菌性痢疾简称菌痢，亦称志贺氏菌病，是由志贺菌（痢疾杆菌）引起的肠道传染病，主要经消化道传播，夏秋季多见，儿童和青壮年是高发人群。

3. 尿路感染：又称泌尿系统感染，是肾脏、输尿管、膀胱及尿道等泌尿系统各部位感染的总称，包括肾盂肾炎、膀胱炎、尿道炎等

4. 脓尿：尿液离心后尿沉渣镜下白细胞＞5个/HPF的尿液。

5. STD：性传播疾病，简称性病，是一类通过性接触、类似性行为及间接接触传播的疾病，主要侵犯皮肤和性器官，并引起全身脏器损害。

6. AIDS：获得性免疫缺陷综合征，是人类免疫缺陷病毒（HIV）结合细胞表面的CD_4蛋白受体，进而进入人易感细胞引起部分免疫系统被破坏，导致严重的机会感染和继发性癌变，又称艾滋病。

7. 内基小体：是狂犬病病毒在易感动物或人的中枢神经细胞中增殖时，在胞质内形成嗜酸性、圆形或椭圆形的包涵体，是狂犬病实验室诊断指标之一。

8. 淋病：是淋病奈瑟菌引起的以泌尿生殖系统急性或慢性化脓性感染为主要表现的性传播疾病。

9. 丹毒：是主要由A组β溶血性链球菌引起的累及真皮浅层淋巴管的感染。

10. 脓疱病：是一种由链球菌或金黄色葡萄球菌引起的通过接触传染的浅表皮肤感染性疾病，皮损特点为水疱、脓疱及脓痂。

11. 医院获得性肺炎：是指入院时不存在、也不处于感染潜伏期，而在入院48小时后发生的各种类型的肺炎，由细菌、真菌、病毒、支原体或原虫等病原体引起，也称医院内肺炎。

12. 发热伴血小板减少综合征（SFTS）：是由一种新型布尼亚病毒引起的急性传染病，是一种自然疫源性疾病，目前认为蜱为其传播媒介。临床表现以发热伴血小板减少为主要特征，病例以青壮年居多，少数患者病情重且发展迅速，可因多脏器功能衰竭而死亡。

（二）填空题

1. 感染　结缔组织病　恶性肿瘤
2. 感染性发热　非感染性发热
3. 菌痢　志贺菌
4. 血常规检验　粪便常规检验
5. 轮状病毒　诺罗病毒
6. 泌尿系统感染　大肠埃希菌
7. 输卵管炎　输卵管卵巢炎
8. 病原体　诊断
9. 衣原体　支原体

10. 病毒培养　敏感性差

11. 金黄色葡萄球菌　表皮葡萄球菌

12. 涂片镜检　分离培养与鉴定

（三）选择题

A1 型题

1. A	2. E	3. A	4. D	5. C	6. A	7. B	8. C	9. A	10. D
11. D	12. C	13. E	14. D	15. A	16. B	17. E	18. C	19. A	20. B
21. A	22. C	23. A	24. B	25. C	26. D	27. A	28. E	29. A	30. B
31. D	32. A	33. C	34. D	35. X	36. D	37. A	38. B	39. E	40. B

A2 型题

1. B	2. C	3. D	4. E	5. A	6. C	7. B	8. A	9. C	10. B

B 型题

1. A	2. C	3. B	4. D	5. C	6. A	7. D	8. E	9. C	10. B

（四）简答题

1. 布病与风湿热均有发热、游走性关节痛相同的临床表现，试述如何对两者进行鉴别诊断。

布病与风湿热均有发热、游走性关节痛相同的临床表现，但也存在许多不同点，有助于对两者进行鉴别诊断：①风湿热可见特殊的心脏改变、风湿性结节及红斑，少见肝脾肿大、睾丸炎、乳腺炎及神经系统损害；②风湿热实验室所见白细胞中性核增多，血沉加速更为明显，抗链球菌溶血素"O"实验为阳性，而布病特异性检查呈阴性；③治疗上水杨酸制剂对风湿热有明显疗效，而用于布病时只能暂时缓解疼痛。

2. 何为医院获得性肺炎（HAP）和社区获得性肺炎（CAP）？引起这两种肺炎的病原体有何不同？

HAP 为医院获得性肺炎，CAP 为社区获得性肺炎；引起 HAP 的主要病原体中 60% 以上是 G⁻ 杆菌，其中铜绿假单胞菌、克雷伯菌属最常见。引起 CAP 的病原体主要有细菌、支原体、衣原体和病毒等。细菌主要以 G⁺ 菌为主（与医院内获得性肺炎相反），其中以肺炎链球菌最为常见，其次为结核杆菌和金黄色葡萄球菌。

3. 简述细菌性痢疾的诊断及相关实验室检验方法。

细菌性痢疾是由志贺菌（痢疾杆菌）引起的肠道传染病，主要经消化道传播，夏秋季多见，儿童和青壮年是高发人群。临床表现为发热、腹痛、腹泻、里急后重及黏液脓血便，同时可伴有全身毒血症症状，严重者可引起感染性休克和（或）中毒性脑病。本病根据流行病史、症状、体征及实验室检验进行初步诊断，确认有赖于病原学检验。粪便镜检有大量白细胞、红细胞、脓细胞即可诊断，粪便培养出志贺菌可确诊。

细菌性痢疾检验包括常规检验（主要是血常规检验和粪便常规检验）、病原学检验、免疫学检验、分子生物学检验，另外，肠镜检查和 X 线钡餐检查有时也用于慢性菌痢患者的诊断。

4. 简述病毒性胃肠炎的诊断及相关实验室检验方法。

病毒性胃肠炎是一组由多种病毒引起的急性肠道传染病，起病急，以呕吐、腹痛、腹泻水样便或稀便为主要临床特点，也可伴有发热、恶心、厌食及全身不适等中毒症状，病原体主要通过消化道传播,病程短,病死率低。引起感染性腹泻的病毒中研究较多且较为重要的是轮状病毒和诺罗病毒,其次有肠腺病毒和星状病毒等。各种病毒所致感染性腹泻的临床表现与检验方法基本类似。

本病主要依据流行病学资料、临床表现及相关检验进行诊断。在流行季节(我国多为秋、冬季),突发恶心、呕吐、腹痛、腹泻等症状,并伴黄色水样便,外周血白细胞无明显变化,便常规可见少量白细胞,则疑为本病。粪便标本电镜下找到病毒或检出特异性抗原,或血清中检出特异性抗体,可确诊。检验主要有:血常规检验和粪便常规检验、免疫学检验、分子生物学检验等。

5. 简述医院获得性肺炎的诊断标准。

中华医学会呼吸病学分会制定的 HAP 诊断和治疗指南中,符合下列条件者为 HAP:入院 48h 后发病;胸部 X 线检查显示片状、斑片状浸润性阴影或间质性改变,伴或不伴胸腔积液;伴有下列 1 条以上:①新近出现的咳嗽、咳痰,或原有呼吸道疾病症状加重,并出现脓性痰,伴或不伴胸痛;②发热;③肺实质变体征和(或)湿性啰音;④白细胞 $>10 \times 10^9$/L 或 $<4 \times 10^9$/L,伴或不伴核左移。同时参考痰液连续两次培养出相同的病原菌生长作为细菌学诊断依据。

(孙连桃　邢少姬　刘永华)

第二十一章 寄生虫病检验

一、学习目标

掌握 原虫病及蠕虫病相关实验室检验方法,及其结果与疾病诊断的对应关系。

熟悉 原虫病及蠕虫病分型及临床表现。

了解 原虫病及蠕虫病实验室检验结果对疾病的诊断有何意义。

二、重点和难点内容

寄生虫病检验主要包括原虫病检验和蠕虫病检验,学习的重点与难点主要集中在各种疾病与相关实验室检验方法的对应关系以及结果判断。

寄生虫病确诊主要包括:①流行学病史;②特征性临床表现;③病原学检验;④免疫学检验;⑤分子生物学检验;⑥其他检查:如超声检查、CT检查等有助于寄生虫病的确诊。如疟疾的诊断过程:根据患者有疟区接触史,发病时有周期性发冷、发热、出汗等临床症状,脾大等体征;病原学检查从受检者外周血液中检出疟原虫是明确诊断的最直接证据,血清免疫学检查以及分子生物学检验结果阳性,予以明确诊断。

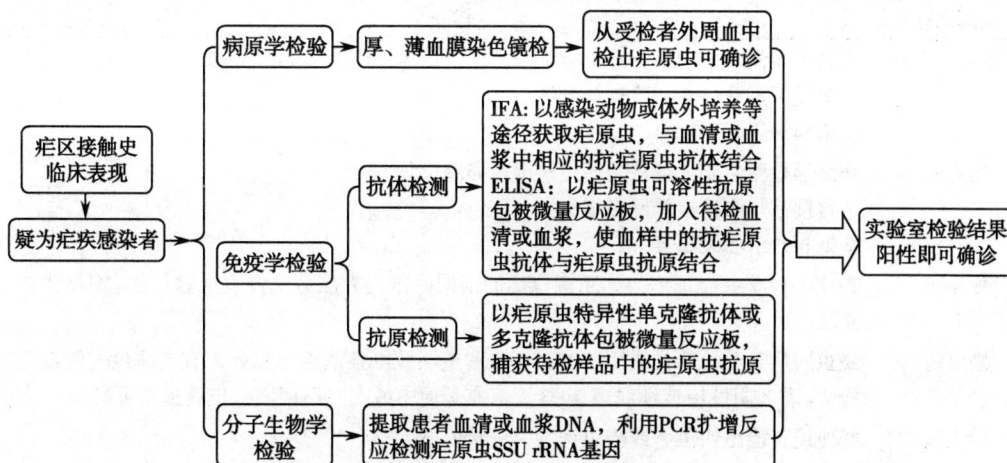

注:免疫荧光法(immunofluorescence assay, IFA)
酶联免疫吸附测定法(enzyme-linked immunosorbent assay, ELISA)
聚合酶链反应(polymerase chain reaction, PCR)
小亚基单位核糖体RNA(Small Subunit rRNA, SSU rRNA)

图 21-1 疟疾诊断检验流程

1. 原虫病检验　常见原虫病包括疟疾、溶组织内阿米巴病、隐孢子虫病、弓形虫病、利什曼病等。常见原虫病检验主要差别在于病原学检验方法（表21-1）。目前免疫学检验方法主要包括抗体检验和抗原检验两类方法，前者常用方法有 ELISA、IHA、IFA 等；后者常用方法有抑制性酶联免疫吸附试验、快速免疫色谱测试卡等。分子生物学检验主要包括 PCR 和核酸探针技术，其最突出的优点是敏感性高，对低水平的感染检出率较高。

表21-1　常见原虫病的病原学检验方法比较

疾病名称	病原学检验方法
疟疾	厚、薄血膜染色镜检
溶组织内阿米巴病	①生理盐水涂片法：适用于急性直肠结肠炎患者的脓血便或黏液便检查活动的滋养体 ②碘液涂片法：从包囊携带者或慢性患者成形粪便中检查包囊 ③浓集法：可用汞碘醛离心沉淀法或醛醚沉淀法，提高包囊检出率 ④其他病原学检验方法：如活组织检查等
隐孢子虫病	腹泻患者粪便直接涂片染色，检出卵囊即可确诊，如金胺酚 - 改良抗酸染色法等
弓形虫病	①涂片染色法：取急性期患者的胸水、腹水、羊水、血液或脑脊液等涂片、染色后镜检弓形虫速殖子包囊 ②动物接种分离或细胞培养
利什曼病	①穿刺检查：以骨髓穿刺涂片法，用于无鞭毛体检查 ②体外培养：可获得大量活动的前鞭毛体 ③动物接种：染色检查无鞭毛体

2. 蠕虫病检验　常见蠕虫病主要包括华支睾吸虫病、蛔虫病、鞭虫病、蛲虫病、钩虫病、丝虫病等。常见蠕虫病的诊断依据总结见表21-2。

表21-2　常见蠕虫病的诊断依据比较

疾病名称	诊断依据
华支睾吸虫病	从患者粪便或十二指肠液中检出华支睾吸虫卵是确诊本病的依据 ①粪便直接涂片法和改良加藤法 ②集卵法等
蛔虫病	病原学检验主要依据从粪便中检出虫卵或虫体 ①直接涂片法检验粪便中蛔虫卵 ②饱和盐水浮聚法等
鞭虫病	粪便中检获虫卵可作为诊断鞭虫病的依据。常用方法有粪便直接涂片法、饱和盐水浮聚法等
蛲虫病	蛲虫病病原学检验常采用棉签拭子法和透明胶纸条法检出虫卵。宜在清晨大便前进行检验，若为阴性应连续观察2～3天。在粪便中或在肛门周围检出雌虫也可确诊
钩虫病	粪便检查检出钩虫卵或孵出钩蚴为诊断依据 直接涂片法和饱和盐水浮聚法查见钩虫卵
丝虫病	丝虫感染确诊的依据是在患者的外周血或乳糜尿、鞘膜抽出液或活检组织中查出微丝蚴或成虫 ①厚血膜法 ②新鲜血滴法 ③乙胺嗪白天诱出法

三、习　题

（一）名词解释

1. 疟疾复发　　　　　　　　　　2. 疟疾再燃

3. 黑热病　　　　　　　　　　　4. Loeffler 综合征

（二）填空题

1. 间日疟原虫临床上以_____、_____、_____为特点。

2. 蛲虫病是由蠕形住肠线虫（简称蛲虫）寄生于人体肠道而引起的传染病。患者和感染人群主要是_____，蛲虫雌虫具有_____的习性，而引起肛门周围和会阴部瘙痒。

3. 疟疾主要由_____叮咬传播。感染人体的疟原虫有_____种，我国多数地区以流行_____为主。

4. 阿米巴病病原学检验中，生理盐水涂片法主要适用于急性直肠结肠炎患者的脓血便或黏液便检查活动的_____；碘液涂片法是从包囊携带者或慢性患者成形粪便中检查_____。

（三）单项选择题

A1 型题

1. 疟疾患者最快速有效的诊断方法是
   - A. 组织活检
   - B. 便检
   - C. 血涂片
   - D. 尿检
   - E. 血常规

2. 输血可能感染
   - A. 丝虫
   - B. 溶组织内阿米巴
   - C. 疟原虫
   - D. 血吸虫
   - E. 子孢子

3. 在中国流行最广泛的疟原虫是
   - A. 恶性疟原虫
   - B. 间日疟原虫
   - C. 三日疟原虫
   - D. 卵形疟原虫
   - E. 所有四种人疟原虫

4. 疟疾的传播媒介是
   - A. 雄库蚊
   - B. 雌库蚊
   - C. 雄按蚊
   - D. 雌按蚊
   - E. 所有蚊种

5. 需在夜间取材进行病原虫检查的寄生虫是
   - A. 蛲虫
   - B. 肝吸虫
   - C. 鞭虫
   - D. 丝虫

E. 杜氏利什曼原虫

6. 需在清晨起床后立即取材进行病原学检查的是
   A. 丝虫病　　　　　　　　　B. 血吸虫病
   C. 蛲虫病　　　　　　　　　D. 疟疾
   E. 弓形虫病

7. 诊断急性阿米巴痢疾最常用的病原方法是
   A. 培养法　　　　　　　　　B. 碘液涂片法
   C. 改良加藤法　　　　　　　D. 直接涂片法
   E. 醛醚沉淀法

8. 诊断慢性阿米巴病最常用的方法为
   A. 直接涂片法　　　　　　　B. 碘液涂片法
   C. 醛醚沉淀法　　　　　　　D. 铁苏木素染色法
   E. 饱和盐水浮聚法

9. 治疗阿米巴病的首选药物是
   A. 青蒿素　　　　　　　　　B. 吡喹酮
   C. 甲硝唑　　　　　　　　　D. 甲苯达唑
   E. 巴龙霉素

10. 隐孢子虫病患者的病原学诊断方法为
    A. 粪便中查滋养体　　　　　B. 粪便中查卵囊
    C. 粪便中查配子体　　　　　D. 粪便中查裂殖体
    E. 粪便中查合子

11. 隐孢子虫感染阶段与侵入途径是
    A. 滋养体, 经口　　　　　　B. 卵囊, 经口
    C. 裂殖体, 经飞沫　　　　　D. 滋养体, 经飞沫
    E. 裂殖体, 经口

12. 隐孢子虫病的确诊依据是
    A. 酶联免疫试验检测血液中隐孢子虫抗体
    B. 免疫荧光法检测血液中隐孢子虫抗体
    C. 粪便中检测隐孢子虫卵囊
    D. PCR 检测隐孢子虫核酸
    E. 粪便中检测隐孢子虫滋养体

13. 鞭虫病最常用的实验诊断方法为
    A. 直接涂片法　　　　　　　B. 免疫诊断法
    C. 肠黏膜活检　　　　　　　D. 透明胶纸法
    E. 以上都不是

14. 脑脊液沉淀涂片染色法适合检查的原虫是
    A. 阿米巴活滋养体　　　　　B. 弓形虫速殖子
    C. 阴道毛滴虫滋养体　　　　D. 蓝氏贾第鞭毛虫滋养体
    E. 各种肠道原虫包囊

15. 骨髓穿刺实验法诊断黑热病是检测杜氏利什曼原虫哪个阶段

A. 前鞭毛体   B. 上鞭毛体

C. 锥鞭毛体   D. 循环后期锥鞭毛体

E. 无鞭毛体

16. 华支睾吸虫的感染期是

A. 囊蚴   B. 裂头蚴

C. 囊尾蚴   D. 尾蚴

E. 胞蚴

17. 对疑有蛔虫感染者首选的检查方法是

A. 饱和盐水浮聚法   B. 直接涂片法

C. 透明胶纸法   D. 离心沉淀法

E. 自然沉淀法

18. 诊断丝虫病,最适宜的采血时间为

A. 晨起便前采血   B. 急性丝虫热发作时采血

C. 晚上9时以后采血   D. 睡前采血

E. 无特殊时间要求

A2型题

男性患者,45岁,广东渔民。以"上腹胀痛,食欲下降,厌油腻5个月,黄疸20天"为主诉入院治疗。该患者有生食鱼肉的习惯。查体腹软,肝肋下1cm,剑突下3.5cm,有轻微压痛,余未见异常。实验室检查粪便中未发现虫卵及阿米巴包囊。白细胞 $7.15 \times 10^9/L$,嗜酸性粒细胞0.16,总胆红素 119μmol/L。

1. 最有可能的疾病是

A. 卫氏并殖吸虫病   B. 布氏姜片吸虫病

C. 华支睾吸虫病   D. 斯氏狸殖吸虫病

E. 日本血吸虫病

2. 为明确诊断,需进行下列哪种检查

A. 毛蚴孵化法   B. 粪便水洗沉淀法

C. 十二指肠液引流   D. CT、超声检查肝脏

E. ELISA

3. 确诊后,治疗患者首选下列哪种药物

A. 甲硝唑   B. 吡喹酮

C. 甲苯达唑   D. 氯喹

E. 青蒿素

B型题

(1~4题共用备选答案)

A. 骨髓穿刺   B. 动物接种分离法

C. 厚、薄血膜染色法   D. 水洗沉淀法

E. 粪便改良抗酸染色法

下列原虫病最常用的病原检查方法是:

1. 疟疾

2. 隐孢子虫病

3. 弓形虫病

4. 黑热病

（5～9 题共用备选答案）

　　A. 毛蚴孵化法　　　　　　　B. 透明胶纸法

　　C. 粪便直接涂片法　　　　　D. 集卵法

　　E. 饱和盐水浮聚法

5. 钩虫病的最佳检查法是

6. 华支睾吸虫病的最佳检查法是

7. 鞭虫病的最佳检查法是

8. 蛲虫病的最佳检查法是

9. 蛔虫病的最佳检查法是

（四）简答题

1. 简述疟疾的诊断依据以及疾病诊断检验流程。

2. 简述常见蠕虫病的诊断依据（至少 5 种疾病）。

四、参考答案

（一）名词解释

1. **疟疾复发**：疟疾初发患者经过治疗红内期疟原虫已经被清除，未经蚊媒感染的情况下，经数周或一年又出现疟疾发作，称为复发。复发主要是与肝细胞内休眠子复苏有关。

2. **疟疾再燃**：疟疾初发停止后，患者若再无感染，仅由于体内残存的少量红内期疟原虫在一定条件下重新大量繁殖引起疟疾发作，称为再燃。

3. **黑热病**：利什曼病又称为黑热病，分为内脏利什曼病、皮肤利什曼病和皮肤黏膜利什曼病三个类型。内脏利什曼病由杜氏利什曼原虫引起，皮肤利什曼病由热带利什曼原虫和墨西哥利什曼原虫所致，皮肤黏膜利什曼病由巴西利什曼原虫引起。

4. **Loeffler 综合征**：蛔虫幼虫在人体内移行时引起的，以肺部病变最为明显。临床表现为咳嗽、痰中带血、哮喘、呼吸困难、发热及嗜酸性粒细胞增高等。病变部位可见出血、水肿、嗜酸性粒细胞及中性粒细胞浸润。

（二）填空题

1. 反复发作的间歇性寒战　高热　继之以大汗淋漓后缓解

2. 儿童　在夜间爬行到肛门处产卵

3. 雌性蚊　4　间日疟原虫

4. 滋养体　包囊

（三）选择题

A1 型题

1. C　　2. C　　3. B　　4. D　　5. D　　6. C　　7. D　　8. B　　9. C　　10. B

11. B 12. C 13. A 14. B 15. E 16. A 17. B 18. C

A2 型题

1. C 2. C 3. B

B 型题

1. C 2. E 3. B 4. A 5. E 6. D 7. C 8. B 9. C

(四) 简答题

1. 简述疟疾的诊断依据以及疾病诊断检验流程。

(1) 疟疾诊断依据：根据患者有疟区接触史，发病时有周期性发冷、发热、出汗等临床症状，脾大等体征；病原学检查从受检者外周血液中检出疟原虫是明确诊断的最直接证据，血清免疫学检查以及分子生物学检验结果阳性，予以明确诊断。

(2) 疟疾诊断检验流程：

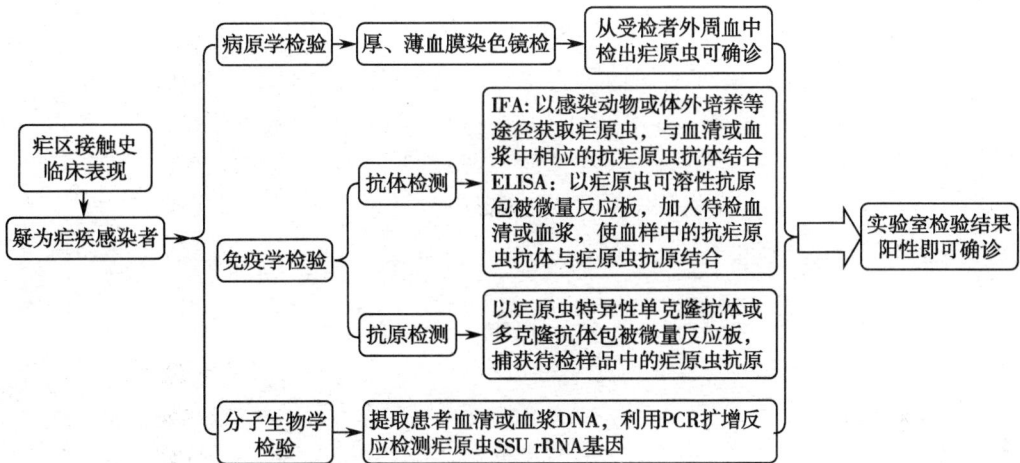

注：免疫荧光法（immunofluorescence assay, IFA）
酶联免疫吸附测定法（enzyme-linked immunosorbent assay, ELISA）
聚合酶链反应（polymerase chain reaction, PCR）
小亚基单位核糖体RNA（Small Subunit rRNA, SSU rRNA）

疟疾诊断检验流程

2. 简述常见蠕虫病的诊断依据（至少5种疾病）。

疾病名称	诊断依据
华支睾吸虫病	从患者粪便或十二指肠液中检出华支睾吸虫卵是确诊本病的依据 ①粪便直接涂片法和改良加藤法 ②集卵法等
蛔虫病	病原学检验主要依据从粪便中检出虫卵或虫体 ①直接涂片法检验粪便中蛔虫卵 ②饱和盐水浮聚法等
鞭虫病	粪便中检获虫卵可作为诊断鞭虫病的依据。常用方法有粪便直接涂片法、饱和盐水浮聚法等

疾病名称	诊断依据
蛲虫病	蛲虫病病原学检验常采用棉签拭子法和透明胶纸条法检出虫卵。宜在清晨大便前进行检验,若为阴性应连续观察2～3天。在粪便中或在肛门周围检出雌虫也可确诊
钩虫病	粪便检查检出钩虫卵或孵出钩蚴为诊断依据 直接涂片法和饱和盐水浮聚法查见钩虫卵
丝虫病	丝虫感染确诊的依据是在患者的外周血或乳糜尿、鞘膜抽出液或活检组织中查出微丝蚴或成虫 ①厚血膜法 ②新鲜血滴法 ③乙胺嗪白天诱出法

（伦永志　潘志鹏）

第二十二章

神经精神疾病检验

一、学习目标

掌握 脑膜炎、脑炎的概念，常用脑脊液检查项目及意义，神经系统各种感染疾病检验的指标；脑出血、脑血栓的诊断标志物。

熟悉 各种神经精神疾病的诊断与鉴别诊断。

了解 常见神经精神疾病的临床表现。

二、重点和难点内容

（一）脑脊液常用检查指标

神经精神系统疾病常见检验指标如下：

1.脑脊液蛋白质　主要涉及蛋白定量和蛋白电泳，脑脊液总蛋白水平增高见于感染、出血、占位性病变等疾病；清蛋白水平增高见于椎管梗阻、脑瘤、脑出血等疾病。α_1球蛋白比例增高见于脑膜炎、脊髓灰质炎、脑肿瘤等疾病，β球蛋白比例增高见于脑血栓、多发性硬化、肌萎缩及退行性病变等疾病，γ球蛋白比例增高见于多发性硬化、感染等疾病。

2.脑脊液免疫球蛋白　计算脑脊液免疫球蛋白指数需联合检测脑脊液免疫球蛋白及血清蛋白水平，公式如下：

$$脑脊液\ IgG\ 指数 = \frac{IgG（脑脊液）/ALb（脑脊液）}{IgG（血清）/ALb（血清）}$$

$$脑脊液\ IgA\ 指数 = \frac{IgA（脑脊液）/ALb（脑脊液）}{IgA（血清）/ALb（血清）}$$

$$脑脊液\ IgM\ 指数 = \frac{IgM（脑脊液）/ALb（脑脊液）}{IgM（血清）/ALb（血清）}$$

3.脑脊液多肽类小分子生化标志物　脑脊液含有神经肽 Y、降钙素基因相关肽、心钠素、血管活性肽、生长抑素等多种小分子生物标志物，其含量改变的临床意义可参阅配套理论教材。

4.脑脊液葡萄糖、氯化物测定　①脑脊液葡萄糖水平增高见于糖尿病、脑外伤、出血等疾病，而降低见于细菌感染、真菌感染、脑膜癌、蛛网膜下腔出血、脑寄生虫病等疾病；②脑脊液氯化物水平增高见于病毒感染、高氯血症等疾病，而降低见于细菌感染、真菌感染、低氯血症等疾病。

5.脑脊液酶类　①LDH 活性增高见于脑卒中、脑肿瘤、细菌性脑膜炎、多发性硬化症等疾病；②CK活性增高见于脑卒中、脑肿瘤、细菌性脑膜炎、多发性硬化症等疾病；③AST增高见于脑梗死、脑萎缩、脑出血、脑转移病、细菌性脑膜炎等疾病；④ALT增高见于脑转移癌、癌性神经痛、大脑或小脑变性、脑梗塞、中毒性脑病、脑外伤、神经系统炎症等疾病；⑤ADA活性增高见于结核性脑膜炎。

（二）神经感染性疾病检验

神经系统感染性疾病是由细菌、病毒、真菌、立克次体、寄生虫等多种病原体感染所引起的中枢神经系统性疾病。

1. 化脓性脑膜炎　是由各种化脓性细菌感染引起脑膜炎症的一类疾病，主要临床表现为发热、寒战、头痛、颈项强直，颅内压增高时可见剧烈头痛、呕吐、意识障碍等表现。

实验室检查涉及项目：①脑脊液压力90%以上患者升高，外观呈浑浊或脓性，白细胞数明显升高，细胞分类以多核细胞为主；脑脊液总蛋白质水平增加，葡萄糖含量下降，氯化物水平降低、pH降低，乳酸、乳酸脱氢酶、溶菌酶活性以及免疫球蛋白增加；②脑脊液涂片革兰染色阳性率在60%以上，细菌培养阳性率在80%以上，细菌培养鉴定结合药敏试验可以指导临床用药治疗；③血常规白细胞总数常增加，细胞分类以中性粒细胞为主，金黄色葡萄球菌性脑膜炎时WBC总数可见正常或稍低，有明显核左移现象，粒细胞形态可见重度颗粒；④MRI检查可显示弥散性脑膜强化、脑水肿等。

2. 结核性脑膜炎　由结核分枝杆菌感染所致的脑脊膜炎症，多继发于肺部感染或其他部位结核病变。临床表现可见低热、盗汗、食欲减退、体重减轻、腹痛、精神和情绪等临床改变。

实验室及仪器检查涉及项目：①脑脊液外观清亮或轻度浑浊，冰箱静置后表面可见蜘蛛网样薄膜形成；白细胞数中度升高，细胞分类以淋巴细胞为主；蛋白质水平增加，葡萄糖水平中度降低、氯化物明显下降；②病原学检查可以对分枝杆菌进行抗酸染色，PCR检查结核杆菌DNA，脑脊液沉淀组织学检查等；③血ESR可明显加快，呕吐患者应注意检查电解质；④CT或MRI检查可显示脑膜增强及脑室扩大、脑积水、脑梗死以及结核瘤。

3. 单纯疱疹病毒性脑炎　由单纯疱疹病毒感染引起的中枢神经系统感染性疾病。一般急性起病，有精神症状和认知障碍等表现。

实验室检查涉及项目：实验室检查：①脑脊液检查压力增高，白细胞数轻度或中度增高，细胞分类以淋巴细胞为主，蛋白质含量轻度增高，葡萄糖及氯化物含量正常；②脑活检或脑脊液进行HSV病毒分离阳性可确诊；③可检测HSV特异性IgM、IgG抗体，抗体如有升高趋势，滴度达1:80以上，血与脑脊液抗体比<40，或脑脊液抗体有4倍升高或降低者有助于HSE诊断。

（三）常见神经精神疾病检验

常见的神经精神疾病包括帕金森病、精神分裂症、阿尔茨海默病、癫痫、重症肌无力和多发性硬化症等，这些疾病的共同特征是病程迁延，诊断缺乏明显的标志物，辅助检查诊断困难。

1. 帕金森病　患者大部分年龄较大，约10%的患者有家族史。生化检查以血液和尿液中DA、5-HT等为主。

2. 精神分裂症　多在青壮年起病，可有感知觉、思维、情感、意志行为及认知功能等诸多方面的问题。实验室检查没有明显异常，主要以发病过程等为诊断依据。

3．阿尔茨海默病　一种进行性发展的神经系统退行性疾病，可有记忆障碍、失语、执行功能障碍以及人格行为改变等表现。脑脊液检测可见 β 淀粉样蛋白水平下降，总 Tau 蛋白或磷酸化 Tau 蛋白升高。

4．癫痫　大脑神经元异常放电引起的突发性、短暂的大脑功能障碍，主要表现为全身强直阵挛、呆滞、意识模糊、流口水等。实验室检查以脑电图异常放电为准。

5．重症肌无力　是一种自身免疫性疾病，主要表现为骨骼肌无力和易疲劳，活动后症状加重。实验室检查可以通过新斯的明试验、胸腺 CT 和 MRI、重复电刺激和单纤维肌电图来诊断。

6．多发性硬化症　常见的一种中枢神经脱髓鞘疾病，以运动无力感觉异常、意向性震颤、共济失调等为主，呈持续进展。实验室检查主要可见脑脊液 γ- 球蛋白增高，出现寡克隆区带，同时 MRI 也能明显观察到病灶。

（四）脑栓塞与脑出血检验

1．脑栓塞　栓子阻塞脑动脉，引起缺血坏死和神经功能障碍。实验室检查可以发现血液黏度改变，凝血因子、纤溶活性改变；脑脊液也可出现明显性状、内容物的改变；但是诊断一般以影像学指标为金标准。

2．脑出血　脑内血管破裂引起的出血，与高血压、动脉瘤、凝血异常等有关。实验室检查血液凝血功能可以出现异常，白细胞数量增多，电解质紊乱，肾功能也可异常，确诊往往以影像学检查为准。

三、习　题

（一）名词解释

1．化脓性脑膜炎　　　　　　　　2．脑脊液免疫球蛋白 IgG 指数

3．单纯胞疹病毒脑炎　　　　　　4．震颤麻痹

5．老年性痴呆　　　　　　　　　6．脑栓塞

7．脑出血

（二）填空题

1．列举四种脑脊液总蛋白水平增高的常见疾病_____、_____、_____、_____。

2．选择三种脑脊液氯化物水平降低常见疾病_____、_____、_____。

3．选择四种脑脊液肌酸激酶（CK）活性增高常见疾病_____、_____、_____、_____。

4．脑栓塞时全血黏度_____，出血时间可以_____，可能与_____有关。

5．AD 患者的脑脊液中_____水平下降，_____或_____升高。

（三）单项选择题

A1 型题

1. 以下指标中符合结核性脑膜炎脑脊液特征的指标为
   A. 脑脊液 ADA 活性增加　　　　　B. 脑脊液出现幼稚细胞
   C. 脑脊液总蛋白水平降低　　　　　D. 脑脊液 LD 活性极度降低
   E. 脑脊液 LD 活性中度降低

2. 下列变化支持缺血性脑血管疾病诊断的指标是
   A. 脑脊液血管活性肽水平降低　　　B. 尿素氮水平增加
   C. 脑脊液血管活性肽水平增加　　　D. 尿素氮水平降低
   E. 脑脊液神经肽水平降低

3. 下列指标变化支持蛛网膜下腔出血诊断的描述是
   A. 脑脊液神经肽 Y 水平增加　　　　B. 细胞表达心钠素水平降低
   C. 脑脊液神经肽 Y 水平降低　　　　D. 脑脊液内皮素水平降低
   E. 细胞心钠素表达基因异常

4. 下列有关脑脊液 AST 测定叙述，**不正确**的描述是
   A. 脑梗死疾病脑脊液 AST 水平增高
   B. 脑萎缩患者脑脊液 AST 水平增高
   C. 脑出血患者脑脊液 AST 水平增高
   D. 细菌性脑膜炎患者脑脊液 AST 活性增加
   E. 细菌性脑膜炎患者脑脊液 AST 活性不增加

5. 关于脑脊液 ALT 测定临床意义叙述，**不正确**的描述是
   A. 脑肿瘤转移患者脑脊液 ALT 活性增加
   B. 小脑变形患者脑脊液 ALT 活性增加
   C. 小脑变形患者脑脊液 ALT 活性不增加
   D. 脑外伤患者脑脊液 ALT 活性增加
   E. 脑外伤患者脑脊液 ALT 活性不增加

6. 对化脓性脑膜炎下列实验检测结果叙述，**不正确**的描述是
   A. 脑脊液压力检查 90% 以上增加
   B. 脑脊液白细胞数量明显增加
   C. 脑脊液细胞分类以多核细胞为主
   D. 脑脊液细胞分类一般难以见到多核细胞
   E. 脑脊液葡萄糖水平降低

7. 下述哪项**不符合**震颤麻痹的症状
   A. 随意运动减少　　　　　　　　　B. 静止性震颤
   C. 全身肌肉强直　　　　　　　　　D. 体位不稳，走路呈"慌张步态"
   E. 可导致瘫痪

8. 哪项是诊断癫痫的首选辅助检查
   A. MRI　　　　　　　　　　　　　B. 诱发电位
   C. 脑电图检查　　　　　　　　　　D. CT 扫描

E. 脑脊液检查

9. 患者突然意识丧失,抽搐,口吐白沫,小便失禁,5～6 分钟后意识逐渐清醒,这个患者可能是

A. 癔病
B. 舞蹈病

C. 癫痫
D. 震颤麻痹

E. 手足搐搦症

10. 多发性硬化的临床确诊标准是

A. 中枢神经系统白质内同时存在两处以上的病灶

B. 有缓解与复发交替的病史,两次发作的间隔至少 1 个月

C. 起病年龄在 10～50 岁之间

D. 可排除其他病因

E. 以上都是

11. 脑出血最常见的部位

A. 脑桥
B. 小脑

C. 脑室
D. 脑叶

E. 基底节

A2 型题

1. 男性,52 岁。因发热及头痛加重 2 周,意识模糊 1 周入院,体检双侧 Babinski 征(+)。颈强直,双侧 Kernig 征(+)。辅助检查脑脊液检查压力 230mmH$_2$O,外观清亮,其中白细胞数 22×10^9/L,细胞分类单个核细胞 80%,多核细胞 20%;脑脊液革兰染色阴性,抗酸染色阳性,墨汁染色阴性。最有可能的疾病是

A. 单纯疱疹病毒性脑炎
B. 结核性脑膜炎

C. 新型隐球菌性脑炎
D. 流行性出血热

E. 脑卒中

2. 男性,58 岁,渐发性双上肢震颤、活动不利半年。既往体健,无慢性疾病史。头颅 MRI 无异常发现。体检:面部表情呆滞,四肢肌张力增高,齿轮样,双上肢向前平伸时可见 4～5 次/分钟震颤,双手指鼻试验正常。实验室检查最可能的异常是

A. 纹状体内多巴胺受体功能增强

B. 纹状体内 γ- 氨基丁酸含量增加

C. 纹状体内多巴胺含量减少

D. 纹状体内乙酰胆碱含量增加

E. 纹状体内乙酰胆碱受体功能减低

3. 28 岁女性,跳舞时突感剧烈头痛、呕吐,检查脑膜刺激征阳性,无肢瘫。应首先作何种辅助检查来确定诊断

A. 脑电图
B. 脑超声血流

C. 脑动脉造影
D. 腰穿

E. 头颅 CT

4. 男性,11 岁,在一次考试中突然将手中钢笔掉在地上,两眼向前瞪视,呼之不应,持续数秒钟。过后对上述情况全无记忆,以后反复有类似发作,有时一日犯几次,为明确诊断,应该做下列哪个检查

A. 脑电图　　　　　　　　　　　B. 心电图

C. 肌电图　　　　　　　　　　　D. 头颅 CT

E. 头颅 MRI

B 型题

（1～2 题共用备选答案）

A. 脑脊液葡萄糖水平基本在正常参考范围

B. 脑脊液葡萄糖水平低于参考范围

C. 脑脊液蛋白定量低于参考范围

D. 脑脊液清蛋白定量低于参考范围

E. 脑脊液压力降低

1. 流行性乙型脑膜炎上述选项叙述正确的是

2. 新型隐球菌性脑膜炎上述选项叙述正确的是

（3～5 题共用备选答案）

A. 脑脊液 Aβ 水平增高　　　　　　B. 脑脊液髓鞘碱性蛋白水平增加

C. 脑脊液 Aβ 水平降低　　　　　　D. 脑脊液 SAA 水平增加

E. 脑脊液 S100 蛋白增加

3. 多发性硬化病患者脑脊液检查上述选项正确的是

4. 阿尔茨海默病脑脊液检查上述选项正确的是

5. 化脓性脑膜炎患者脑脊液检查符合白细胞数量明显增加及上述选项中敏感的指标为

（6～9 题共用备选答案）

A. 腔隙性脑梗死　　　　　　　　B. 短暂性脑缺血发作

C. 高血压脑病　　　　　　　　　D. 脑出血

E. 脑栓塞

6. 50 岁男性，晨起出现右侧肢体麻木、言语不清，持续 20 分钟，头 CT 检查正常

7. 60 岁男性，有 8 年高血压史，左偏身痛觉减退一周来诊，头 CT 右基底节小低密度灶（0.5cm）

8. 53 岁女性，突发剧烈头痛、呕吐，发作性左侧肢体麻木，抽搐一次，血压 26/17kPa，头 CT 未见异常，降血压后恢复正常

9. 64 岁女性，右侧轻偏瘫两天，血压 24/16kPa，头 CT 左基底区小低密度灶

（四）简答题

1. 试述单纯疱疹病毒性脑炎的诊断流程。

2. 简述脑出血与脑肿瘤脑脊液试验检查的鉴别要点。

3. 脑出血主要需要做的实验室检查有哪些？

四、参考答案

（一）名词解释

1. 化脓性脑膜炎：化脓性脑膜炎是由各种化脓性细菌感染引起脑膜炎症的一类疾病。

2. 脑脊液 IgG 指数 $= \dfrac{\text{IgG（脑脊液）/ALb（脑脊液）}}{\text{IgG（血清）/ALb（血清）}}$

3. 单纯疱疹病毒脑炎（herpes simplex virus encephalitis，HSE）：是由单纯疱疹病毒（herpes simplex virus，HSV）引起的中枢神经系统感染性疾病。

4. 震颤麻痹：即帕金森病，是中老年人常见的神经系统变性导致的锥体外系疾病，以静止性震颤、肌强直、运动减少和姿势平衡障碍为四大主征。

5. 老年性痴呆：即阿尔茨海默病，起病隐匿，呈进行性发展的神经系统退行性疾病，以记忆障碍、失语、失用、失认以及人格和行为改变等全面性痴呆表现为特征。

6. 脑栓塞：是指异常的栓子阻塞脑动脉，引起远端缺血坏死，出现相应的神经功能障碍的一种疾病。

7. 脑出血：脑出血指非外伤性脑实质和脑室内的出血，可以由脑内动脉、静脉及毛细血管破裂引起，最常见的是高血压引起脑内小动脉破裂出血。

（二）填空题

1. 感染　出血　占位性病变　肿瘤
2. 细菌感染　真菌感染　低氯血症
3. 脑卒中　脑肿瘤　细菌性脑膜炎　多发性硬化症
4. 增加　血栓前的状态　缩短
5. β 淀粉样蛋白　Tau 蛋白　磷酸化 Tau 蛋白

（三）选择题

A1 型题

1. A　2. A　3. A　4. E　5. E　6. D　7. E　8. C　9. C　10. E
11. E

A2 型题

1. B　2. C　3. E　4. A

B 型题

1. A　2. B　3. B　4. C　5. D　6. B　7. A　8. C　9. A

（四）简答题

1. 试述单纯疱疹病毒性脑炎的诊断流程。

首先依据患者口唇或生殖道疱疹史，或本次发病有皮肤黏膜疱疹；急性或亚急性起病，发热、明显精神行为异常、抽搐、意识障碍及早期出现的局灶性神经系统损害体征和伴脑膜刺激征进行初步诊断。然后进行脑脊液检查发现：①脑脊液中查不到细菌、真菌，常规及生化检查符合病毒性感染特点；②脑电图检查以额、颞叶为主的脑弥漫性异常；③头颅 CT 或 MRI 影像学检查发现额、颞叶等皮质区局灶性出血性脑软化灶；④病原学具有重要意义，可采用双份血清和脑脊液检查特异性抗体（IgG），恢复期 HSV-1 抗体有 4 倍或以上升高或降低，以及 IgM 抗体阳性者，也可采用分子生物学技术查 HSVDNA。

2. 简述脑出血与脑肿瘤脑脊液试验检查的鉴别要点。

依据脑脊液检查项目进行鉴别：①脑肿瘤患者脑脊液外观为清晰透明，而脑出血患者为血性脑脊液；②脑肿瘤患者脑脊液葡萄糖水平多在正常参考范围，而出血患者增加；③脑脊液细胞血检查脑肿瘤患者淋巴细胞增加，而出血患者 RBC 增加。

3. 脑出血主要需要做的实验室检查有哪些？

脑出血主要的实验室检查有：①血常规：白细胞数量增高，以中性粒细胞增高为主，细胞总数可达 10×10^9/L 以上；②尿常规：常常可出现尿蛋白增高，尿糖出现，并关注肾功能损伤情况；③脑脊液：外观呈血性，后转为黄色，红细胞白细胞数量均明显增加，并有蛋白增高，CSF 中葡萄糖明显上升，氯化物正常，LD、CK、ADA 等均增高；④影像学检查：颅脑 CT 可以明确诊断出血点和判断大致血量。脑血管造影可以寻找破裂的动脉瘤或者血管畸形等原因。

（孙续国　程　凯）

第二十三章
妊娠疾病检验

一、学 习 目 标

掌握 正常妊娠与异常妊娠的检验诊断，产前筛查和妊娠期糖尿病检验诊断。

熟悉 不孕不育和妊娠期疾病的实验室检验。

了解 妊娠生理、胎儿健康状况评价、产前诊断。

二、重点和难点内容

（一）妊娠早期临床表现及诊断

妊娠早期诊断依据有：停经史；喜食酸物或厌恶油腻、恶心、晨起呕吐等临床症状；超声影像学及实验室的辅助检查。从孕妇外周血液，尿液中检测人绒毛膜促性腺激素（HCG 或 β-HCG），血液 HCG＞10IU/L 可作为早妊辅助诊断，晨尿 HCG 阳性反应提示早孕。

（二）异位妊娠临床表现及诊断

异位妊娠是指受精卵着床于子宫体腔以外。以输卵管妊娠最常见，典型症状为停经后腹痛与阴道出血，可出现腹腔急性内出血及剧烈腹痛，临床触诊可触及腹部包块。异位妊娠血液 HCG 水平较宫内妊娠的 HCG 水平低，且其每两天增加的量小于 66%。输卵管妊娠时孕酮水平偏低，多在 10ng/ml～25ng/ml 之间。

（三）妊娠期高血压临床表现及诊断

妊娠期高血压是妊娠与高血压并存的一组疾病。典型临床表现为妊娠 24 周以后出现高血压、水肿、蛋白尿等症状，随着妊高征严重程度的不同，其凝血功能也相应出现不同的变化。妊高征孕妇每次产检均应检测尿蛋白，对可疑子痫前期孕妇应测 24 小时尿蛋白定量，以判断肾脏损害程度。

（四）妊娠期糖尿病临床表现及诊断

妊娠期糖尿病是指在妊娠期首次发现或发生的糖代谢异常，不包括妊娠前已存在的糖尿病。孕妇在妊娠 24～28 周检查空腹血糖（FPG），FPG＞5.1mmol/L，可以直接诊断妊娠期糖尿病，4.4mmol/L＜FPG＞5.1mmol/L 时，应尽早进行 75g 葡萄糖耐受试验（OGTT）筛查。75g OGTT 筛查结果，服糖后 1 小时血糖＞10.0mmol/L 或服糖后 2 小时血糖＞8.5mmol/L，可诊断为妊娠期糖尿病。糖化血红蛋白（GHbA1c）≥6.5%（采用 NGSP/DCCT 标化的方法）可诊断为 GDM；GHbA1c 反映取血前 2～3 个月的平均血糖水平，可作为评估糖尿病长期控制情况的良好指标。

（五）不孕症临床病因分类及诊断

有正常性生活、同居 1 年而未曾受孕者，女性称为不孕症，男性为不育症。

1. 女性不孕症诊断　女性不孕症病因中，输卵管堵塞或通行不畅占 40%，排卵障碍占 30%。基础内分泌激素测定（FSH、LH、PRL、E2、T、TSH）一般于月经周期第 2～4 天进行，用于监测女性卵巢排卵功能。抗苗勒氏管激素（AMH）参与调控卵泡生长和发育，与卵巢功能密切相关，可用于评价 25 岁以后女性卵巢储备功能。

2. 男性不育症诊断　男性不育症病因主要分为生精障碍和输精障碍。精液分析是男性不育检查的重要部分，需进行 2～3 次精液分析，获取基线数据。下丘脑 - 垂体 - 性腺轴分泌的相关激素调节和控制男性的生殖功能和精子的生成。精子浓度低于 $10 \times 10^6/ml$，性功能障碍，其他内分泌疾病，需要做相关生殖激素测定。

3. 与免疫因素有关的不孕不育症检验　常用的检测项目有抗精子抗体检验、透明带抗体检验，抗子宫内膜抗体检验，抗卵巢抗体检验，抗人绒毛膜促性腺激素抗体检验，抗滋养细胞膜抗体检验，抗心磷脂抗体检验。

4. 其他不孕不育症检验　生殖系统炎症，因感染部位的不同，产生不同的疾病，影响卵子、精子生成，受精卵的输送、着床而引起不孕。染色体异常包括性染色体病和常染色体病，表现为性器官发育不良，精子、卵子不能生成或发育不良，患者生殖能力下降甚至丧失。

（六）胎儿成熟度检验的诊断

胎儿成熟度主要是指胎儿重要脏器的功能成熟情况，以胎肺功能最为重要。羊水中绝大部分卵磷脂及鞘磷脂来自于胎儿肺，肺成熟度评价可通过对羊水中来源于胎儿的表面活性物质进行分析。

（七）产前筛查与产前诊断

1. 产前筛查　是指是通过简便、经济和较少创伤的检测方法，从孕妇群体中发现某些怀疑有先天性缺陷和遗传性疾病胎儿的高危孕妇，目前产前筛查广泛应用于唐氏综合征、18- 三体综合征和神经管畸形等染色体异常疾病筛查。母体血液中的 AFP，uE3，HCG（β-hCG），PAPP-A，IhnA 等生化免疫指标在异常妊娠中有明显变化，对上述指标联合检测，用专门软件分析，可以计算出胎儿先天缺陷的危险系数。

2. 产前诊断　指在胎儿出生之前应用影像学、生物化学、细胞遗传学及分子生物学等技术，了解胎儿在宫内的发育状况，对先天性和遗传性疾病作出诊断。产前筛查阳性的孕妇应建议进行产前诊断，胎儿核型分析是胎儿染色体异常产前诊断的"金标准"。无创产前基因检测技术只需抽取母体 5～10ml 外周血，提取游离 DNA，采用高通量 DNA 测序技术，诊断染色体数目异常和基因突变，结果准确率在 99% 以上。

三、习　题

(一)名词解释

1. 妊娠   2. 不孕不育
3. 异位妊娠   4. 妊娠期糖尿病
5. 产前诊断   6. 核型分析

(二)填空题

1. 妊娠全过程可分为 3 个时期_____妊娠称为早期妊娠,第_____称为中期妊娠,第_____称为晚期妊娠。

2. 分娩后若无胎盘残留,HCG 约于产后_____内降至正常水平。

3. 妊娠期高血压是指妊娠_____周后首次出现高血压,收缩压≥140mmHg 和(或)舒张压≥90mmHg,尿蛋白检测_____。

4. 在妊娠 24~28 周时,若检测空腹血糖(FPG)>_____mmol/L,或进行 75g 葡萄糖耐受试验(OGTT),服糖后 1 小时 >_____mmol/L,服糖后 2 小时 >_____mmol/L,可以诊断为妊娠期糖尿病。

5. 糖化血红蛋白(GHbA1c)GHbA1c 反映取血前_____的平均血糖水平,可作为评估糖尿病长期控制情况的良好指标,应用胰岛素治疗的糖尿病孕妇,推荐每_____检测 1 次。

(三)单项选择题

A1 型题

1. 下面选项中哪个不是早期妊娠的主要临床表现
    A. 停经   B. 早孕反应
    C. 阴道出血   D. 尿频
    E. 乳房增大

2. 早期妊娠最敏感的诊断指标
    A. HCG   B. TSH
    C. LH   D. FSH
    E. P

3. 血清 HCG 在妊娠后____达到最高峰
    A. 2 周   B. 8~10 周
    C. 15 天   D. 4~6 周
    E. 12 周

4. 目前市场上销售的尿妊娠诊断快测试剂条中,测定尿液中 HCG 最低含量约为
    A. 100IU/L   B. 50IU/L
    C. 25IU/L   D. 10IU/L
    E. 5IU/L

5. 受精卵于子宫体腔以外着床,称异位妊娠,异位妊娠最常见的种类为

  A. 卵巢妊娠   B. 腹腔妊娠

  C. 输卵管妊娠   D. 宫颈妊娠

  E. 阔韧带妊娠

6. 血清孕酮可用于早期妊娠状态的评价及孕妇胎盘功能的监测,妊娠期孕酮水平____提示妊娠物已死亡

  A. <5ng/ml   B. <15ng/ml

  C. <20ng/ml   D. <25ng/ml

  E. <30ng/ml

7. 早产预测的实验室检查指标主要为

  A. HCG   B. fFN

  C. P   D. LH

  E. TSH

8. 用于检测女性排卵功能的指标**不包括**

  A. E2   B. HCG

  C. PRL   D. FSH

  E. TSH

9. 以下说法**错误**的是

  A. FSH 的生理作用是促进卵泡成熟和分泌雌激素

  B. AMH 属于转化生长因子超家族成员之一

  C. 女性生殖器肿瘤一般不会导致不孕症

  D. 适量的 PRL 可促进排卵

  E. 精液液化时间>30 分钟,常见于前列腺疾病

10. 以下指标联合检测,可以计算出胎儿先天缺陷的危险系数,**除外**

  A. AFP   B. uE3

  C. HCG   D. IhnA

  E. T

11. 自然流产是指妊娠不足

  A. 10 周   B. 15 周

  C. 20 周   D. 28 周

  E. 30 周

12. 关于异位妊娠,说法**错误**的是

  A. 异位妊娠是妇产科常见的急腹症之一,可危及生命

  B. 输卵管妊娠占异位妊娠的 95% 左右

  C. 当 P 10~25ng/ml 之间时,应考虑宫内妊娠流产或异位妊娠

  D. 如果增加的量小于 66%,则宫外孕或宫内孕发育不良的可能性很大

  E. 异位妊娠又称宫外孕

13. 精液常规复查最好在初次检查____后进行

  A. 1 周   B. 3 周

  C. 1 个月   D. 2 个月

E. 3 个月

14. 妊娠特有疾病是指孕妇在妊娠期间发生的特有疾病,以下**不属于**妊娠特有疾病的是

A. HDP
B. HELLP 综合征
C. GDM
D. PGDM
E. ICP

15. 妊娠期出现 HELLP 综合征,其主要病理改变**不包括**

A. 血管痉挛受损
B. 肾血流量增加
C. 终末器官缺血
D. 血小板聚集消耗
E. 纤维蛋白沉积

16. 妊娠期病毒性肝炎最常见的为

A. 甲型肝炎
B. 乙型肝炎
C. 丙型肝炎
D. 丁型肝炎
E. 戊型肝炎

17. 妊娠期肝内胆汁淤积症(ICP)是一种妊娠中、晚期特发性疾病,早期诊断 ICP 最敏感的方法是

A. 血清胆汁酸测定
B. 血清谷丙转氨酶测定
C. 血清谷草转氨酶测定
D. 血清直接胆红素测定
E. 血清间接胆红素测定

18. 妊娠期胎儿 - 胎盘单位合成分泌大量的游离雌三醇(uE3),uE3 随妊娠的进展逐渐增加,至妊娠晚期可升高

A. 1 倍
B. 10 倍
C. 100 倍
D. 1000 倍
E. 10 000 倍

19. 人胎盘催乳素(hPL)由胎盘合体细胞产生,可迅速反映胎盘的功能状态。孕妇体内 hPL 含量突然降低____,提示胎盘功能低下。

A. 5%
B. 10%
C. 20%
D. 50%
E. 80%

20. 羊水中绝大部分卵磷脂及鞘磷脂来自于胎儿

A. 心
B. 肝
C. 肺
D. 肾
E. 卵巢

21. 反映胎儿肺成熟度的指标,以下**不正确**的是

A. 卵磷脂和鞘磷脂比值
B. 葡萄糖测定
C. 荧光偏振
D. 薄层小体计数
E. 泡沫稳定指数

22. 产前诊断中,临床上最常见的染色体病为

A. 数目异常
B. 缺失
C. 倒位
D. 易位
E. 环状染色体

23. 胎儿染色体异常产前诊断的"金标准"是
    A. 免疫荧光原位杂交技术　　　B. 引物原位 DNA 合成技术
    C. 高通量 DNA 测序技术　　　D. 多重定量荧光 PCR 技术
    E. 染色体核型分析

24. 妊娠期轻度子痫前期的临床诊断标准，以下**不正确**的一项是
    A. 收缩压：160mmHg　　　B. 尿蛋白检测（−）
    C. 尿蛋白检测（+）　　　D. 尿蛋白／肌酐比值：0.5
    E. 舒张压：100mmHg

25. 采用 NGSP/DCCT 标化的方法，检测糖化血红蛋白（GHbA1c）≥____，可诊断为妊娠期糖尿病。
    A. 2.5%　　　B. 5%
    C. 6.5%　　　D. 10%
    E. 15%

A2 型题

1. 女，38 岁，妊娠 26 周，体态肥胖，自述近 2 日来头晕、眼花、恶心、呕吐，伴胎动减少，口唇呈樱桃红色，心率加快、呼吸深大有烂苹果味，T：36.8℃，P：115 次／分，R：28 次／分，BP：138/78mmHg，FPG：6.9mmol/L。既往体健，孕前无糖尿病、高血压病史。怀疑妊娠期糖尿病合并酮症酸中毒，为进一步明确诊断，应进行以下实验室检查，哪项**非必须**
    A. 75g OGTT　　　B. 血常规检测
    C. 电解质检测　　　D. 动脉血气分析
    E. 尿常规

2. 女，32 岁，停经 56 天，3 天前开始有少量断续阴道出血，昨日开始右下腹轻痛，今晨加强，呕吐 2 次。妇查：子宫颈举痛（+），子宫前倾前屈较正常稍大，软，子宫右侧可触及拇指大小之块状物，尿 HCG（±），后穹窿穿刺抽出 10ml 不凝血。血象：白细胞 $10×10^9$/L，中性 0.8，血红蛋白 75g/L，体温 37.5℃，血压 75/45mmHg。该患者最可能的诊断是
    A. 急性阑尾炎　　　B. 卵巢肿瘤破裂
    C. 妊娠流产　　　D. 异位妊娠
    E. 黄体破裂

B 型题

（1～2 题共用备选答案）
    A. LB 计数：15 000/μl　　　B. LB 计数：20 000/μl
    C. LB 计数：25 000/μl　　　D. LB 计数：30 000/μl
    E. LB 计数：50 000/μl

1. 羊水中薄层小体（LB）数量可反映胎儿肺成熟度，表示胎儿肺成熟的是
2. 羊水中薄层小体（LB）数量可反映胎儿肺成熟度，表示胎儿肺**未成熟**的是
（3～4 题共用备选答案）
    A. 高血糖　　　B. 高胆红素血症
    C. 尿蛋白（−）　　　D. 血小板 $>100×10^9$/L
    E. 乳酸脱氢酶（LDH）升高

3. 妊娠急性脂肪肝典型的生化异常现象有

4. 重度子痫前期的生化异常特点可有

（5～6 题共用备选答案）

    A. HCG   B. P

    C. 早早孕检查   D. LH

    E. TSH

5. 早期妊娠的实验室检查指标

6. 异位妊娠的实验室检查指标

（四）简答题

1. 简述早期妊娠的诊断依据和实验室检查指标。

2. 妊娠期出现 HELLP 综合征，其实验室检查的诊断依据有哪些？

3. 反映胎儿肺成熟度的实验室检测方法主要有哪些？

四、参 考 答 案

（一）名词解释

1. 妊娠：妊娠是母体孕育胎儿的过程，与非孕期比较，孕妇体内的某些生物化学物质和免疫学标志物有明显改变。

2. 不孕不育：不孕不育不是一种独立的疾病，是由多种病因引起的生育障碍。凡婚后未避孕、有正常性生活、同居 1 年而未曾受孕者，女性称为不孕症，男性称为不育症。

3. 异位妊娠：受精卵于子宫体腔以外着床，称异位妊娠，又称宫外孕。

4. 妊娠期糖尿病：指在妊娠期首次发现或发生的糖代谢异常，不包括妊娠前已存在的糖尿病。

5. 产前诊断：指在胎儿出生之前应用影像学、生物化学、细胞遗传学及分子生物学等技术，了解胎儿在宫内的发育状况，对先天性和遗传性疾病作出诊断。

6. 核型分析：对羊水中胎儿细胞等样本，用染色体显带技术进行染色体计数和形态分析。

（二）填空题

1. 12 周末之前　第 13～27 周末　第 28 周及其后

2. 2 周

3. 20　阴性

4. 5.1　10.0　8.5

5. 2～3 个月　2 个月

（三）选择题

A1 型题

1. C   2. A   3. B   4. B   5. C   6. A   7. B   8. B   9. C   10. E

11. D   12. C   13. E   14. D   15. B   16. B   17. A   18. D   19. D   20. C

21. B   22. A   23. E   24. B   25. C

A2 型题

1. A　　2. D

B 型题

1. E　　2. A　　3. B　　4. E　　5.ABC　6. AB

（四）简答题

1. 简述早期妊娠的诊断依据和实验室检查指标。

①典型临床表现及诊断：孕妇停经史；喜食酸物或厌恶油腻、恶心、晨起呕吐等临床症状；超声影像学检查辅助诊断；实验室检查从孕妇外周血液，尿液中检测人绒毛膜促性腺激素是明确诊断的最敏感指标。②实验室检查指标：HCG 是目前妊娠期检测最重要的激素，主要用于妊娠的诊断和监护，胎盘功能评价及胎儿先天异常的筛查。非孕妇血清 HCG<6IU/L，HCG>10IU/L 可作为妊辅助诊断。定量检测血液中 β-HCG 是确认妊娠最敏感的指标。早孕试验即尿 HCG 定性检测。健康人的尿液中不含有或仅含有极少量的 HCG（一般不高于10IU/L）。怀孕后，孕妇血液中 HCG 含量不断升高，并经血液循环通过泌尿系统到尿液中。受孕 7～8 天时尿中 HCG 约为 25IU/L，受孕 10 天时约为 50IU/L。孕酮（progesterone，P）妊娠早期由卵巢妊娠黄体产生，妊娠 8～10 周后胎盘合体滋养细胞是产生孕酮的主要来源。随妊娠进展，母体血中孕酮逐渐增高，至妊娠末期可达 98ng/ml～196ng/ml。血清孕酮可用于早期妊娠状态的评价及孕妇胎盘功能的监测。早期妊娠孕酮浓度降低提示黄体功能不全或胚胎发育异常，妊娠期孕酮水平<5ng/ml 提示妊娠物已死亡；妊娠期孕酮<15ng/ml，提示宫内妊娠发育不良；妊娠早期孕酮水平在 25ng/ml～30ng/ml 范围内，提示宫内妊娠存活。

2. 妊娠期出现 HELLP 综合征，其实验室检查的诊断依据有哪些？

①溶血：外周血涂片见破碎红细胞、球形红细胞，血清结合珠蛋白<250mg/L，胆红素升高；②肝酶升高：AST、ALT 及乳酸脱氢酶水平升高；③血小板减少：血小板<100×10^9/L。

3. 反映胎儿肺成熟度的实验室检测方法主要有哪些？

①卵磷脂和鞘磷脂比值（L/S）；②荧光偏振（FPA）检测；③薄层小体（LB）计数；④泡沫稳定指数（FSI）。

（张忠英　李志勇）

第二十四章

遗传性疾病检验

一、学习目标

掌握 Down 综合征、18 三体综合征、苯丙酮尿症、半乳糖血症、肝豆状核变性、地中海贫血、镰状细胞贫血和血友病的概念、检验指标及诊断或分型标准；遗传性耳聋、Leber 遗传性视神经病变和 X 性连锁无丙种球蛋白血症的检验指标及诊断标准。

熟悉 各种遗传性疾病检验指标的临床意义及诊断流程。

了解 各种遗传性疾病的临床特征及鉴别诊断。

二、重点和难点内容

(一) Down 综合征的分类与检验

1. Down 综合征的分类　根据患者核型可分为：单纯 21 三体型、易位型、嵌合体及其他型。

2. Down 综合检验　产前筛查：常用的指标有 AFP、hCG、β-hCG、uE_3、PAPP-A、Inhibin-A 和 NT。分子遗传学诊断：细胞染色体核型分析是诊断 Down 综合征和其他染色体疾病的金标准。产前诊断：无创 DNA 产前检测 Down 综合征的灵敏度和特异度均可达 99% 以上；细胞染色体核型分析仍然是胎儿染色体检查的金标准。

(二) 18 三体综合征的分类与检验

1. 18 三体综合征的分类　根据患者核型组成不同，可分为：三体型、嵌合体型、易位及其他型。

2. 18 三体综合征检验　产前筛查：主要是用 PAPP-A、β-hCG、AFP 和 uE_3。分子遗传学诊断：细胞染色体核型分析是诊断本病的金标准。产前诊断：母体外周血游离胎儿 DNA 检测 18 三体灵敏度和特异性均可达 99% 以上。

(三) 苯丙酮尿症的分类与检验

1. 苯丙酮尿症的分类　临床上常将本病分为两种类型：经典型、非经典型。

2. 苯丙酮尿症的检验　常规筛查：苯丙氨酸浓度测定、尿三氯化铁试验、苯丙氨酸负荷试验、高效液相色谱尿蝶呤图谱分析、四氢生物蝶呤负荷试验。基因检测：PAH、GTP-CH、6-PTS、DHPR 和 PCD。突变基因的全序列测序是突变检测的金标准。产前诊断：有家族史的孕妇与基因检测相同；标本来源不同产前诊断可分为有创和无创产前诊断。

（四）肝豆状核变性诊断标准及检验

1. 肝豆状核变性的诊断标准　①具有肝损害临床表现或神经系统症状；②血清铜蓝蛋白降低（$<0.2g/L$）；③24 小时尿铜升高（$>100\mu g$）；④裂隙灯下可见角膜 K-F 环。同时具备 1～3 项者可拟诊为本病。

2. 肝豆状核变性的检验

常规检查：

（1）肝功能检测：大多数患者存在血清 ALT 异常，但其水平并不能反映其肝脏病变的严重程度。

（2）血清铜蓝蛋白、血清铜和 24 小时尿铜测定：血清铜蓝蛋白降低和血清铜增高等铜代谢指标异常是本病的主要诊断指标。不同病理阶段其血清铜可降低、增高或正常，其检测结果正常并不能排除本病。

（3）青霉胺负荷试验（PCT）：对于临床高度怀疑为本病的患者，当其铜代谢生化指标检测结果正常又未发现角膜 K-F 环时，PCT 可为其提供进一步的诊断依据。基因检测对 *ATP7B* 基因突变进行测序分析，可为患者的诊断治疗提供一定指导信息。研究发现 *COMMD1*、*XIAP*、*ATOX1* 等突变也与该病相关。产前诊断在先证者家庭中对所有成员进行筛查，筛查项目包括铜蓝蛋白和尿铜以及临床症状情况等，以了解家族成员受累情况。通过对家庭成员进行基因检测，进行家系分析；通过羊水标本的基因检测可对胎儿进行产前诊断。

（五）地中海贫血的分型与检验

1. 地中海贫血的分型　地中海贫血是一种常染色体不完全显性遗传性疾病，根据所累及的珠蛋白基因类型分为多种，包括 α- 地中海贫血（简称 α- 地贫）、β- 地中海贫血（简称 β- 地贫）、δ 地中海贫血、δβ 地中海贫血、εγδ 地中海贫血、血红蛋白 Lepore 综合征及遗传性胎儿血红蛋白持续综合征，主要为 α- 地贫和 β- 地贫。α- 地贫是世界上最常见的单基因遗传性疾病之一，以 α 珠蛋白基因大片段缺失为主，可分为静止型（α^+/α）、标准型（α^+/α^+ 或 α^0/α）、血红蛋白 H 病（α^0/α^+）及血红蛋白 Barts 病（α^0/α^0）四种亚型。β- 地贫是由于 β 珠蛋白基因功能下降或缺失所致的一类遗传性贫血，可分为轻型、中间型和重型（也称 Cooley 贫血）三种亚型。

2. 地中海贫血的检验　本病根据临床表现及家族史，结合实验室检查，一般不难做出诊断，不典型者需要同其他引起贫血或肝脾肿大的疾病鉴别。从实验室角度来说，首先需做一系列检查以确定患者是否存在溶血性贫血，判断是否为地中海贫血（包括类型），还需进行基因方面的检查。地中海贫血实验室检查主要包括血液学筛查及基因检测两大类。α- 地贫主要为缺失突变，β- 地贫主要为点突变。

应用 Southern 印迹杂交可分析基因的大片段缺失，是 α 珠蛋白基因缺陷检测的金标准，常作为其他基因诊断及 PCR 产前诊断结果的确诊试验。DNA 测序作为判断 β- 地贫基因点突变类型及位置的金标准，常用于当其他基因检测方法与临床表型不符合时的验证，或是分析未知基因突变时首选的检测方法。

（六）镰状细胞贫血的分类与检验

1. 镰状细胞贫血的分类　镰状细胞贫血是由于异常血红蛋白 S 形成所致的溶血性贫血，

根据患者血红蛋白组成情况可将 SCA 分为 3 型：纯合子型，称"SS 型"，完全没有正常的 HbA，80% 以上为 HbS 所代替；杂合子型，即携带者；HbS 与其他异常血红蛋白的双杂合子型。

2. 镰状细胞贫血的检验　镰状细胞贫血的诊断需结合患者临床表现、家族史及实验室检查进行综合分析。外周血红细胞形态、红细胞渗透脆性试验作为镰状细胞贫血的辅助诊断试验；红细胞镰变试验、HbS 溶解度试验、血红蛋白电泳是诊断镰状细胞贫血的主要依据之一，具有较高的特异性，可明确诊断；进一步确定亚型及携带者需通过基因诊断。

（七）血友病的分型与检验

1. 血友病的分型　血友病（hemophilia）是一种 X 染色体连锁的隐性遗传性出血性疾病，可分为血友病 A（又称血友病甲）和血友病 B（又称血友病乙）。患者大多是男性，女性多为致病基因的携带者。根据 FⅧ∶C 或 FⅨ∶C 减低的程度，将血友病 A 或 B 分为：重型（<1%）、中间型（1%～5%）和轻型（5%～40%）。

2. 血友病的检验　血友病根据患者性别、出血病史、家族史以及实验室检查可明确诊断，血友病的实验诊断项目与检测系统的性能可影响血友病的诊断、分型与治疗。临床主要表现为反复自发性或轻微损伤后出血不止，体表、体内的任何部位都可能发生出血现象，因此，结合患者临床表现，家族史和实验室检查不难做出诊断。临床根据血友病相关凝血因子活性降低程度对血友病进行诊断和分型。基因诊断可明确患者基因突变类型和家族中携带者状态，为疾病预防提供精确的遗传咨询信息。

（八）其他遗传性疾病的检验

1. 遗传性耳聋的检验　遗传性耳聋是由染色体或基因变异引起的听力障碍，对线粒体基因 m.1494C>T 和 m.1555A>G 突变的检测，可指导氨基糖甙类抗生素的使用。

2. Leber 遗传性视神经病变的检验　Leber 遗传性视神经病变发病的分子基础是与线粒体 DNA（mtDNA）突变有关，其中 90% 以上与 m.11778G>A 突变有关。

3. X 性连锁无丙种球蛋白血症的检验　X 性连锁无丙种球蛋白血症患者外周血中 CD19+ B 细胞<2%，BTK 基因变异和表达水平检测是本病的确诊实验。

三、习　　题

（一）名词解释

1. 地中海贫血　　　　　　　　　　2. 血友病 A
3. 遗传性耳聋　　　　　　　　　　4. 染色体病
5. 苯丙酮尿症　　　　　　　　　　6. Down 综合征

（二）填空题

1. 地中海贫血检验的主要筛查指标为_____、_____和_____。

2. 血友病 A 和血友病 B 缺少的凝血因子分别为_____、_____。

3. X 性连锁无丙种球蛋白血症的确证试验是_____和_____。

4. 苯丙酮尿症检验主要包括_____、_____和_____。

（三）单项选择题

A1 型题

1. 胎儿水肿综合征患者血红蛋白中有大量的
    A. HbH　　　　　B. HbE　　　　　C. HbBarts
    D. HbS　　　　　E. HbF

2. 红细胞镰变形试验用于诊断下列哪种疾病
    A. Hb Bart　　　B. HbH　　　　　C. HbS
    D. HbC　　　　　E. HbE

3. 若血红蛋白电泳：HbA 67%，HbA_2 4%，HbF 21%，该患者可能是
    A. 轻型 β 珠蛋白生成障碍性贫血　　　B. 重型 β 珠蛋白生成障碍性贫血
    C. HbH 病　　　　　　　　　　　　　D. βδ 混合型
    E. HbBarts 病

4. $α^-$ 地中海贫血染色体异常发生在几号
    A. 15　　　　　　B. 16　　　　　　C. 17
    D. 18　　　　　　E. 19

5. 血友病的实验室检查，**不正确**的是
    A. APTT 延长
    B. PT 延长
    C. 因子活性（Ⅷ：C、Ⅸ：C）减低
    D. 因子抗原含量（FⅧ：Ag、FⅨ：Ag）可正常
    E. 排除试验可做 BT、vWF：Ag 检测及复钙交叉试验

6. 关于血友病，下列说法**不正确**的是
    A. 因子Ⅷ缺乏症又称血友病 A 或血友病甲
    B. 血友病 A、B 均为性连锁显性遗传病
    C. 血友病患者出血常发生在负重的大关节腔和负重的肌肉群
    D. 反复关节腔出血是血友病 A、B 的出血特征之一
    E. 血友病 A 的基因位于 Xq28

7. 轻型血友病 B 的 FⅧ：C 减低的程度为
    A. <1%　　　　　　　　　　　B. 1%～5%
    C. 5%～40%　　　　　　　　　D. 5%～20%
    E. <2%

8. 遗传性耳聋诊断的金标准
    A. PCR　　　　　　　　　　　B. DNA 测序
    C. Southern 杂交　　　　　　　D. RFLP
    E. CGH

9. XLA 患者外周血中 $CD19^+$B 细胞的量一般
    A. <1%　　　　　　　　　　　B. <5%
    C. 2%～5%　　　　　　　　　　D. <2%
    E. >2%

10. Leber 遗传性视神经病变的遗传方式为
    A. 常染色体显性遗传　　　　　　B. 常染色体隐性遗传
    C. 母系遗传　　　　　　　　　　D. X 连锁隐性遗传
    E. Y 连锁遗传

11. 下列哪项会引起 X 性连锁无丙种球蛋白血症
    A. BTK　　　　　B. CK　　　　　C. ALP
    D. AST　　　　　E. CK-MB

12. 镰状细胞贫血患者 β 链第 6 位上的谷氨酸被哪种氨基酸替代
    A. 赖氨酸　　　　　　　　　　　B. 精氨酸
    C. 蛋氨酸　　　　　　　　　　　D. 缬氨酸
    E. 异亮氨酸

13. HCG 的 β 亚基定位于几号染色体上
    A. 8　　　　　　B. 6　　　　　　C. 18
    D. 19　　　　　　E. 20

14. 最常见的染色体严重病变见于
    A. 神经管缺陷　　　　　　　　　B. 18 三体综合征
    C. Down 综合征　　　　　　　　D. 无脑畸形
    E. 脑积水

15. 唐氏筛查最重要的三个指标是
    A. AFP、游离 E_3、FDP　　　　　　B. AFP、PAPP-A、hCG
    C. AFP、hCG、游离 E_3　　　　　　D. AFP、E_3、PAPP-A
    E. hCG、游离 E_3、PAPP-A

16. 18 三体综合征诊断的金标准
    A. β-hCG、AFP 和 uE3　　　　　　B. 细胞染色体核型分析
    C. AFP、PAPP-A、hCG　　　　　　D. hCG、游离 E_3、PAPP-A
    E. β-hCG、uE3、PAPP-A

17. 引起经典苯丙酮尿症的主要原因是
    A. BH4 合成缺陷　　　　　　　　B. BH4 再生缺陷
    C. PAH 基因的突变　　　　　　　D. 血苯丙氨酸含量增高
    E. 尿血苯丙氨酸含量增高

18. 与苯丙酮尿症有关的基因**除外**
    A. *PAH*　　　　　　　　　　　　B. *GTP-CH*
    C. *6-PTS*　　　　　　　　　　　D. *DHPR*
    E. *GALE*

19. 半乳糖血症最为常见原因是
    A. 半乳糖 -1- 磷酸尿苷酰转移酶缺乏
    B. 半乳糖激酶缺乏
    C. 尿苷二磷酸半乳糖 -4- 表异构酶缺乏
    D. 木聚糖酶
    E. 葡萄糖氧化酶

20. 肝豆状核变性的致病基因为
    A. *ADP7B*
    B. *ATP7B*
    C. *GALT*
    D. *ADP8B*
    E. *ATP7A*

B 型题

（1～2 题共用备选答案）
    A. NT、PAPP-A、freeβ-hCG
    B. AFP、freeβ-hCG、NT
    C. AFP、freeβ-hCG、uE3
    D. NT、PAPP-A、quad screen
    E. β-hCG、uE3、PAPP-A

1. Down 综合征早孕期筛查
2. Down 综合征中孕三联筛查

（3～5 题共用备选答案）
    A. *PAH*、*GTP-CH*、*6-PT* 基因
    B. *GALT*、*GALK*、*GALE* 基因
    C. *DHPR*、*PCD*、*6-PT* 基因
    D. *COMMD1*、*XIAP*、*ATP7B* 基因
    E. *PCT*、*PAPP-A*、*PAH*

3. 半乳糖血症
4. 苯丙酮尿症
5. 肝豆状核变性

（四）简答题

1. 简述 α- 地中海贫血的分型及诊断标准。
2. 简述镰状细胞贫血的诊断。
3. 简述血友病的确诊试验及分型。
4. 简述遗传性耳聋的分子诊断。
5. 简述 Down 综合征主要的临床检验。
6. 苯丙酮尿症常规筛查主要包括哪些？
7. 何谓半乳糖血症？简述半乳糖血症的分类及诊断标准。

四、参 考 答 案

（一）名词解释

1. 地中海贫血：是由于血红蛋白的珠蛋白链中有一种或几种合成缺如或不足所引起的一组遗传性溶血性贫血，又称珠蛋白生成障碍性贫血。

2. 血友病 A：由于血浆中 FⅧ缺乏而引起的，FⅧ的量或分子结构异常严重影响凝血酶和纤维蛋白的产生，导致血痂形成延迟、出血不止。

3. 遗传性耳聋：又称先天性耳聋，是由染色体或基因变异引起的听力障碍。

4. 染色体病：是染色体遗传病的简称，是染色体的数目或结构异常引起的疾病，细胞分裂时染色体不分离或丢失可导致染色体数目异常，而染色体断裂和变位重接则可导致染色体结构异常。

5．苯丙酮尿症：是由苯丙氨酸代谢障碍引起的一种临床上较为常见的遗传性代谢疾病，为常染色体隐性遗传病。

6．Down 综合征：是最常见的染色体的严重病变，是由于 21 号染色体长臂 1 区到 3 区（q22.1～q22.3）的额外复制所致。

（二）填空题

1．血常规　溶血试验　血红蛋白组分分析

2．FⅧ　FⅨ

3．BTK 基因变异表达　水平检测

4．常规筛查　基因检测　产前诊断

（三）单项选择题

A1 型题

1．C　　2．C　　3．A　　4．B　　5．B　　6．B　　7．C　　8．B　　9．D　　10．C

11．A　12．D　13．D　14．C　15．C　16．B　17．C　18．E　19．A　20．B

B 型题

1．A　　2．C　　3．B　　4．A　　5．D

（四）简答题

1．简述 α- 地中海贫血的分型及诊断标准。

α- 地贫的分型与诊断标准

亚型	诊断标准
静止型	新生儿期 Hb Bart 约为 1%～2%，出生 3 个月后消失，无贫血，血红蛋白电泳正常，红细胞形态正常，且能证明父母一方为 α- 地贫，基本可诊断
标准型	新生儿期 Hb Bart 约为 5%～15%，几个月后消失，红细胞有轻度形态改变，靶形红细胞多见，血红蛋白电泳正常，且能证明父母一方为 α- 地贫，基本可诊断
血红蛋白 H 病	根据慢性溶血性贫血的临床表现，结合红细胞内包涵体，血红蛋白电泳出现 HbH 条带，诊断基本肯定
HbBarts 病	根据临床表现结合血红蛋白明显减少，红细胞形态异常，血红蛋白电泳 Hb Bart＞80%，且能证明父母均为标准型或血红蛋白 H 病，可做出诊断

2．简述镰状细胞贫血的诊断。

镰状细胞贫血的诊断需结合患者临床表现、家族史及实验室检查进行综合分析。其诊断标准为：①临床表现为黄疸、贫血、肝脾肿大、骨关节及胸腹疼痛等；②遗传史；③种族地区发病；④红细胞镰变试验阳性；⑤血红蛋白电泳显示主要成分为 HbS。

3．简述血友病的确诊试验及分型。

血友病是一种 X 染色体连锁的隐性遗传性出血性疾病，可分为血友病 A 和血友病 B。确诊血友病依赖于 FⅧ：C、FⅨ：C 以及血管性血友病因子抗原（VWF：Ag）的测定。血友病 A 患者 FⅧ：C 减低或缺乏，VWF：Ag 正常，FⅧ：C/VWF：Ag 比值明显降低。血友病 B 患者 FⅨ：C 减低或缺乏。

4．简述遗传性耳聋的分子诊断。

遗传性耳聋由基因突变引起，通过基因的检测并结合患者家族史及临床症状，可诊断约 60% 的遗传性耳聋患者。基因芯片为耳聋检测提供高效的检测平台，该技术也适用于进行大规模耳聋分子流行病学调查。DNA 测序技术是目前检测遗传性耳聋基因突变的金标准，能够测出指定 DNA 片段的全部碱基序列。

5. 简述 Down 综合征主要的临床检验

对于普通孕妇均需通过血清学、影像学等无创方法进行 Down 综合征产前筛查，对于筛查出的高危孕妇还需进一步进行产前诊断。

产前筛查：Down 综合征产前筛查（也称唐氏筛查）的实验室筛查方法主要有血清学筛查。常用的指标有 AFP、hCG、β-hCG、uE3、PAPP-A、抑制素 A（Inhibin-A）和胎儿颈项透明层厚度（NT），为了提高检出率和降低假阳性率，唐氏筛查常采用多个指标联合筛查的方法。

分子遗传学诊断细胞染色体核型分析可直接观察到 21 三体核型，是诊断 Down 综合征和其他染色体疾病的金标准。

产前诊断母体血清筛查高风险、年龄高风险、曾生育过 21 三体患者、产前 B 超异常的孕妇均提示需要做胎儿染色体产前诊断。

6. 苯丙酮尿症常规筛查主要包括哪些？

苯丙酮尿症常规筛查主要有：

（1）苯丙氨酸浓度测定：细胞抑制法（Guthrie 法）是最早、最经济实用的苯丙氨酸半定量检测法，将干血滤纸片放在含有抑制剂的枯草杆菌培养基上培养，根据细菌生长环的大小，估计血苯丙氨酸的浓度。

（2）尿三氯化铁试验：对于较大婴儿可用尿三氯化铁（$FeCl_3$）试验进行初筛，但需进一步做血苯丙氨酸的测定才能确诊。

（3）苯丙氨酸负荷试验：对血苯丙氨酸浓度 <1200μmol/L 者口服苯丙氨酸 100mg/kg，服前和服后 1、2、3、4 小时分别测定血苯丙氨酸浓度。血苯丙氨酸 >1200μmol/L，确诊为经典型 PKU；血苯丙氨酸 <1200μmol/L 可能是无 PKU 的高苯丙氨酸血症。

（4）高效液相色谱尿蝶呤图谱分析：10ml 晨尿加入 0.2g 维生素 C，酸化尿液后使 8cm×10cm 筛查滤纸浸湿，晾干，可寄送有条件的实验室进行高效液相色谱分析尿蝶呤图谱，进行四氢生物蝶呤缺乏症的诊断和鉴别诊断。

（5）四氢生物蝶呤负荷试验：尿蝶呤谱分析显示异常者需进一步作 BH4 负荷试验，以助确诊。

7. 何谓半乳糖血症？简述半乳糖血症的分类及诊断标准。

半乳糖血症是半乳糖代谢中酶缺陷所引起的一种常染色体隐性遗传代谢性疾病，发病率为 1/60 000～1/40 000。

半乳糖代谢过程中所需要的任何一种酶发生缺陷，均可导致半乳糖的代谢障碍，直接引起血中半乳糖及半乳糖 -1- 磷酸浓度的升高。其中以半乳糖 -1- 磷酸尿苷酰转移酶（GALT）缺乏所致的半乳糖血症最为常见。根据相应酶缺乏，本病可分为三型：①经典型半乳糖血症由 GALT 缺乏引起，是各型半乳糖血症中最常见和最严重的一种，酶活性缺乏或显著降低。本型突变基因定位于 9p13，为常染色体隐性遗传，已发现至少 180 种突变；②半乳糖激酶缺乏基因定位在染色体 17q24，为常染色体隐性遗传；③尿苷二磷酸半乳糖 -4- 表异构酶缺乏由于尿苷二磷酸半乳糖 -4- 表异构酶（GALE）基因缺陷引起，基因定位在 1p35-36，为常染色体隐性遗传。

（郑晓群　王晓春）

第二十五章 肿瘤检验

一、学习目标

掌握 肿瘤标志物的定义、分类;理想的肿瘤标志物的特点;肺癌、胃癌、结直肠癌、肝癌及食管癌等肿瘤常用的肿瘤标志物及其临床意义。

熟悉 恶性肿瘤发生的主要危险因素及分子机制。

了解 肿瘤标志物的使用原则及注意事项;临床常见肿瘤的标志物。

二、重点和难点内容

(一)肿瘤的发生

肿瘤是人体器官组织的细胞在外来和内在的有害因素长期作用下,细胞生长调控发生严重紊乱而产生的一种以细胞过度增殖为主要特点的新生物,常表现为机体局部的异常组织肿块,可分为良性肿瘤和恶性肿瘤。

1. 危险因素环境理化因素与遗传背景交互作用的结果。

2. 分子机制肿瘤发生具有复杂的分子基础,包括原癌基因激活、抑癌基因失活、凋亡调节基因和 DNA 修复基因功能紊乱。

(二)肿瘤标志物

肿瘤标志物能够为肿瘤的早期诊断、药物选择及预后判断提供实验室依据。

1. 肿瘤标志物的定义与分类 肿瘤标志物是指由肿瘤细胞直接产生或由非肿瘤细胞经肿瘤细胞诱导后而合成的,能够指示体内肿瘤的存在和生长,反映其生物学特性的一类生物化学物质。根据肿瘤标志物本身的性质,可分为胚胎抗原、蛋白类标志物、糖类标志物、酶类标志物、激素类及核酸类标志物等。

2. 理想肿瘤标志物的特点 ①敏感性高;②特异性强;③具有器官特异性;④肿瘤标志物的浓度和肿瘤大小、肿瘤转移、恶性程度有关;⑤存在于血液等体液中,易于检测。

(三)肿瘤标志物检测及临床应用

合理应用肿瘤标志物,将促进肿瘤的早期诊断、鉴别诊断、疗效观察、复发检测及其预后评价。

1. 临床肿瘤标志物检测项目 临床常规检测的肿瘤标志物仅有十多种,且缺乏一定的敏感性和特异性,因而对于健康人群的筛查价值有限,但在肿瘤的辅助诊断、疗效监测及预后判断等方面有着重要的临床意义。如 AFP 适用于肝癌的早期诊断、疗效监测和预后判断；PSA 在前列腺癌的诊断、疗效监测及复发预测方面都有很高的特异性；NSE、ProGRP 可用于 SCLC 的诊断、鉴别诊断及疗效监测；CYFRA21-1 是 NSCLC 诊断和预后判断的首选标志物；PG 可较好地反映胃黏膜的病变情况，能够辅助胃癌的早期诊断；CA19-9 适用于胰腺癌的早期诊断、疗效监测和预后判断；CA15-3 是目前检测乳腺癌较敏感的肿瘤标志物；HE4 可用于卵巢癌的早期诊断、疗效监测和预后判断，同时联合 CA125 有较高的鉴别诊断价值。

2. 肿瘤标志物的临床应用 目前常用的肿瘤标志物在敏感性和特异性方面有局限，对肿瘤早期阶段诊断的阳性率低，且有些肿瘤细胞可产生多种标志物，单一的肿瘤标志物难以准确反映肿瘤的复杂性，建议联合应用。科学且合理运用现有肿瘤标志物将有助于对肿瘤进行有效诊断、鉴别诊断、疗效观察、复发检测及其预后评价。

三、习 题

(一) 名词解释

1. 肿瘤　　　　　　　　　　2. 肿瘤标志物
3. 癌基因　　　　　　　　　4. 胚胎抗原
5. 甲胎蛋白　　　　　　　　6. 癌胚抗原

(二) 填空题

1. 肿瘤发生的主要危险因素包括_____、_____、_____。
2. 在常见肿瘤标志物中，胚胎抗原类肿瘤标志物主要有_____、_____。
3. 在常见肿瘤标志物中，蛋白类肿瘤标志物主要有_____、_____。
4. 在常见肿瘤标志物中，激素类肿瘤标志物主要有_____、_____。
5. 肿瘤标志物检测的影响因素主要包括_____、_____和_____三个方面。
6. 肿瘤标志物在临床上常应用于_____、_____、_____、_____和_____等几个方面的应用。
7. 正常人血清中 AFP 的含量低于_____，肝细胞发生癌变是血清 AFP 含量通常超过_____。
8. 作为肿瘤相关抗原和肿瘤标志物，CA125 与_____癌相关，PSA 与_____癌相关。

(三) 单项选择题

A1 型题
1. 下列肿瘤标志物中，脏器特异性最高的是
　　A. SA　　　　　　　　　　B. PSA
　　C. CEA　　　　　　　　　D. CA125
　　E. CA15-3

2. 以下关于甲胎蛋白的叙述, **错误**的是

    A. 它是一种主要由胎肝和卵黄囊产生的糖蛋白

    B. 正常成人血清中含量极微

    C. 肝细胞癌变后, AFP 在血清中的含量急剧增加

    D. 它是一种膜结合性胚胎抗原

    E. 可作为肝癌早期普查、诊断的重要指标

3. 目前能用于肿瘤筛查的肿瘤标志物有

    A. CEA 和 AFP   B. PSA 和 CEA

    C. PSA 和 AFP   D. CA125 和 CEA

    E. CA19-9 和 AFP

4. 诊断原发性肝癌常用肿瘤标志物的最佳组合是

    A. AFP、γ-GTⅡ、ALP1   B. AFP、γ-GT、GST

    C. γ-GTⅡ、ALP1、GST   D. AFP、γ-GT、TPS

    E. AFP、γ-GT、ALP1

5. 正常不分泌激素的组织患肿瘤后开始分泌激素, 称为异位激素, 恶性肿瘤异位激素分泌量少, 且不恒定, 临床应用较多的是

    A. CT   B. ACTH

    C. hCG   D. 儿茶酚胺类

    E. TSH

6. 大部分肿瘤和激素分泌关系并不固定, 有时同一种肿瘤可分泌多种激素, 有时几种肿瘤分泌同一种激素; 分泌激素最多的肿瘤是

    A. 肝癌   B. 胃癌

    C. 乳腺癌   D. 肺癌

    E. 卵巢癌

7. 卵巢癌诊断的最佳肿瘤标志物是

    A. CA19-9   B. CA125

    C. CA50   D. CA15-3

    E. CA72-4

8. 绝大部分肿瘤标志物既存在于肿瘤病人中, 也存在于正常人群和非肿瘤病人中, 即存在肿瘤标志物的相对特异性。学术界往往把阳性率较高的一种肿瘤或一类肿瘤看成这一标志的主要应用对象, CA19-9 常用于诊断

    A. 结直肠癌   B. 卵巢癌

    C. 胃癌   D. 胰腺癌

    E. 肝癌

9. 常用于诊断小细胞肺癌的酶类肿瘤标志物是

    A. 谷胱甘肽 -S- 转移酶   B. 神经元特异性烯醇化酶

    C. 组织多肽特异抗原   D. 乳酸脱氢酶

    E. 碱性磷酸酶

10. 血清 CEA **不能**作为下列哪种肿瘤的标志物

    A. 肠癌   B. 肝癌

C. 胃癌　　　　　　　　　　D. 肺癌

E. 前列腺癌

11. 下列说法**错误**的是

A. 肿瘤标志物具有相对特异性

B. 肿瘤抗原可以是肿瘤标志物,肿瘤标志物一定是肿瘤抗原

C. 肿瘤标志物的测定应结合临床

D. 肿瘤标志物的动态监测,应用价值较高

E. 肿瘤标志物的血清浓度与肿瘤组织大小成正相关

12. 用于肿瘤筛查对肿瘤标志物的要求是

A. 特异性低　　　　　　　　B. 敏感性高

C. 精密度高　　　　　　　　D. 测定范围宽

E. 以上都是

13. 以下关于肿瘤标志物测定的临床意义说法中,**错误**的是

A. 普通人群早期筛查　　　　B. 辅助临床诊断

C. 高危人群早期普查　　　　D. 复发或转移监测

E. 预后判断

14. 可因肝内胆汁淤积引起的严重梗阻性黄疸而出现测定假阳性的是

A. PSA　　　　　　　　　　B. SCC

C. AFP　　　　　　　　　　D. CEA

E. DCP

15. **不属于**肿瘤标志物检测分析前影响因素的是

A. 患者年龄　　　　　　　　B. 患者自身状况

C. 标本交叉污染　　　　　　D. 标本采集

E. 抗肿瘤药物治疗

16. 对前列腺癌诊断价值最大的是

A. PSA　　　　　　　　　　B. t-PSA

C. f-PSA　　　　　　　　　D. f-PSA/t-PSA

E. t-PSA/f-PSA

17. 与肝癌细胞的门静脉侵犯相关的标志物是

A. AFP　　　　　　　　　　B. AFP-L3

C. GCP-3　　　　　　　　　D. GP-73

E. DCP

18. 乳腺癌患者CA15-3比原来水平升高多少时,预示病情进展或恶化

A. 15%　　　　　　　　　　B. 20%

C. 25%　　　　　　　　　　D. 30%

E. 35%

19. 下列各项中哪项**不属于**区别良恶性肿瘤的要点

A. 肿瘤的组织结构　　　　　B. 生长方式与生长速度

C. 复发与转移　　　　　　　D. 压迫与阻塞

E. 生长速度

20. 下列是哪些因素与癌的发生可能有关
    A. 乙型病毒性肝炎　　　　　　B. 肝吸虫病
    C. EB 病毒　　　　　　　　　　D. 人乳头瘤病毒
    E. 以上都是

21. 肿瘤标志物联合应用的基本原则是选用不同性质、互补的、相对敏感的多少个标志物组成标志群
    A. 9～10　　　　　　　　　　B. 7～8
    C. 5～6　　　　　　　　　　　D. 3～4
    E. 1～2

22. 关于肿瘤标志物免疫测定的临床意义**不正确**的是
    A. 早期普查　　　　　　　　　B. 辅助肿瘤的诊断
    C. 肿瘤的确定诊断　　　　　　D. 监测治疗效果
    E. 判断预后

23. 肿瘤标志物所应具备的条件是
    A. 敏感性　　　　　　　　　　B. 特异性
    C. 敏感性＋特异性　　　　　　D. 精密度
    E. 准确度

24. 最早被确认并应用的肿瘤标志物是
    A. 本 - 周蛋白（Bence-Jonesprotein）　B. PSA
    C. CEA　　　　　　　　　　　D. CA125
    E. AFP

25. 下列有关肿瘤标志物的评价说法**错误**的是
    A. 特异性越高，检出疾病的可能性越大
    B. 特异性越高，误诊的可能性越小
    C. 敏感性越高，检出疾病的可能性越大
    D. 敏感性、特异性和决定值有关
    E. 敏感性越高，误诊的可能性越大

26. 关于肿瘤标志物的联合检测描述**错误**的是
    A. 一种肿瘤可分泌多种肿瘤标志物
    B. 不同的肿瘤或同种肿瘤的不同组织类型的肿瘤标志物各不相同
    C. 联合检测的前提是指标须经科学分析、严格筛选
    D. 同时测定多个标志物可以提高敏感性和特异性
    E. 联合检测，可避免医疗资源的浪费，减轻患者的经济负担

27. 与肿瘤发生有关的因素是
    A. 紫外线、X 射线　　　　　　B. 某些病毒感染
    C. 化学致癌剂　　　　　　　　D. 机体细胞免疫功能的强弱
    E. 以上都是

28. 临床常见的免疫检测肿瘤标志物的方法是
    A. 酶学方法　　　　　　　　　B. 电泳法
    C. 化学法　　　　　　　　　　D. EIA 和 RIA

　　E. 化学法加酶学方法

29. α-L 岩藻糖苷酶是诊断下列哪种疾病的有用指标

A. 前列腺癌
B. 乳腺癌
C. 肝癌
D. 肺癌
E. 卵巢癌

30. **不作为**消化道肿瘤标志物的是

A. CEA
B. CA19-9
C. SA
D. CA72-4
E. CA15-3

A2 型题

1. 患者林某,女,61 岁,退休工人。因右上腹部疼痛伴食欲减退 1 月余入院。右上腹疼痛呈阵发性,与进食无关,大便不规则,余无异常。既往健康,无肝炎病史。查体:右上腹可触及条状包块,压痛(+),肝脾肋下未触及,余无异常发现。实验室检查:肝功正常,大便 OB(+)。此时该患者最需要做的检查是

A. AFP
B. CA125
C. CA15-3
D. CA19-9
E. CA24-2

2. 患者,男,65 岁,因下背部严重疼痛就诊。近半年来体重减低 6kg,尿频及夜尿增多。查体:腰椎触痛,前列腺呈结节样增大,质硬。腰椎 X 线发现腰椎及骨盆发生多发性硬化性改变。为进一步明确诊断,最需要进一步化验检查的是

A. AFP
B. CEA
C. NSE
D. PSA
E. SCC

3. 某男,62 岁,半年前上腹隐痛不适,6 个月后发现上腹肿块,B 超显示 227.5px×190px 实质性占位,诊断为原发性肝癌。既往有乙肝史 12 年。治疗前检查:肝右肋下 100px,剑突下 150px 可触及,质硬、移动性浊音阴性。舌红、苔黄、脉弦。GPT 44U、AKP 215IU、GGT 241IU、HBsAg(+)。CT 检查肝左叶及右叶巨块型肝癌(300px×225px 呈不均匀增强),门脉左支有癌栓形成。诊断原发性肝癌Ⅱ期,血淤郁结型。下列选项中最有可能升高的是

A. AFP
B. NSE
C. CA125
D. CA15-3
E. PSA

4. 患者,男,85 岁,进行性排尿困难两年。直肠指诊触及前列腺侧叶增大、中间沟平,左侧叶有硬结。实验室检查 PSA 为 60μg/L(参考值 <4.0μg/L)。下列可用作此患者鉴别诊断的首选生化指标是

A. f-PSA/t-PSA
B. ACP
C. PAP
D. AFP
E. β_2M

5. 患者,男,52 岁,乙肝"小三阳"20 余年,B 超体检发现肝区结节状肿块数个。实验室检查:AFP>1000ng/L,ALT 35U/L。首先可考虑为

A. 胆管癌
B. 胃癌肝转移

C. 原发性肝癌   D. 胰腺癌

E. 肾癌肝转移

6. 患者，女，62岁，右侧乳房触及包块一枚，质硬，活动度欠佳，乳头乳晕尚未见明显异常。右腋下大肌前方可触及一包块，质韧，压痛，活动度可，周围皮肤无正常改变，右下颌可触及一肿大淋巴结，其余各处均未触及肿大淋巴结。下列选项中最有可能升高的是

A. AFP   B. CA15-3

C. CA19-9   D. NSE

E. PSA

B 型题

(1~3 题共用备选答案)

A. CA125   B. CA15-3

C. CA19-9   D. CA24-2

E. PSA

1. 主要用于乳腺癌筛查的是

2. 主要用于卵巢癌筛查的是

3. 主要用于前列腺癌筛查的是

(4~5 题共用备选答案)

A. SCC   B. CEA

C. PSA   D. AFP

E. DCP

4. 可受肾功能影响出现明显假性升高的标志物是

5. 可因丝裂霉素、顺铂等抗肿瘤药影响出现假性升高的标志物是

(6~8 题共用备选答案)

A. CYFRA21-1   B. HE4

C. CA125   D. CA19-9

E. CA72-4

6. 可鉴别腹腔盆腔包块的肿瘤标志物是

7. 被称为卵巢癌相关抗原的是

8. 对非小细胞肺癌具有较高诊断价值的肿瘤标志物是

(9~12 题共用备选答案)

A. AFP、γ-GTⅡ、ALP   B. CA15-3、CEA、铁蛋白、ERPR

C. CA19-9、CEA、铁蛋白、TPA   D. CA72-4、CEA、铁蛋白、TPS

E. CA12-5、CEA、铁蛋白、TPS

9. 原发性肝癌常用的多标志物组合是

10. 胃癌常用的多标志物组合是

11. 胰腺癌常用的多标志物组合是

12. 对制订治疗方案有帮助的多标志物组合是

(四) 简答题

1. 肿瘤的定义及临床特征是什么？

2. 根据肿瘤标志物本身的性质常可分为哪几类？

3. 理想的肿瘤标志物具有哪些特性？

4. 简述甲胎蛋白的临床应用。

5. 列举常用的 8 种肿瘤标志物，简述其临床意义如何？

6. 肿瘤标志物的临床应用体现在哪几个方面？

7. 肿瘤标志物联合应用的原则和意义是什么？

8. 简述胃肠癌常用的肿瘤标志物及意义。

9. 简述胰腺癌常用的肿瘤标志物及其临床意义。

10. 简述卵巢癌常用的肿瘤标志物及其临床意义。

11. PSA 在前列腺癌中的临床应用表现在哪几方面？

四、参考答案

（一）名词解释

1. 肿瘤：是机体的细胞异常增殖形成的新生物，常表现为机体局部的异常组织团块（肿块）。肿瘤的形成是在各种致瘤因素作用下，细胞生长调控发生严重紊乱的结果。

2. 肿瘤标志物：指肿瘤细胞生物合成、释放或在肿瘤组织刺激下，正常组织细胞由于功能、代谢异常而产生的、含量明显高于健康人群正常值的一类生物活性物质，能够指示体内肿瘤的存在和生长，常用于肿瘤的辅助诊断、疗效监测和预后判断等。

3. 癌基因：或称致癌基因，系正常细胞的原癌基因由于种种原因发生突变活化而形成。在几种癌基因的共同作用下，正常细胞转化为恶性细胞，异常生长、分化，导致肿瘤的发生。

4. 胚胎抗原：是胚胎发育阶段由胚胎组织产生的正常成分，出生后由于编码该抗原的基因受阻遏而逐渐消失，或仅微量表达，发育成熟的组织一般不表达。当细胞癌变时，由于基因脱阻遏，此类抗原可重新合成，表达于肿瘤细胞表面成分或分泌到体液中。

5. 甲胎蛋白：是一种肿瘤相关的胚胎性抗原。在正常胚胎中大量存在，但胎儿出生后，母体血清中的 AFP 降到极低的水平。发生肝细胞癌时，则又可显著增高，因此对帮助肝细胞癌诊断很有意义。

6. 癌胚抗原：是一种肿瘤相关的胚胎性抗原。通常在 2～6 个月胎儿肝、肠、胰等组织存在。因其由消化道分泌入肠腔，血清浓度极低。但在消化道肿瘤时，其特性发生改变，大量进入血液，血清水平显著升高。对结肠癌等消化道肿瘤的诊断、预后、疗效判断及复发诊断有帮助。

（二）填空题

1. 生活行为方式　物理化学因素　感染因素　遗传因素

2. 甲胎蛋白　癌胚抗原

3. β_2 微球蛋白　铁蛋白

4. 人绒毛膜促性腺激素　儿茶酚胺类

5. 分析前　分析中　分析后

6. 肿瘤的早期发现　肿瘤的鉴别诊断与分期　肿瘤的预后判断　肿瘤的疗效监测
肿瘤的复发预报

7. 20μg/L　500μg/L

8. 卵巢　前列腺

（三）单项选择题

A1 型题

1. B　2. D　3. C　4. A　5. C　6. D　7. B　8. D　9. B　10. E
11. B　12. B　13. A　14. E　15. C　16. D　17. B　18. C　19. D　20. E
21. D　22. C　23. C　24. A　25. A　26. B　27. E　28. C　29. C　30. E

A2 型题

1. D　2. D　3. A　4. A　5. C　6. B

B 型题

1. B　2. A　3. E　4. A　5. C　6. B　7. C　8. A　9. A　10. D
11. C　12. B

（四）简答题

1. 肿瘤的定义及临床特征是什么？

肿瘤是失去了正常生物调控的异常生长、分化的细胞和组织。肿瘤有两个明显的临床特征：一是肿瘤的转移特性，肿瘤细胞通过浸润、转移从原发灶扩散至其他组织和脏器，手术切除原发部位肿瘤后，常在其他脏器出现新的肿瘤病灶，转移是大多数肿瘤治疗失败的原因。二是早、中期肿瘤无症状，有临床症状而来就诊者，或肿瘤已太大，无法切除；或已经转移，病属晚期。

2. 根据肿瘤标志物本身的性质常可分为哪几类？

根据肿瘤标志物本身的性质常可分为以下几类：胚胎抗原、蛋白类标志物、糖类标志物、酶类标志物、激素类及核酸类标志物。

3. 理想的肿瘤标志物具有哪些特性？

理想的肿瘤标志物具有以下特性：①敏感性高；②特异性强；③肿瘤标志和肿瘤转移、恶性程度有关：能协助肿瘤分期和预后判断；④肿瘤标志浓度和肿瘤大小有关：标志半衰期短，有效治疗后很快下降，较快反映治疗后的疗效及体内肿瘤发展和变化的实际情况；⑤存在于体液中的肿瘤标志特别是血液中，易于检测。

4. 简述甲胎蛋白的临床应用。

甲胎蛋白（AFP）是胎儿期主要由胎儿肝脏和卵黄囊合成的一种血清糖蛋白，在正常成人血循环中含量极微。AFP 是诊断原发性肝癌的最佳标志物，其诊断阳性率可达 67.8%～74.4%。血清 AFP>500μg/L 持续 4 周以上，或 AFP>200μg/L 持续 8 周以上，或 AFP 由低浓度持续升高不降，结合影像学检查，可作为原发性肝癌的诊断依据。急性肝炎，肝硬化患者血清中 AFP 浓度可有不同程度升高，其水平常<300μg/L。生殖胚胎性肿瘤（睾丸癌，畸胎瘤）可见 AFP 含量升高。

5. 列举常用的 8 种肿瘤标志物，简述其临床意义如何？

①甲胎蛋白（AFP）：用于原发性肝癌的诊断；②癌胚抗原（CEA）：是一种非特异性的肿

瘤标志物,明显升高时常见于结肠癌、胃癌、肺癌、胆管癌,在肝癌、乳腺癌、卵巢癌、胰腺癌时也有升高;③糖类抗原 19-9(CA19-9):胰腺癌患者可明显升高;④肿瘤抗原 125(CA125):常用于卵巢癌的诊断;⑤肿瘤抗原 153(CA15-3):常用于乳腺癌的诊断;⑥细胞角质片断 19(CYFRA21-1):是非小细胞肺癌的重要指标;⑦神经元特异性烯醇化酶(NSE):是小细胞肺癌的特异性诊断指标;⑧前列腺特异性抗原(PSA):是前列腺癌的特异性标志物。

6. 肿瘤标志物的临床应用体现在哪几个方面?

①肿瘤的早期发现;②肿瘤的鉴别诊断与分期;③肿瘤的疗效监测;④肿瘤的预后判断;⑤肿瘤的复发预报。

7. 肿瘤标志物联合应用的原则和意义是什么?

肿瘤是由单一变异细胞多次克隆的结果,增长至特定体积的瘤组织,有一较长的发展期。细胞在倍增时,遗传基因不稳定,容易发生变异、突变。一个肿瘤中存在杂合的亚群组,其组织学有多态性,临床特性也多不同。通过观察培养的肿瘤细胞株,也能见到异类细胞的存在。因此单个肿瘤标志物应用的敏感性或特异性偏低,不能满足临床肿瘤诊治的需要。临床实践也表明,肿瘤标志物联合应用可以提高检测的敏感性和特异性。肿瘤标志物联合应用的基本原则是选用不同性质、互补的、相对敏感的 3~4 个肿瘤标志物组成标志群。过多的标志浪费人力和财力,也会增加假阳性的比例。

8. 简述胃肠癌常用的肿瘤标志物及意义。

① CEA:当 CEA 比正常持续升高 5~10 倍,强烈提示恶性肿瘤特别是肠癌的存在。在直肠癌,CEA 浓度和分期有关,高水平 CEA 可看作肿瘤已有转移的标志。在直肠癌治疗期间,CEA 是一个有效的监视指标,是发现复发的理想指标,其敏感性高于 X 线和直肠镜。② CA72-4:CA72-4 和 CEA 联合应用在诊断胃肠道肿瘤时有互补作用,两者同时使用可提高诊断胃肠癌的敏感性和特异性。CA72-4 可判断胃、肠道癌症病人是否有残存肿瘤的良好指标。③唾液酸和唾液酸酰基转移酶、铁蛋白:广谱肿瘤标志物,常和其他标志联合应用提高诊断的敏感性和特异性。④ TPA、TPS:两者和 CEA 以及糖蛋白抗原类标志联合应用判断胃肠癌有无转移。

9. 简述胰腺癌常用的肿瘤标志物及其临床意义。

① CA19-9:99% 的胰腺癌患者 CA19-9 升高,CA19-9 水平和胰腺癌的分期有关,且能提示胰腺癌复发;② CA24-2、CA50 和 CA19-9 三者作用十分近似,比较起来 CA19-9 诊断胰腺癌的敏感性和特异性好一些,更为常用;③ CEA:55% 胰腺癌病人 CEA 升高,常和糖蛋白抗原类标志联合应用提高诊断的敏感性和特异性;④唾液酸和唾液酸酰基转移酶、铁蛋白、广谱肿瘤标志物,常和其他标志联合应用提高诊断的敏感性和特异性。

10. 简述卵巢癌常用的肿瘤标志物及其临床意义。

① CA125:Ⅰ期卵巢癌病人和 90% Ⅱ期以上的卵巢癌病人血清 CA125 升高,CA125 和肿瘤大小及分期相关,并且在鉴别卵巢包块的良恶性上特别有价值,能协助制订正确的手术方案。CA125 是少数正在试用于普查的肿瘤标志物;② CEA 和 CA125 联合测定,计算两者比例比单一标志好,可提高卵巢癌诊断的敏感性和特异性;③唾液酸和唾液酰基转移酶、铁蛋白、广谱肿瘤标志物,常和其他标志联合应用提高诊断的敏感性和特异性;④ TPA、TPS 和 CEA 以及糖蛋白抗原类标志联合应用判断卵巢癌有无转移。

11. PSA 在前列腺癌中的临床应用表现在哪几方面?

①前列腺癌的早期发现:PSA 是目前可用于前列腺癌筛查的标志,但 PSA 在低浓度时

和良性前列腺增生有重叠。f-PSA 和 t-PSA 比例具有重要的诊断价值，特别是当 t-PSA 在 4.0～10.0μg/L 时，血清中 f-PSA 和 t-PSA 比值为 0.15 可作为前列腺肥大和前列腺癌的鉴别点，比值＜0.15 时前列腺癌的可能性大。临床大都应用血清中 f-PSA 和 t-PSA 比值来鉴别良、恶性前列腺肿瘤。②前列腺癌的临床分期和预后判断：PSA 阳性病人大都处于 A-D2 期，PSA 和前列腺癌的恶性程度及转移有关，其浓度越高恶性度越高。如果 PSA＞50μg/L，绝大部分病人伴有浸润和转移；PSA 小于 20μg/L 者很少有骨转移，小于 10μg/L 基本没有转移。③前列腺癌的复发监测：前列腺癌术后，即使没有症状，PSA＞0.5μg/L，其复发比例远高于 PSA＜0.5μg/L 者。有学术团体建议前列腺癌术后第一年，每三个月测一次 PSA，第二年，每四个月测一次，以后，每六个月测一次，直至第五年。

（王书奎　李　山）

第二十六章
抗菌药物体外敏感性检验

一、学习目标

掌握 体外敏感性检验对抗菌药物的选择原则;开展药敏检验的目的;进行药敏试验的指征;药敏检验的结果分级和临床重要的特殊耐药表型检测。

熟悉 结核分枝杆菌、酵母样真菌抗菌药物体外敏感性检验,细菌耐药性产生的遗传机制和理化机制。

了解 常用的抗菌药物,细菌耐药基因检测。

二、重点和难点内容

(一)临床常用抗菌药物

体外敏感性检验对抗菌药物的选择原则是:在熟悉和掌握常用抗菌药物的药理学特征和临床常见病原菌生物学致病性特征的基础上,结合本单位抗感染治疗的实际和本地区细菌耐药性及敏感谱的变化情况,选择有代表性的药物做敏感试验,分首选、次选等层次。

(二)抗菌药物体外敏感性检验

药敏检验的目的主要是指导临床医师针对特定的感染选择合适的抗菌药物,实现个体化治疗;其次了解地区主要分离菌的耐药状况,为临床经验用药提供参考。药敏检验的结果分为敏感、中介、耐药三级。药敏检验方法主要有 K-B 法、稀释法、E-test 法、自动化仪器法。

(三)细菌耐药检测

细菌耐药包括染色体介导的固有耐药和后天基因突变和基因交换产生的获得性耐药。目前,临床常见的特殊耐药表型主要包括青霉素酶、超广谱 β- 内酰胺酶、碳青霉烯酶、甲氧西林耐药葡萄球菌、高水平氨基糖苷类耐药肠球菌和诱导克林霉素等。认识和掌握细菌的固有耐药和获得性耐药(包括罕见的耐药),开展细菌耐药检测,对于指导临床合理使用抗菌药物,具有十分重要的意义。

三、习　题

(一) 名词解释

1. 药物敏感试验　　　　　　　　　2. MIC

3. 敏感　　　　　　　　　　　　　4. E-test 法

5. 固有耐药　　　　　　　　　　　6. 获得性耐药

(二) 填空题

1. 药敏试验方法有_____、_____、_____和_____等。

2. 稀释法包括_____和_____，临床常用_____法定量测定抗菌药物的_____。

3. 结核分枝杆菌药敏试验从原理上可分为_____和_____。表型检测法包括_____、_____、氧化还原指示剂法及活菌分子标志检测法等。

4. 在体外敏感性试验中，一般会选择有代表性的药物做敏感试验，且分首选、次选等层次，其中_____是针对不同种类病原菌的最佳选择，_____只在病原菌对首选药不敏感，或病人对首选药过敏或其他不适宜使用的情况下选用。

5. 根据常规剂量的待测药物，在体内所能达到的浓度对细菌的影响，可将被检菌株对药物的敏感程度分为_____、_____和_____三级。

6. _____是将含有定量抗菌药物的纸片贴在已接种测试菌的琼脂平板上，纸片中所含药物在吸收琼脂中水分溶解后不断向周围扩散形成递减的梯度浓度，在抑菌浓度范围内测试菌的生长被抑制，从而形成无菌生长的透明圈，即为_____。

7. 葡萄球菌易产生青霉素酶(β- 内酰胺酶)、易获得 *mecA* 基因以及编码产生青霉素结合蛋白 2a(PBP2a)，从而获得_____药物的耐药性。

8. 对于葡萄球菌而言，一旦检测 MRS 阳性，应该报告其他_____类药物(除抗 MRSA 的头孢菌素)都耐药或者不报告这些药物的药敏性。

9. 耐甲氧西林葡萄球菌的检测方法，直接以甲氧西林进行初筛，但由于甲氧西林的不稳定，故被苯唑西林和_____所替代。

(三) 单项选择题

A1 型题

1. 下列有关头孢菌素类抗菌药物，说法错误的是

   A. 根据发现先后和抗菌作用，现有的头孢菌素可分为五代

   B. 对于革兰阳性球菌，抗菌作用：一代＞二代＞三代

   C. 对于革兰阴性杆菌，抗菌作用：一代＜二代＜三代

   D. 四代头孢菌素对革兰阳性球菌和革兰阴性杆菌的抗菌作用几乎相同

   E. 五代头孢菌素，如头孢洛林，对于包括耐甲氧西林金黄色葡萄球菌在内的革兰阳性菌具有强大的抗菌作用，同时缺乏抗革兰阴性菌的活性

2. 下列 β- 内酰胺类抗菌药物中，抗菌谱最广、抗菌活性最强的是

   A. 青霉素类　　　　　　　　　　B. 头孢菌素类

C. 碳青霉烯类   D. 头霉素类

E. 含 β- 内酰胺酶抑制剂的复合制剂

3. 下列细菌中,对碳青霉烯类药物天然耐药的是

    A. 大肠埃希菌   B. 肺炎克雷伯菌

    C. 鲍曼不动杆菌   D. 铜绿假单胞菌

    E. 嗜麦芽窄食单胞菌

4. 目前用于临床的抗结核病药种类很多,通常把疗效高、不良反应较少,病人较易耐受的称为第一线抗结核病药,以下属于第一线抗结核病药的是

    A. 异烟肼   B. 对氨基水杨酸钠

    C. 乙硫异烟胺   D. 环丝氨酸

    E. 卷曲霉素

5. 下列抗结核病药物中,对静止期和繁殖期结核分枝杆菌均有作用,且能增强链霉素和异烟肼抗菌活性的是

    A. 利福平   B. 对氨基水杨酸钠

    C. 乙胺丁醇   D. 吡嗪酰胺

    E. 卷曲霉素

6. 下列抗菌药物中,**不具有**抗真菌作用的是

    A. 青霉素   B. 两性霉素 B

    C. 酮康唑   D. 氟康唑

    E. 5- 氟胞嘧啶

7. 下列应进行药敏试验的指征中,**不正确**的是

    A. 对引起某感染的任何病原菌,若不能从该菌的种属特征可靠的推知其对抗菌药物的敏感性,就需要进行药敏试验

    B. 当链球菌感染来自对青霉素过敏的病人,需检测对红霉素或其他大环内酯类的耐药性

    C. 使用三代头孢菌素治疗敏感的铜绿假单胞菌感染时,通常不需要对来自身体相同感染部位重新分离的细菌进行药敏试验

    D. 三代头孢菌素在治疗肠杆菌属、枸橼酸杆菌属和沙雷菌属细菌感染时,容易转变为耐药,故在治疗 3～4 天后,应对来自身体相同感染部位重新分离的细菌进行药敏试验

    E. 喹诺酮在治疗葡萄球菌感染时,容易转变为耐药,故在治疗 3～4 天后,应对来自身体相同感染部位重新分离的细菌进行药敏试验

8. 下列应可以不进行药敏试验的指征中,**不正确**的是

    A. 肠杆菌科细菌对万古霉素天然耐药,其敏感性是确定的,不需要做药敏试验

    B. A 群和 B 群链球菌感染,不需要常规做青霉素、β- 内酰胺类及万古霉素的敏感性试验

    C. 分离自尿标本的腐生葡萄球菌也不推荐进行常规药敏试验,因为通常用于治疗急性、不复杂尿道感染的抗菌药物(如呋喃妥因、甲氧苄啶 + 磺胺甲噁唑或氟喹诺酮)在尿液中的浓度对此菌是有效的

    D. 对于痰标本中分离的草绿色链球菌、奈瑟菌和厌氧菌等,认为是口腔正常菌群的污染,不需要进行药敏试验

    E. 对于血液等无菌体液标本中分离的凝固酶阴性葡萄球菌、痤疮丙酸杆菌和革兰阳性杆菌等,是皮肤正常菌群的污染,均不需要进行药敏试验

9. 脑膜炎奈瑟菌的治疗首选

    A. 青霉素　　　　　　　　　B. 红霉素

    C. 氯霉素　　　　　　　　　D. 新霉素

    E. 庆大霉素

10. 与 β- 内酰胺类抗菌药物联用能增加其抗菌活性的是

    A. 亚胺培南　　　　　　　　B. 甲氧西林

    C. 红霉素　　　　　　　　　D. 他唑巴坦

    E. 克林霉素

11. NCCLS/CLSI 药物敏感试验中规定的药物分类,"B"组代表

    A. 针对医院感染的药物

    B. 仅用于治疗泌尿道感染的药物

    C. 常见首选药敏试验药物

    D. 替代性药物

    E. 仅用于研究的药物

12. 下列关葡萄球菌耐药情况,说法**错误**的是

    A. 葡萄球菌对苯唑西林的耐药较为罕见

    B. 葡萄球菌对利奈唑胺的耐药较为罕见

    C. 葡萄球菌对万古霉素的耐药较为罕见

    D. 葡萄球菌对奎奴普丁 / 达福普丁的耐药较为罕见

    E. 葡萄球菌对替加环素的耐药较为罕见

13. 下列关于肠球菌耐药情况,说法**错误**的是

    A. 肠球菌对头孢菌素固有耐药

    B. 肠球菌对低水平氨基糖苷固有耐药,故高水平氨基糖苷类抗菌药物敏感性检测亦没有价值

    C. 粪肠球菌对利奈唑胺和万古霉素耐药比较罕见

    D. 鹑鸡肠球菌和铅黄肠球菌对万古霉素固有耐药

    E. 肠球菌对青霉素、氨苄西林耐药的机制是产生特殊的青霉素结合蛋白 PBP-5,使青霉素类抗菌药物结合细菌的亲和力差

14. 下列关链球菌耐药情况,说法**错误**的是

    A. 链球菌对低水平氨基糖苷固有耐药

    B. 临床上几乎所有的 β 溶血性链球菌,对青霉素都是敏感的,故青霉素可以作为该类细菌感染治疗的首选药物

    C. 对于肺炎链球菌而言,其对青霉素耐药比较少见

    D. 我国暂未发现对万古霉素不敏感的肺炎链球菌临床分离株

    E. 我国暂未发现对利奈唑胺和替加环素不敏感的肺炎链球菌临床分离株

15. 下列关葡萄球菌耐药情况,说法**错误**的是

    A. 葡萄球菌对苯唑西林的耐药较为罕见

    B. 葡萄球菌对利奈唑胺的耐药较为罕见

    C. 葡萄球菌对万古霉素的耐药较为罕见

    D. 葡萄球菌对奎奴普丁/达福普丁的耐药较为罕见

    E. 葡萄球菌对替加环素的耐药较为罕见

A2 型题

1. 患儿 2 岁。1 个月前患大肠埃希菌性肠炎,服用诺氟沙星治疗,近 2 日大便次数再次增多,每日 6～8 次,黄色稀便,带有黏液及豆腐渣样物,最可能诊断为

    A. 慢性痢疾　　　　　　　　　　B. 真菌性肠炎

    C. 轮状病毒肠炎　　　　　　　　D. 空肠弯曲菌肠炎

    E. 迁徙性腹泻

2. 患儿 6 岁。发热 3 天,伴咽痛、皮疹 1 天。查体: T 38.7℃,咽部充血,草莓舌,面部潮红,躯干部可见细小鲜红色充血性皮疹,诊断为猩红热,治疗首选药物

    A. 红霉素　　　　　　　　　　　B. 头孢唑啉

    C. 青霉素　　　　　　　　　　　D. 磷霉素

    E. 氯霉素

3. 患者女性,56 岁。外阴瘙痒 1 个月,白带乳块状,镜检发现真菌菌丝,合理的处理是

    A. 阴道内放置咪康唑栓　　　　　B. 阴道内放置甲硝唑栓

    C. 阴道内放置己烯雌酚栓　　　　D. 外阴应用氢化可的松软膏

    E. 外阴应用 0.5% 醋酸液清洗

4. 某学校发生集体食物中毒,主要症状为呕吐,但在厨房用具及厨师手上没有检出肠道致病菌,但在一厨师手上查出了化脓性感染灶。分离细菌做纸片扩散法药敏试验,在苯唑西林纸片周围的抑菌圈内有可辨的针尖样菌落,结果应报告为

    A. 敏感　　　　　　　　　　　　B. 中介

    C. 耐药　　　　　　　　　　　　D. 中度敏感

    E. 需重新作药敏试验

B 型题

(1～3 题共用备选答案)

    A. 抗生素　　　　　　　　　　　B. 细菌素

    C. 维生素　　　　　　　　　　　D. 热原质

    E. 色素

1. 由某些细菌合成的只对近缘关系的细菌才起作用的物质是

2. 由某些微生物代谢产生的,能抑制或杀死另一些微生物的物质是

3. 与致病有关的代谢产物是

(4～6 题共用备选答案)

    A. 青霉素 G　　　　　　　　　　B. 苯唑西林

    C. 氨苄西林　　　　　　　　　　D. 阿莫西林/克拉维酸

    E. 头孢他啶

4. 目前,对于脑膜炎奈瑟菌引起的脑膜炎,治疗的首选药物通常是

5. 对于甲氧西林敏感的葡萄球菌感染,治疗可采用

6. 对于产 β- 内酰胺酶的流感嗜血杆菌或卡他莫拉菌引起的肺炎,可选用

（7~9 题共用备选答案）

  A. β- 内酰胺类   B. 氨基糖苷类（如庆大霉素）

  C. 大环内酯类（如罗红霉素） D. 喹诺酮类（如左氧沙星）

  E. 硝基咪唑类衍生物（如甲硝唑）

7. 下列抗菌药物中,常用于军团菌、肺炎支原体和肺炎衣原体感染治疗的是

8. 下列抗菌药物中,通过肾脏排泄,并常用于尿路感染治疗的是

9. 下列抗菌药物中,常用于厌氧菌感染治疗的是

（10~11 题共用备选答案）

  A. 一、二代头孢菌素   B. 三代头孢菌素

  C. 四代头孢菌素   D. 头霉素类

  E. 氨曲南

10. 对 ESBLs 稳定的抗菌药物是

11. 对 AmpC 酶稳定的抗菌药物是

（四）简答题

1. 肉汤稀释法药物敏感试验原理及结果判读原则。

2. 纸片琼脂扩散法（K-B 法）试验原理。

3. E-test 法实验原理。

4. 简述中介的主要含义。

四、参考答案

（一）名词解释

1. 药物敏感试验：测定抗菌药物在体外对病原微生物有无抑菌或杀菌作用的方法。

2. MIC：是指能够抑制被测细菌生长的最低药物浓度。

3. 敏感：指当使用常规推荐剂量的抗菌药物进行治疗时,该抗菌药在感染部位通常所达到的浓度可抑制分离菌株的生长。

4. E-test 法：是一种结合稀释法和扩散法原理对抗菌药物敏感试验直接定量的药敏试验技术。

5. 固有耐药：耐药基因存在于细菌的染色体上,是细菌 DNA 自身进化的结果,具有典型的种属特异性。

6. 获得性耐药：是指原本对抗菌药物敏感的细菌发生基因突变或获得外源性耐药基因所产生的耐药,其产生通常与抗菌药物的选择性压力密切相关。

（二）填空题

1. 纸片琼脂扩散法（K-B 法） 稀释法 E-test 法 自动化仪器法

2. 肉汤稀释法 琼脂稀释法 肉汤稀释 MIC

3. 表型检测法   基因型检测法   直接观察法   快速培养仪检测系统

4. 首选药   次选药

5. 敏感   中介   耐药

6. K-B 法   抑菌圈

7. β- 内酰胺酶类

8. β- 内酰胺酶类

9. 头孢西林

（三）选择题

A1 型题

1. E   2. C   3. E   4. A   5. A   6. A   7. C   8. E   9. A   10. D
11. A   12. A   13. B   14. C   15. A

A2 型题

1. B   2. C   3. A   4. C

B 型题

1. B   2. A   3. D   4. A   5. B   6. D   7. B   8. D   9. E   10. D
11. C

（四）简答题

1. 肉汤稀释法药物敏感试验原理及结果判读原则。

实验原理：将抗菌药物作不同浓度稀释后，接种一定浓度的待检菌，通过测试细菌在含不同浓度药物培养基内的生长情况，定量测定抗菌药物的 MIC。在读取试管内或小孔内的 MIC 前，应检查生长对照管或孔的细菌生长是否良好，质控菌株的 MIC 值是否处于质控范围内。微量稀释法时，常借助比浊计判别是否有细菌生长。试管或孔内完全抑制细菌生长的最低药物浓度即为该抗菌药物对受试菌株的 MIC。

2. 纸片琼脂扩散法（K-B 法）试验原理。

将含有定量抗菌药物的纸片贴在已接种测试菌的琼脂平板上，纸片中所含药物在吸收琼脂中水分溶解后不断向周围扩散形成递减的梯度浓度，在抑菌浓度范围内测试菌的生长被抑制，从而形成无菌生长的透明圈即为抑菌圈。抑菌圈的大小反映测试菌对测试药物的敏感程度，并与该药对测试菌的最低抑菌浓度（minimal inhibitory concentration，MIC）呈负相关关系。

3. E-test 法实验原理。

E-test 法是一种结合稀释法和扩散法原理对抗菌药物敏感度直接定量的试验技术。E 试条是一条 5mm × 50mm 的无孔试剂载体，一面固定有一系列预先制备的，浓度呈连续指数增长稀释抗菌药物，另一面有读数和判别刻度。药物从试条中向琼脂中扩散，在试条周围抑菌浓度范围内受试菌的生长被抑制，从而形成透明的抑菌圈，无明显细菌生长处的浓度刻度值即为受试菌的 MIC。

4. 简述中介的主要含义。

简述中介的主要含义包括：第一，对某药中介的菌株，其 MIC 值接近于该药的血液浓度或组织液浓度，与敏感的菌株相比，用该药治疗效果不好；第二，对于那些可以在某些部位浓集的药物或者可以较大提高使用剂量的药物，中介意味着敏感；第三，中介作为一个缓冲域，用来防止由微小的试验误差可能造成较大的错误结果，此点对于那些毒性较大的药物尤为重要。

（王海河　陈　茶）

第二十七章
毒物所致疾病检验

一、学习目标

掌握 一氧化碳中毒、氰化物中毒、乙醇中毒、有机磷农药中毒、铅中毒、蛇毒中毒、大麻类药物中毒及阿片类药物中毒的临床表现、检测原理及方法学评价。

熟悉 职业中毒、临床急性中毒、药物滥用、兴奋剂滥用、吸毒、酒驾和醉驾的概念、检验方法及方法学评价。

了解 毒物的分类、影响毒物作用的因素以及临床常见毒物和药物中毒的机制。

二、重点和难点内容

（一）毒理学监测概述

1. 职业中毒的诊断原则及检测方法
2. 药物滥用中毒的实验室检测方法
3. 酒驾和醉驾的判断标准及检测方法

（二）常见中毒检验

诊断常见中毒类型的检验指标及检测方法，包含一氧化碳中毒、氰化物中毒、乙醇中毒、农药中毒、药物中毒、毒性金属中毒、蛇毒中毒及毒品中毒等。

（三）毒物所致疾病检验的特点

除了部分慢性中毒以外，临床上的中毒性疾病大多发病急骤，患者病情危重。一旦发生中毒，特别是中度、重度中毒，往往需要临床迅速诊断并快速治疗，延误哪怕是一分钟，都有可能造成不可挽回的后果，这对临床检验工作者提出的要求就是检测结果快速、准确，对常见中毒的种类、临床症状、实验室检查等均需熟练掌握与运用。

三、习 题

（一）名词解释

1. 职业中毒
2. 药物滥用
3. 使用兴奋剂
4. 酒驾

5．醉驾　　　　　　　　　　　　　6．"闪电型"中毒

7．毒蕈碱样症状　　　　　　　　　8．烟碱样症状

9．戒断综合征　　　　　　　　　　10．毒品

（二）填空题

1．某些毒物中毒后会引起机体相关特异性生化标志物改变，如有机磷农药中毒时，血清中_____活性降低；CO中毒时，血液中_____含量升高。

2．使用兴奋剂常用的检测样本是_____。

3．醉驾者血液中的酒精浓度_____。

4．铅中毒检测指标主要包括_____、_____、_____、血红细胞原卟啉和血红细胞锌原卟啉。

5．有机磷农药中毒可出现的症状有_____、_____、_____和局部损害。

6．毒品常分为_____药品和_____药品。

7．毒品检验的常用筛查方法为_____。

（三）单项选择题

A1 型题

1．对于职业中毒，描述**不正确**的是

A．包含金属中毒、刺激性气体中毒、有机溶剂中毒等

B．常累及全身各个系统

C．可引起人体暂时或永久性病理改变

D．需要根据确切的接触史、临床表现和实验室检测等，综合分析诊断

E．唾液是最常用的实验室检测标本

2．对药物滥用描述**不正确**的是

A．指鸦片、摇头丸、吗啡、冰毒、海洛因、可卡因等的滥用

B．止痛片、止咳水与药物滥用无关

C．尿液和血液为常用的检测样本

D．常用的筛查方法为免疫学方法中的胶体金法

E．检测时需注意个人防护，因药物滥用者可能携带传染性病原体

3．交通警察现场执法判断驾驶人员酒驾和醉驾的最常用的检测方法为

A．呼吸乙醇检测　　　　　　　B．血液乙醇检测

C．尿液乙醇检测　　　　　　　D．汗液乙醇检测

E．唾液乙醇检测

4．中毒后出现强直性痉挛及"闪电样"昏倒的毒物是

A．乙醇　　　　　　　　　　　B．一氧化碳

C．吗啡　　　　　　　　　　　D．氰化物

E．四氢大麻酚

5．检测一氧化碳中毒最常用的指标是

A．一氧化碳　　　　　　　　　B．二氧化碳

C．氧合血红蛋白　　　　　　　D．碳氧血红蛋白

E. 高铁血红蛋白

6. 正常人全血氰离子浓度一般小于

  A. 50μg/L   B. 100μg/L

  C. 150μg/L   D. 200μg/L

  E. 250μg/L

7. 有机磷中毒引起的毒蕈碱样症状有

  A. 副交感神经抑制   B. 平滑肌舒张

  C. 括约肌松弛   D. 腺体分泌减少

  E. 气道分泌减少

8. 判断有机磷农药中毒最可靠的指标是

  A. 血肌酸激酶活性   B. 血胆碱酯酶活性

  C. 尿硝基酚浓度   D. 尿三氯乙醇浓度

  E. 血钙浓度

9. 正常人血铅浓度一般小于

  A. 2.6μmol/L   B. 2.9μmol/L

  C. 3.2μmol/L   D. 3.5μmol/L

  E. 3.8μmol/L

10. 正常人尿 δ- 氨基 -γ- 酮戊酸浓度一般小于

  A. 43.0μmol/L   B. 49.0μmol/L

  C. 55.0μmol/L   D. 61.0μmol/L

  E. 67.0μmol/L

11. 下列**不属于**铅中毒检测指标的是

  A. 血铅   B. 尿 δ- 氨基 -γ- 酮戊酸

  C. 血红细胞原卟啉   D. 血红细胞锌原卟啉

  E. 血胆碱酯酶

12. 表现为面色苍白、黏膜发绀，并有昏迷、针尖样瞳孔和呼吸的极度抑制"三联征"特点，是什么中毒症状

  A. 金属中毒   B. 氰化物中毒

  C. 阿片类药物中毒   D. 大麻类药物中毒

  E. 一氧化碳中毒

A2 型题

1. 女性，40 岁，农民，昏迷伴呕吐 2 小时，昏迷前曾与丈夫发生口角，遂喝下药水半瓶，患者随后出现腹痛、恶心，并呕吐数次，吐出物有大蒜味，逐渐神志不清，皮肤湿冷，肌肉颤动，瞳孔针尖样，对光反射弱，口腔流涎，两肺较多哮鸣音和散在湿啰音。最有可能的诊断是

  A. 急性肠胃炎   B. 有机磷农药中毒

  C. 食物中毒   D. 流行性乙型脑炎

  E. 中暑

2. 男性，38 岁，某乡镇蓄电池厂工人，从事蓄电池装配焊接工作，头痛、乏力、失眠一年余。一周前，无明显诱因，出现阵发性脐周绞痛伴腹胀、便秘。检查结果：血白细胞 $4.8×10^9$/L，血红细胞 $2.95×10^{12}$/L，尿 δ- 氨基 -γ- 酮戊酸 86μmol/L，最有可能的疾病是

A. 铅中毒　　　　　　　　　　B. 一氧化碳中毒

C. 有机磷农药中毒　　　　　　D. 氰化物中毒

E. 蛇毒中毒

3. 女性，20 岁，头晕、呕吐 20 分钟。患者在家洗澡时发生煤气泄漏，出现头晕、恶心、眩晕、胸闷等症状，呕吐 3～5 次，站立不稳，呼吸困难，四肢冰凉，神志清，精神反应差，面色黄，口唇微绀，咽充血，双肺呼吸音粗，未闻及干湿性啰音，腹部软，未及包块，为确诊疾病最需要检测的指标是

A. 血胆碱酯酶　　　　　　　　B. 血铅

C. 碳氧血红蛋白　　　　　　　D. 血钾

E. 血肌酐

4. 女性，20 岁，四个月前出现头晕、乏力、失眠、多梦、食欲缺乏，近日情绪多变，出现幻觉、妄想等精神症状。口腔黏膜多次溃疡，牙龈肿胀出血。无饮酒史、无过敏史。神经查体显示三颤征阳性（眼睑震颤、舌颤、双手震颤）；实验室检查显示血常规和尿常规正常、痰培养阴性。入院后先后给予营养神经、改善循环、激素、抗焦虑等治疗无效，详细问诊得知患者半年前开始使用一款美白祛斑产品。为确诊疾病应该检查什么实验室指标

A. 尿汞　　　　　　　　　　　B. 血铅

C. 肾功能　　　　　　　　　　D. 甲状腺功能

E. 血苯

5. 患者，男，19 岁，因昏迷被家人送去就医，病人还出现针尖样瞳孔、呼吸频率为 5～6 次 /min，皮肤有多处注射痕迹。初步判断为阿片类药物中毒。下列哪些实验室检查结果与诊断**不相符**

A. 低氧血症　　　　　　　　　B. pH＞7.45

C. 血糖降低　　　　　　　　　D. 高钾血症

E. 吗啡检测试剂盒检测结果为阳性

B 型题

（1～3 题共用备选答案）

A. 体表呈蒜臭味　　　　　　　B. 体表呈苦杏仁味

C. 皮肤黏膜呈发绀色　　　　　D. 皮肤黏膜呈潮红色

E. 皮肤黏膜呈黄色

1. 氯化氢中毒患者的临床表现为

2. 乙醇中毒患者的临床表现为

3. 有机磷中毒患者的临床表现为

（4～6 题共用备选答案）

A. 碳氧血红蛋白　　　　　　　B. 血胆碱酯酶

C. 血铅　　　　　　　　　　　D. 血肌酸激酶

E. 铜蓝蛋白

4. 疑似有机磷中毒患者的常用诊断指标是

5. 疑似一氧化碳中毒患者的常用诊断指标是

6. 疑似铅中毒患者的常用诊断指标是

（7～9题共用备选答案）

　　A. 30%～50%　　　　　　　　B. 50%～70%

　　C. 70%～90%　　　　　　　　D. 30%以下

　　E. 40%以下

7. 以正常人血乙酰胆碱活力值作100%，有机磷轻度中毒时乙酰胆碱活力值为

8. 以正常人血乙酰胆碱活力值作100%，有机磷中度中毒时乙酰胆碱活力值为

9. 以正常人血乙酰胆碱活力值作100%，有机磷重度中毒时乙酰胆碱活力值为

（10～11题共用备选答案）

　　A. 5mg/100ml≤BCA＜60mg/100ml　　B. 10mg/100ml≤BCA＜70mg/100ml

　　C. 20mg/100ml≤BCA＜80mg/100ml　　D. BAC≥50mg/100ml

　　E. BAC≥80mg/100ml

10. 酒驾是指驾驶者血液中的酒精浓度为多少的驾驶行为

11. 醉驾是指驾驶者血液中的酒精浓度为多少的驾驶行为

（12～13题共用备选答案）

　　A. 胃肠炎型　　　　　　　　　B. 神经精神型

　　C. 肝脏损伤性　　　　　　　　D. 溶血型

　　E. 光敏性皮肤炎

12. 某男在适用某菌类后出现深褐色尿液，为哪种类型毒蕈中毒

13. 在出现消化道症状后，有1～2天的"假愈期"，为哪种类型的毒蕈中毒

（四）简答题

1. 职业中毒的诊断原则是什么？常用的实验室检测样本是什么？

2. 酒驾和醉驾的实验室检查方法有哪些？如何判断？

3. 毒品中毒后会出现哪些实验室指标异常？

4. 简述一氧化碳急性中毒的特点。

5. 试述氰化物中毒时的机体相关生化标志物的改变。

6. 简述铅中毒的相关检测指标与诊断意义。

7. 简述铅中毒诊断的分级与分级依据。

8. 试述蛇毒中毒时可检测的指标及其改变。

四、参　考　答　案

（一）名词解释

1. 职业中毒：劳动者在职业活动中组织器官受到工作场所毒物的毒作用而引起的功能性和（或）器质性疾病。

2. 药物滥用：指非医疗目的反复、大量地使用具有依赖特性的药物（或物质），使用者对此类药物产生依赖，强迫和无止境地追求药物的特殊精神效应，由此带来严重的个人健康与公共卫生和社会问题。这种用药行为在国际上被称为药物滥用。

3. 使用兴奋剂：国际奥运会规定：竞赛运动员应用任何形式的药物或以非正常量或通过

不正常途径摄入生理物质,企图以人为和不正当的方式提高他们的竞赛能力即为使用兴奋剂。

4. 酒驾:即饮酒后驾车,指车辆驾驶人员血液中酒精浓度≥20mg/100ml,且<80mg/100ml 的驾驶行为。

5. 醉驾:即醉酒驾车,是指车辆驾驶人员 BAC≥80mg/100ml 的驾驶行为。

6. "闪电型"中毒:短时间内吸入高浓度的氰化氢(浓度>200mg/m³)或口服 50～100mg 氰化钾(钠)后,几乎无任何先兆而突然晕倒、呼吸停止而死亡。

7. 毒蕈碱样症状:又称 M 样症状,主要是副交感神经末梢过度兴奋,类似毒蕈碱样作用。平滑肌痉挛表现为瞳孔缩小、腹痛、腹泻;括约肌松弛表现为大小便失禁;腺体分泌增加表现为大汗、流泪和流涎;气道分泌物增多表现为气促、咳嗽、呼吸困难、双肺干性或湿性啰音,严重者发生肺水肿。

8. 烟碱样症状:又称 N 样症状,在横纹肌神经肌肉接头处乙酰胆碱蓄积过多,出现肌纤维颤动、全身肌强直性痉挛,也可出现肌力减退或瘫痪,呼吸肌麻痹引起呼吸衰竭或停止。

9. 戒断综合征:指停用或减少精神活性物质的使用后所致的综合征,主要表现为自主神经兴奋性增高和轻重度神经和精神异常。

10. 毒品:是指鸦片、海洛因、甲基苯丙胺(冰毒)、吗啡、大麻、可卡因以及国家规定管制的其他能够使人形成瘾癖的麻醉药品和精神药品。

(二)填空题

1. 乙酰胆碱酯酶　碳氧血红蛋白

2. 尿液

3. ≥80mg/100ml

4. 血铅　尿铅　尿 δ- 氨基 -γ- 酮戊酸

5. 毒蕈碱样症状　烟碱样症状　中枢神经系统症状

6. 麻醉　精神

7. 胶体金法(或免疫学方法)

(三)选择题

A1 型题

1. E　　2. B　　3. A　　4. D　　5. D　　6. D　　7. C　　8. B　　9. B　　10. D

11. E　　12. C

A2 型题

1. B　　2. A　　3. C　　4. A　　5. B

B 型题

1. B　　2. D　　3. A　　4. B　　5. A　　6. C　　7. B　　8. A　　9. D　　10. C

11. E　　12. D　　13. C

(四)简答题

1. 职业中毒的诊断原则是什么？常用的实验室检测样本是什么？

职业中毒的诊断原则,需要确切的接触史(职业史或服用史),神经、消化和造血系统等临床表现,可靠的实验室依据,参考中毒环境调查进行综合分析,并排除其他原因引起的类似疾病。可参考 2015 年中华人民共和国国家职业卫生标准中的职业性中毒诊断标准。

常用的实验室检测样本有血液、尿液。

2. 酒驾和醉驾的实验室检查有哪些？如何判断？

实验室检查方法有：①呼气乙醇检测：是目前交通警察现场执法时判断驾驶人员是否酒后驾驶或醉驾的常用方法。受检者需要深吸气后以中等力度呼气达 3 秒以上。灵敏度高，检测快速，仪器便于携带，适合现场执法使用，受操作方式影响大，一般作为酒驾检测的初筛手段。②血液乙醇检测：常用测定方法有气相色谱法、酶速率终点法、化学发光法、干化学法等。中华人民共和国公共安全行业标准 GA/T842-2009《血液酒精含量的检验方法》推荐使用气相色谱法。③唾液乙醇检测：快速简便，准确可靠，适合现场使用，但是易受影响，如酒后饮水稀释后的唾液难以准确断定酒驾和醉驾，无法作为法庭依据。④尿液乙醇检测：测定方法为气相色谱法。因尿液中乙醇的浓度不是某个确定时间点的乙醇浓度，而是几个小时内膀胱内尿液的乙醇平均浓度，故较少使用。

判断标准：酒驾是指车辆驾驶人员血液中酒精浓度≥20mg/100ml，且＜80mg/100ml；醉驾是指车辆驾驶人员血液中酒精浓度≥80mg/100ml。

3. 毒品中毒后会出现哪些实验室指标异常？

除了常规的全血细胞计数、尿常规外，还需要做动脉血气分析和相应的血液生化检查，以协助诊断和治疗。

会有酸中毒，血糖升高、电解质紊乱、肝肾功能损害及凝血功能障碍异常变化。

4. 简述一氧化碳急性中毒的特点。

急性 CO 中毒主要表现为急性脑缺氧性疾病，脏器也可出现缺氧性改变，少数患者可出现 CO 中毒神经精神后遗症。中毒程度随吸入 CO 浓度的高低和时间的长短而异。CO 浓度越高，吸入时间越长，病情越严重，反之则轻。一般血液中碳氧血红蛋白（COHb）含量在 10%～20% 时出现临床症状，在 50% 以上时出现昏迷。根据病情严重程度临床上通常分为轻、中、重三度。

5. 试述氰化物中毒时的机体相关生化标志物的改变。

氰化物中毒时，静脉血动脉化，静脉血氧分压明显增高，引起动、静脉血氧分压差减小（正常情况下约为 50mmHg），动、静脉血氧浓度差减小（＜4%），当并发末梢循环衰竭或通气不良时，此特征不易见到。此外，可见血 pH 值下降，血浆乳酸浓度常急速、明显升高，一般大于 4mmol/L。血液、胃液氰离子浓度可升高，正常全血氰离子浓度小于 200μg/L。尿中硫氰酸盐也可增高，但尿中硫氰酸盐含量与氰化物中毒程度不完全呈平行关系，宜连续数日测定。

6. 简述铅中毒的相关检测指标与诊断意义。

铅中毒时，主要的检测指标包括血铅、尿铅、尿 δ- 氨基 -γ- 酮戊酸、血红细胞原卟啉、锌原卟啉、点彩红细胞、网织红细胞等。①血铅检验：血铅是反映近期铅接触的敏感指标，血铅浓度与中毒程度密切相关。血铅的参考值＜2.9μmol/L（0.6mg/L）。②尿铅检验：尿铅是反映近期铅接触的敏感指标之一，但测定方法、留尿时间以及污染等因素可直接影响测定结果。尿铅的参考值＜0.58μmol/L（0.12mg/L）。③尿 δ- 氨基 -γ- 酮戊酸检验：尿 δ- 氨基 -γ- 酮戊酸的测定有较高特异性，其增加程度与血铅、尿铅呈明显相关。尿 δ-ALA 的参考值＜61.0μmol/L（8mg/L）。④血红细胞原卟啉和锌原卟啉检验：血红细胞原卟啉和锌原卟啉的增加可能反映铅诱导的亚铁血红蛋白合成抑制。EP 的参考值＜3.56μmol/L（2mg/L），ZPP

的参考值＜2.91μmol/L（13.0μg/gHb）。⑤点彩和网织红细胞检验：急性铅中毒时，点彩、网织红细胞阳性率均较高。

7. 简述铅中毒诊断的分级与分级依据。

铅中毒诊断一般分为轻度中毒、中度中毒与重度中毒。①轻度中毒：血铅或尿铅升高，有神经衰弱综合征，可伴有腹胀便秘等症状，尿 δ-ALA、血 EP、血 ZPP 异常；②中度中毒：在轻度铅中毒基础上，尚出现腹绞痛、贫血、轻度中毒性周围神经病、中毒性肝病、中毒性肾病其中一项；③重度中毒：铅麻痹或铅中毒性脑病。

8. 试述蛇毒中毒时可检测的指标及其改变。

蛇毒中毒时，可进行血生化、血常规、尿常规、粪常规、溶血及其他检验。①血生化检验：可有血钾、谷丙转氨酶、谷草转氨酶、肌酸激酶、乳酸脱氢酶、尿素氮、肌酐、胆红素升高，部分患者胆固醇降低；②血常规检验：白细胞升高、血红蛋白减少、血小板减少；③尿常规检验：尿少，尿素氮和肌酐升高，可见血红蛋白尿，也可检出蛇毒、纤维蛋白及纤维蛋白原降解产物；④便常规检验：可有潜血阳性；⑤溶血检验：凝血时间常超过 15 分钟，凝血因子、纤维蛋白和纤维蛋白原减少，其降解产物增多，D- 二聚体测定多呈阳性。⑥其他检验：部分患者可呈肾上腺素、肾上腺皮质激素及脑垂体激素等内分泌激素降低。

（谢小兵　董素芳　苏　敏）

第二十八章
治疗药物浓度监测

一、学习目标

掌握 TDM 的定义、目的和意义；药物在体内的四个基本过程；调整个体化给药方案程序；TDM 常用测定方法。

熟悉 符合进行和不必进行 TDM 的药物条件；TDM 在临床中的应用价值；临床中需要进行 TDM 的常见疾病和主要药物。

了解 TDM 的必要性和可行性；药物在体内的基本过程。

二、重点和难点内容

（一）药物在体内的基本过程与药效关系

治疗药物监测是应用现代先进的体内药物分析技术，测定血液或其他体液中药物浓度，获取有关药动学参数，使临床给药方案个体化，以提高疗效、避免或减少毒副反应的一门应用性学科。TDM 的目的与意义主要表现在：①为临床制订合理的给药方案，实现给药方案个体化；②为判断中毒程度和制订治疗方案提供依据；③确定患者是否按医嘱服药，提高用药的依从性。

药物在体内的基本过程包括吸收（血管内给药除外）、分布、生物转化和排泄四个过程。吸收包括血管外注射给药和口服给药。

血管外注射给药时，其吸收速度主要受注射部位血管丰富程度和药物分子大小的影响；影响口服药物吸收的主要因素有药物理化性质、剂型、胃肠功能及"首过消除"现象等。

影响药物在体内分布的主要因素有药物的理化性质、药物与血浆蛋白的结合状态、特殊的膜屏障、体液 pH 差异及药物的主动转运等。

药物的生物转化主要在肝细胞微粒体混合功能氧化酶的催化下进行。生物转化具有双向性，无论是灭活还是活化，总效果都是使药物极性升高，利于从肾和胆管排泄。

药物排泄的途径有经肾随尿排出、经胆道入肠腔随粪排出、经肺排泄、经汗液排出和经乳汁排泄，其中以经肾随尿为主。药物进入体内后血药浓度随时间而不断变化，且和药物效应密切相关。从药物剂量到药物效应多个环节可受到许多因素影响。

符合以下一项或多项的药物需进行 TDM：①治疗指数低、安全范围窄，毒性反应强；②需长期治疗；③血药浓度与临床反应存在密切相关；④药代动力学的个体内或个体间差异大；⑤缺乏与治疗结果相关的生物标志物；⑥合并用药产生不良相互作用或影响药物疗效；⑦具有非线性动力学特性；⑧治疗浓度与中毒浓度很接近；⑨常规剂量下出现毒性反应。

而不必进行 TDM 的药物有：①有客观而简便的观察其作用指标；②有效血药浓度范围大、毒性小；③短期服用、局部使用或不易吸收进入体内。

给药方案个体化的程序为：①确定给药方案；②求出有关的药代动力学参数；③调整用药剂量到适合个体的用药剂量。个体化给药方案过程是"实践 - 认识 - 再实践"的过程。

（二）治疗药物浓度监测的依据

药物是治疗疾病的主要手段之一。药物作用靶位浓度不足或过量，将导致药物治疗无效或产生新的不良作用，甚至危及生命。在 TDM 的指导下制订和调整个体化的合理用药方案，是药物治疗学发展的必然趋势。

建立药物的有效血药浓度范围是 TDM 的前提。临床上常将此范围作为个体化给药的目标值，以期达到最佳疗效和避免毒副反应。

TDM 的兴起和发展是和分析技术的飞跃发展分不开的，随着各类分析技术的日益完善成熟，TDM 实现了对检测和数据处理的高通量、自动化分析，加快了 TDM 为临床服务的速度。

（三）临床常用治疗药物浓度监测

TDM 的主要临床应用是：①有效监测临床用药，制订合理给药方案，确定最佳治疗剂量，提高疗效和减少不良反应；②研究与确定常用剂量下，不产生疗效或出现意外毒性反应的原因；③确定患者是否按医嘱服药。

临床上进行 TDM 的常见疾病有：心脏病、癫痫病、情感性精神障碍、恶性肿瘤、感染性疾病及免疫性疾病等。

涉及需要进行治疗药物监测的主要药物：

（1）强心苷类，主要有毒毛花苷 K、毛花苷丙、地高辛和洋地黄毒苷，以地高辛为代表。

（2）抗心律失常药，主要有奎尼丁、利多卡因、普鲁卡因胺、异丙吡胺等。以奎尼丁为代表。

（3）抗癫痫药，最常用，也是最需进行 TDM，以苯妥英为代表。

（4）情感性精神障碍药，包括三环类抗抑郁药和碳酸锂，前者主要包括丙咪嗪、去甲丙咪嗪、去甲替林、阿米替林、多虑平等。

（5）抗肿瘤药物，以甲氨蝶呤、阿霉素为代表。

（6）免疫抑制剂可分为：①细胞因子合成抑制剂；②细胞因子作用抑制剂；③ DNA 或 RNA 合成抑制剂；④细胞成熟抑制剂；⑤非特异性抑制细胞生长诱导剂。以环孢素 A 为例介绍。

（7）氨基糖苷类抗生素，包括链霉素，庆大霉素、妥布霉素等。以上药物本章均在药效学与有效血药浓度范围、药动学、其他影响血药浓度因素等方面进行了介绍。

需要指出的是，目前 TDM 在临床应用中有一定局限性，其在药物分析技术，游离药物浓度、药物活性代谢物和手性新药的监测以及群体药代动力学等诸多方面现均取得了较好的研究进展。

三、习　题

（一）名词解释

1. 治疗药物监测　　　　　　　　　2. 首过消除

3. 药物吸收　　　　　　　　　　　4. 药物消除

5. 药物生物转化　　　　　　　　　6. 有效血药浓度范围

7. 12h-stS Li$^+$　　　　　　　　　8. 药 - 时曲线下面积

（二）填空题

1. 药物进入体内过程包括_____、_____、_____和_____四个过程。

2. 某些口服药物通过胃肠黏膜与首次随肝门静脉血流经肝脏时，可有部分药物被肝细胞和胃肠黏膜中酶代谢失活，使进入体循环的药量减少，这一现象称_____。

3. 万古霉素主要通过抑制细菌的_____合成来杀灭细菌，临床上主要用于严重的_____感染。万古霉素和其他抗生素之间不会发生_____。

4. 在 TDM 工作中，如果需同时检测某原型药及其活性代谢物，宜采用_____法；而检测锂、铂等无机金属离子药应选用_____、_____等方法；对可引起过敏反应，在体内主要以原型排泄的药物，宜选用_____法检测。

5. 检测体液药物浓度的样本主要有：_____、_____和_____。

6. 三环类抗抑郁药中多数血药浓度存在特殊的_____现象。

（三）选择题

A1 型题

1. 血管外注射给药时，吸收的主要方式是

    A. 主动转运　　　　　　　　　　B. 被动扩散

    C. 滤过　　　　　　　　　　　　D. 易化扩散

    E. 胞饮

2. 口服药物通过胃肠道黏膜细胞主要以何种方式吸收

    A. 主动转运　　　　　　　　　　B. 被动扩散

    C. 滤过　　　　　　　　　　　　D. 易化扩散

    E. 胞饮

3. 间隔用药时治疗药物监测的标本，采集时间一般选择在

    A. 任一次用药后 1 个半寿期时

    B. 血药浓度达稳态浓度后任一次用药后

    C. 血药浓度达稳态浓度后任一次用药后 1 个半寿期时

    D. 血药浓度达稳态浓度后任一次用药前

    E. 随机取样

4. 进行 TDM 的标本多采用

    A. 全血　　　　　　　　　　　　B. 血清

C. 尿   D. 唾液

E. 其他体液

5. 要求用全血作 TDM 标本的药物是
   A. 地高辛   B. 苯妥因钠
   C. 氨茶碱   D. 环孢素
   E. 碳酸锂

6. 血药浓度存在"治疗窗"的药物是
   A. 地高辛   B. 苯妥因钠
   C. 利多卡因   D. 庆大霉素
   E. 三环类抗抑郁药

7. 需制备供 TDM 用的血浆样品时,下列何种药物**不宜用**肝素作为抗凝剂
   A. 环孢素   B. 庆大霉素
   C. 地高辛   D. 利多卡因
   E. 苯妥因钠

8. 药物通过毛细血管的吸收、分布和肾小球排泄时,主要的转运方式是
   A. 主动转运   B. 被动扩散
   C. 滤过   D. 易化扩散
   E. 胞饮

9. 药物经生物转化后,总的结果是
   A. 药物活性的灭活
   B. 药物活性的升高
   C. 物的极性升高,有利于转运到靶位
   D. 药物的极性升高,有利于排泄
   E. 药物的极性升高,有利于分布

10. 有关"首过消除"的叙述,正确的是
    A. 某些药物排泄过程中的一种现象
    B. 首过消除强的药物,相同剂量下的血药浓度几乎没有个体差异
    C. 某些药物转运过程中的一种现象
    D. 所有药物都有首过消除,但程度不同
    E. 某些药物口服通过胃肠黏膜吸收,及第一次随门静脉血流经肝脏时,有部分被肝细胞及胃肠黏膜中酶代谢转化,从而使进入体循环的量减少的现象

11. 有关生物转化的叙述,正确的是
    A. 主要在心、肝、肾的微粒体进行
    B. 第一相反应为氧化、还原或水解,第二相反应为结合
    C. 又称为消除
    D. 使多数药物药理活性增强,并转化为极性高的水溶性代谢物
    E. 药物经生物转化后,有利于分布

12. 治疗药物浓度监测的标本采集时间一般选择在
    A. 任一次用药后 1 个半寿期时   B. 血药浓度达稳态浓度后
    C. 药物分布相   D. 药物消除相

E. 随机取样

13. 理想的 TDM 应测定
    - A. 血中总药物浓度
    - B. 血中游离药物浓度
    - C. 血中与血浆蛋白结合的药物浓度
    - D. 血中与有机酸盐结合的药物浓度
    - E. 视要求不同而异

14. 下列关于环孢霉素的叙述,正确的是
    - A. 为免疫激活剂
    - B. 剂量与血药浓度间存在良好相关性
    - C. 与血浆蛋白无结合
    - D. 分布呈单室模型
    - E. 呈双相消除

15. 关于口服给药**错误的**描述为
    - A. 口服给药是最常用的给药途径
    - B. 多数药物口服方便有效,吸收较快
    - C. 口服给药不适用于首过消除强的药物
    - D. 口服给药不适用于昏迷病人
    - E. 口服给药不适用于对胃刺激大的药物

16. 药物生物半寿期是指
    - A. 药效下降一半所需要的时间
    - B. 吸收药物一半所需要的时间
    - C. 进入血液循环所需要的时间
    - D. 血药浓度下降一半所需要的时间
    - E. 服用剂量吸收一半所需要的时间

17. TDM 应用中,碳酸锂(Li^+)监测的采血时间为
    - A. 连续用药 5 天以上的某次给药前
    - B. 连续用药 10 天以上的某次给药前
    - C. 连续用药 10 天以上的某次给药后
    - D. 用药后 1~3h 左右
    - E. 用药后 12h

18. 为迅速达到血浆峰值,可采用的措施是
    - A. 首次剂量加倍
    - B. 每次用药量加倍
    - C. 反复给药直至血药峰值
    - D. 缩短给药间隔时间
    - E. 按体重给药

19. 药物浓度测定常用的标本很多,但**除了**
    - A. 血浆
    - B. 全血
    - C. 血清
    - D. 唾液
    - E. 组织

20. 临床开展治疗药物监测,通常会在一定的时间采集标本进行药物浓度测定,样品采集时间一般选择在
    - A. 任何一次用药后 1 个半寿期时
    - B. 随机取样
    - C. 血药浓度达到稳态浓度后
    - D. 药物分布相
    - E. 药物消除相

21. 要求用全血作 TDM 标本的药物是
    A. 碳酸锂　　　　　　　　　B. 苯妥英钠
    C. 环孢素　　　　　　　　　D. 氨茶碱
    E. 地高辛

22. 庆大霉素属于的抗生素类型是
    A. β- 内酰胺类　　　　　　　B. 氨基苷类
    C. 四环素类　　　　　　　　D. 大环内酯类
    E. 其他类

23. 稳态血药浓度的含义应**除外**
    A. 在一级动力学药物中，按固定剂量和间隔时间多剂用药，约需 6 个 $t_{1/2}$ 才能达到
    B. 达到时间不因给药速度加快而提前
    C. 在静脉恒速滴注时，稳态浓度无波动
    D. 指从体内消除的药量与进入体内的药量相等时的血药浓度
    E. 不随给药速度快慢而升降

24. 临床上长期使用哪个药物**不需**进行 TDM
    A. 地高辛　　　　　　　　　B. 苯妥因钠
    C. 氨茶碱　　　　　　　　　D. 青霉素
    E. 环孢素

25. 下列关于苯妥英钠的叙述，**错误**的是
    A. 刺激性大，不宜肌内注射　　B. 对神经元细胞膜具有稳定作用
    C. 治疗某些心律失常有效　　　D. 常用量时血浆浓度个体差异较小
    E. 可用于治疗三叉神经痛

26. 下列关于环孢素的叙述，正确的是
    A. 为免疫激活剂　　　　　　B. 剂量与血药浓度间存在良好相关性
    C. 与血浆蛋白无结合　　　　D. 分布呈单室模型
    E. 呈双相消除

27. 下列关于阿米替林的叙述，**不正确**的是
    A. 存在"治疗窗"现象　　　　B. 代谢产物几无活性
    C. 口服吸收快而完全　　　　D. 主要经肝脏代谢消除
    E. "首过消除"较强

28. 药物治疗作用的强弱与维持时间的长短、理论上取决于
    A. 受体部位活性药物的浓度　　B. 受体部位药物的浓度
    C. 受体部位活性成分的浓度　　D. 血浆中药物浓度
    E. 血液中药物浓度

29. 药物对不同种属的动物所表现的特点是
    A. 有效剂量差异很大
    B. 产生相同的药理作用
    C. 血药浓度极为相似
    D. 有效剂量差异很大，但产生相同的药理作用时的血药浓度却极为相近
    E. 有效剂量差异不大，而产生相同药理作用时的血药浓度却不相近

30. 个体化给药的步骤是
   A. 明确诊断→药物给药途径→给药→测血药浓度
   B. 明确论断→选择给药途径→给药方案→给药→观察临床结果→修改给药方案→给药
   C. 明确诊断→制订给药方案→给药→测血药浓度→修订给药方案→给药
   D. 明确诊断→选药→给药→观察临床结果→测血药浓度→修订给药方案→给药
   E. 明确诊断→选择适当药物及给药途径→确定初始给药方案→给药→{观察临床结果测血药浓度}→处理数据求出动力学参数、制订调整后给药方案→给药

A2 型题

1. 男，65 岁，患慢性充血性心衰和骨质疏松症，长期口服地高辛片剂和钙片，因眩晕、头痛伴心律失常入院，血清地高辛浓度为 1.4ng/ml（参考值 0.8～2.0ng/ml），离子选择电极法检测血清 $[Ca^{2+}]$＝2.30mmol/L，血清 $[K^+]$＝2.0mmol/L，此结果提示患者的发病原因是
   A. 高钙血症时，心肌对地高辛的敏感性降低，在治疗浓度范围内药效降低
   B. 高钙血症时，心肌对地高辛敏感性提高，在治疗浓度范围内发生中毒反应
   C. 低钾血症时，心肌对地高辛敏感性提高，在治疗浓度范围内发生中毒反应
   D. 高钾血症时，心肌对地高辛的敏感性降低，在治疗浓度范围内药效降低
   E. 地高辛与钙剂作用拮抗

2. 女，21 岁，45kg。症状性癫痫 2 年，1 天前服用某中医诊所自制"癫痫灵片"后昏睡乏力，腿软无法行动，遂送至某院进行治疗，反相 HPLC 法测得患者血清中苯妥英钠浓度为 25mg/L，苯巴比妥谷浓度为 22mg/L。以下回答**不正确**的是
   A. 癫痫药物中毒反应与癫痫发作有时难以区别
   B. 抗癫痫药物大多治疗窗口窄，血浆蛋白结合率高，在体内以非线性动力学消除
   C. 苯妥英钠不良反应包括眼球震颤、共济失调、步履困难、嗜睡、意识障碍
   D. 服用苯巴比妥可致肝药酶活性降低，苯妥英代谢减慢，血药浓度升高
   E. "癫痫灵片"含有苯妥英钠、苯巴比妥成分

B 型题

（1～2 题共用备选答案）
   A. 主动转运　　　　　　　　B. 被动扩散
   C. 滤过　　　　　　　　　　D. 易化扩散
   E. 胞饮

1. 口服药物通过胃肠道黏膜上皮细胞吸收的主要方式是

2. 血管外注射给药时，药物通过毛细血管的吸收的主要方式是

（3～7 题共用备选答案）
   A. 地高辛　　　　　　　　　B. 苯妥英钠
   C. 环孢素　　　　　　　　　D. 阿米卡星
   E. 阿米替林

3. 代谢产物均无活性的药物是

4. 几乎全部以原型药形式从肾脏排泄的药物是

5. 口服及肌注均吸收慢、不完全且不规则，剂量与血药浓度间无可靠相关性的药物是

6. 与血浆蛋白结合率约为 25% 的药物是

7. 存在"治疗窗"，且"首过消除"较强的药物是

（8～11 题共用备选答案）

    A. 高效液相色谱法（HPLC）   B. 免疫化学法

    C. 毛细管电泳技术（CE）   D. 光谱法

    E. 离子选择电极

8. TDM 的推荐方法是

9. 现阶段 TDM 最常采用的方法是

10. 分离效率和灵敏度最高的方法是

11. 碳酸锂的床旁检测可采用

（四）简答题

1. 开展治疗药物浓度监测的目的与意义是什么？

2. 简述药物在体内的基本过程。

3. 哪些药物需要进行 TDM？哪些药物不需进行 TDM？

4. 给药方案个体化如何实施？

5. 简述地高辛的药效学及血药浓度参考区值、药动学、影响血药浓度因素和检测技术。

6. 机体内影响药物分布的主要因素有哪些？

7. 治疗药物监测在临床上可用于哪些方面？

8. 试述环孢素需进行 TDM 的主要原因及应注意的事项。

9. 检测血药浓度代替脏器靶位浓度的可行性依据是什么？

10. 为何治疗药物浓度监测具有可行性？

四、参 考 答 案

（一）名词解释

1. 治疗药物监测：治疗药物监测是应用现代先进的体内药物分析技术，测定血液或其他体液中药物浓度，获取有关药动学参数，使临床给药方案个体化，以提高疗效、避免或减少毒副反应的一门应用性学科。

2. 首过消除：某些口服药物通过胃肠黏膜与首次随肝门静脉血流经肝脏时，可有部分药物被肝细胞和胃肠黏膜中酶代谢失活，使进入体循环的药量减少，这一现象称首过消除。

3. 药物吸收：是指药物从给药部位进入体循环的过程。

4. 药物消除：药物的生物转化和排泄，都可使原形药在体内减少，这两过程统称为药物消除。

5. 药物生物转化：机体对药物进行的化学转化和代谢。药物的生物转化主要在肝细胞微粒体混合功能氧化酶的催化下进行。

6. 有效血药浓度范围：指最低有效浓度与最低毒副反应浓度之间的血药浓度范围，也称治疗窗。临床上常将此范围作为个体化给药的目标值，以期达到最佳疗效和避免毒副反应。

7. 12h-stS Li$^+$：TDM 中规定在达稳态后的某次用药后 12h 取血测定血清 Li$^+$ 浓度。

8. 药 - 时曲线下面积：指血药浓度 - 时间曲线下所围的面积，单位为浓度单位 × 时间单位。其代表一次用药后药物的吸收总量，反映药物的吸收程度。

（二）填空题

1. 吸收 分布 生物转化 排泄
2. 首过消除
3. 细胞壁 革兰氏阳性菌 交叉耐药性
4. 色谱 原子吸收光谱法 离子选择电极法 免疫
5. 血液 尿 唾液
6. 治疗窗

（三）选择题

A1 型题

1. C 2. B 3. D 4. B 5. D 6. E 7. B 8. C 9. D 10. E
11. B 12. B 13. B 14. E 15. B 16. D 17. E 18. A 19. E 20. C
21. C 22. C 23. D 24. E 25. D 26. E 27. B 28. E 29. D 30. E

A2 型题

1. C 2. D

B 型题

1. B 2. C 3. B 4. D 5. C 6. A 7. E 8. A 9. B 10. C
11. E

（四）简答题

1. 开展治疗药物浓度监测的目的与意义是什么？

（1）TDM 可为临床制订合理的给药方案，对单一患者确定最佳的给药方式与治疗剂量，即实现给药方案个体化—TDM 的最主要用途。

（2）对于出现药物过量或中毒，可通过 TDM 明确诊断，筛选出中毒药物。TDM 可为判断中毒程度并为制订治疗方案提供依据；同时可进行药物过量时的临床药理学研究。

（3）确定患者是否按医嘱服药，提高用药的依从性。

2. 简述药物在体内的基本过程。

（1）药物吸收：是指药物从给药部位进入体循环的过程。血管内给药不存在吸收。血管外注射给药时，药物主要通过毛细血管内皮细胞间隙，以滤过方式迅速入血。口服药物的吸收大多通过胃、肠黏膜以被动扩散方式进行。

（2）药物分布：是指药物随血液循环至各器官、组织，并通过转运进入细胞间液、细胞与细胞器内的过程。药物在体内的分布可达到动态平衡，但往往并非均匀的。只有分布到靶器官、组织或细胞的药物，才能产生药理效应。

（3）药物生物转化：药物的生物转化主要在肝细胞微粒体混合功能氧化酶的催化下进行。药物的生物转化具有双向性，药物经生物转化无论是灭活还是活化，总的效果是使药物极性升高，利于从肾和胆管排泄。

（4）药物排泄：是药物及其代谢物排出体外的过程。药物排泄的主要途径是经肾随尿排出。除经肾排泄外，部分药物及其经肝生物转化的代谢物，可经胆道排入十二指肠。此外，挥发性气体药可由肺排泄，而汗液也可排出少量药物。某些药物特别是弱碱性药，可有相当部分从乳汁排泄。

3. 哪些药物需要进行 TDM？哪些药物不需进行 TDM？

符合以下一项或多项的药物需进行 TDM：①治疗指数低、安全范围窄，毒性反应强；②需长期治疗；③血药浓度与临床反应存在密切相关；④药代动力学的个体内或个体间差异大；⑤缺乏与治疗结果相关的生物标志物；⑥合并用药产生不良相互作用或影响药物疗效；⑦具有非线性动力学特性；⑧治疗浓度与中毒浓度很接近；⑨常规剂量下出现毒性反应。而不必进行 TDM 的药物有：①有客观而简便的观察其作用指标；②有效血药浓度范围大、毒性小；③短期服用、局部使用或不易吸收进入体内。

4. 给药方案个体化如何实施？

给药方案个体化的程序为：

（1）患者经检查已明确诊断，并确定所用的药物后，临床医生与实验室人员一起制订药物的试验剂量和给药时间间隔，即确定给药方案。

（2）根据所用的药代动力学参数计算程序要求，给药后按一定时间采集适当次数的血标本，测定血药浓度，求出有关的药代动力学参数，同时观察临床的疗效。

（3）根据求得的个体药代动力学参数与临床观察情况进行用药剂量的调整，得到适合个体的用药剂量。

5. 简述地高辛的药效学及血药浓度参考区值、药动学、影响血药浓度因素和检测技术。

（1）药效学：①治疗各种伴有心衰的心脏病，对有水肿的充血性心衰、室上性心动过速、房性期前收缩及心房纤颤等更有效。主要毒性反应：各种心律失常，并可因此致死，以及中枢神经系统及消化道症状。②治疗作用与毒性反应均呈血药浓度依赖性。

（2）治疗浓度参考区值成人为 0.8～2.0μg/L，安全范围极小。

（3）药动学：片剂的生物利用度约 60%～80%；酊剂可达 80%～100%。影响片剂生物利用度的主要因素：颗粒大小和溶出度。片剂生物利用度差异很大，长期服用，最好坚持用同一厂家同一批号产品。地高辛在体内代谢少，肾功能不全患者服用地高辛易中毒。地高辛表观分布容积为 6～10L/kg，消除半寿期成人为 36 小时。血浆蛋白结合率低，为 20%～25%。长期口服给药后，5～7 天达到稳态血药浓度。

（4）影响血药浓度的因素：①病理状态：肾功受损患者，地高辛清除率下降，血药浓度升高；甲亢患者地高辛吸收减少，血药浓度降低；甲减者血药浓度升高，并极易中毒。低钾、镁血症和高钙血症时，治疗浓度内即可发生严重心脏毒性。②药物相互作用：同时使用奎尼丁、钙拮抗剂、胺碘酮、普罗帕酮等心血管系统药，可致地高辛血药浓度升高。奎尼丁可使90%以上患者的地高辛血药浓度升高 1 倍以上。用广谱抗生素、螺内酯和呋塞米等利尿药、环孢素等亦可致地高辛血药浓度升高。同时使用苯妥英钠等肝药酶诱导剂，地高辛血药浓度下降。

6. 机体内影响药物分布的主要因素有哪些？

影响药物分布的主要因素有：①药物本身的分子大小、pKa、脂溶性等理化性质；②药物与血浆蛋白的结合；③特殊的膜屏障；④生理性体液 pH 差异；⑤主动转运或特殊亲和力；⑥器官、组织的血液供应差异。

7. 治疗药物监测在临床上可用于哪些方面？

TDM 在临床上主要用于指导最适个体化用药方案的制订、调整剂量和肝肾功能损伤时剂量的调整,提供客观的实验室依据,保证药物治疗的有效性和安全性。

8. 试述环孢素需进行 TDM 的主要原因及应注意的事项。

(1)主要原因:环孢素是以控制疾病发作或复发为目的的用药,是目前临床上的抗免疫排斥治疗的预防性长期用药,所用剂量大,其治疗作用和毒性反应都与血药浓度相关,而且,在最常见的肾、肝移植时,其肾、肝毒性难以和早期排斥反应区别。如果不进行 TDM,临床只能根据病症是否出现或复发、毒性反应是否发生为调整剂量的依据,而一旦发生上述情况再调整剂量,将导致不必要的经济损失或延误病情,甚至不可逆的后果,因此应进行 TDM。

(2)应注意的事项环孢素的药动学呈特殊的体内过程,且随移植物的种类及功能恢复而变化。口服及肌肉注射均吸收慢、不完全且不规则,故剂量与血药浓度间无可靠相关性。该药在血液中 95% 以上和血细胞(主要是红细胞)及血浆蛋白结合。其分布呈多室模型,消除呈双相消除(快消除相与慢消除相)方式。由于其药动学的独特之处,以及离体血样中环孢素在细胞内、外的分布随温度而变,所以,主张采用肝素抗凝全血进行 TDM。

9. 检测血药浓度代替脏器靶位浓度的可行性依据是什么?

药物效应的出现与强弱,取决于靶位药物浓度。除靶位直接局部用药外,靶位药物均由血液中的药物分布而至。药物在体内达到分布平衡后,虽然血液与靶位的药物浓度往往不相等,但以被动转运方式分布的药物,其靶位药物浓度与血药浓度的比值则是恒定的,即绝大多数药物的药物效应与血药浓度间存在相关性。因此,对难以取样的脏器靶位浓度的检测,可用检测血药浓度代替。

10. 为何治疗药物浓度监测具有可行性?

(1)有效血药浓度范围的建立:建立药物的有效血药浓度范围是 TDM 的前提。有效血药浓度范围通常是指最低有效浓度与最低毒副反应浓度之间的血药浓度范围,也称治疗窗。有效血药浓度范围是一个统计学概念,建立在大量临床观察的基础之上,是对大部分人而言的有效且能很好耐受的范围,临床上常将此范围作为个体化给药的目标值,以期达到最佳疗效和避免毒副反应。

(2)监测分析技术的发展:TDM 的兴起和发展是和分析技术的飞跃发展分不开的,随着各类分析技术的日益完善成熟,TDM 实现了对检测和数据处理的高通量、自动化分析,加快了 TDM 为临床服务的速度。

(刘新光 董青生)